大津画像カンファレンス

疾患・病態にせまる 画像診断 腹部救急疾患

監修　小林 久人
編著　松木 充／市場 文功

秀潤社

● 監 修
　小林久人　　Hisato Kobayashi　　　大津赤十字病院放射線科

● 編 著
　松木 充　　　Mitsuru Matsuki　　　近畿大学医学部放射線医学講座放射線診断学部門
　市場文功　　Noriatsu Ichiba　　　　大津市民病院放射線科

● 執 筆
　山下力也　　Rikiya Yamashita　　　京都大学大学院医学研究科放射線医学講座
　今峰倫平　　Rinpei Imamine　　　　京都大学大学院医学研究科放射線医学講座
　中本隆介　　Ryusuke Nakamoto　　京都大学大学院医学研究科放射線医学講座
　渡部正雄　　Masao Watanabe　　　京都大学大学院医学研究科放射線医学講座
　亀山恭子　　Kyoko Kameyama　　　京都大学大学院医学研究科放射線医学講座
　中井浩嗣　　Hirotsugu Nakai　　　　京都市立病院放射線診断科
　井上恵太　　Keita Inoue　　　　　　京都市立病院放射線診断科
　染矢祐子　　Yuko Someya　　　　　北野病院放射線科
　稲垣真裕　　Masahiro Inagaki　　　大津赤十字病院放射線科

序

　当科の特色は，毎日読影業務終了後に行っている熱い症例検討会です．この検討会は，知識と自由な発想力だけがものをいう，年齢・経験の差なんてない，ある意味下克上の世界です．若手からの鋭い意見にヒヤヒヤすることもありますが，アルコールをあまりたしなめない私にとって，検査技師や研修医も参加し，自由に発言できるこの検討会ほど楽しい時間はなく，年齢を重ねた今でもワクワクする至極の時間です．かつてディスカッションは深夜に及び，それでも結論がつかず，そんな時には皆で近くの定食屋に行き，いったん頭をクーリングした後，さらに議論を再開するという，今振り返れば懐かしくさえ思える時代もありました．さすがに今は，深夜にまで及ぶディスカッションはできず，いささか寂しい思いもないわけではありませんが，それでも濃厚な討論会は健在です．

　私が市場文功先生とお会いしたのは，盟友，青木悦雄先生（現・大津市民病院副院長）と開催する勉強会でした．私が提示した難解症例に対する彼のユニークでかつ科学的根拠に基づいた豊かな発想で真実にせまる姿に，感銘を受けました．彼は大津市民病院の非常勤という立場でしたが，青木先生に無理にお願いし，毎週木曜日に当院のカンファレンスに参加してもらっています．数年前からは，今や日本を代表する画像診断医の松木充先生にも毎週木曜日に検討会に参加いただき，当院はいながらにしてコアな検討会ができる大変恵まれた環境となっています．

　当科で開催しているホットな症例検討会を多くの人に分かち合いたい思いで，本書の発刊を思い立ちました．本書は3部構成となっています．1部は基礎編と実践編に分けて大津日赤ならでは印象に残る症例，2部は一筋縄ではいかない難解症例での画像診断の考え方の解説編，3部は研修医と放射線科専門医との問答形式となっています．

　長年検討会をしていて感銘を受けることは，同じ症例でもエキスパートにより違う角度の視点，考え方から真実に迫り，それぞれ筋がしっかり通っていることです．本書は決して答だけを学ぶのではなく，このような画像診断の考え方，その多様さ，興味深さを学ぶことを主眼としています．

　当院に来られて，ワクワクするカンファレンスを経験されるのが一番ですが，少しでも大津画像カンファレンスの一端に触れていただき，画像診断の楽しさ，奥深さ，多様さ，自由な発想を本書で感じていただければ幸いです．

　最後になりましたが，大津画像カンファレンスの貴重なメンバーである有望な若手スタッフを送ってくださる京都大学大学院医学研究科放射線医学講座教授 富樫かおり先生には常日頃からご配慮いただき，心より感謝申し上げます．また今回の企画から執筆，出版に至るまで沢山の苦難の過程の中で，多大なご支援をいただいた学研メディカル秀潤社画像診断編集室の栗田由香里さん，原田顕子さんに心よりお礼申し上げます．

　それでは，大津画像カンファレンスワールドにようこそ！

2016年7月

大津赤十字病院放射線科　小林久人

平成4年(1992年)に大阪医科大学放射線医学教室に入局し，在職中は楢林 勇名誉教授，鳴海善文教授の指導のもと放射線診断学の薫陶を受け，現在，近畿大学医学部放射線診断科に異動し，村上卓道教授のご指導を仰いでいます．このような経歴の私が，どうして大津赤十字病院(以下，大津日赤)に関わっているのか….

　6年ほど前に，今回一緒に執筆した旧友の市場文功先生に，京都の研究会で大津日赤の小林久人部長を紹介していただいたことに始まります．勿論，以前から大津日赤が関西トップレベルの症例数を誇る病院であること，また小林部長をはじめ放射線科が画像診断から超音波検査，IVRまで精力的に行っていることを知っており，初めて部長を紹介していただいた時の緊張と感動は今でも覚えています．その後，読影のお手伝いの誘いもあり，大津日赤にお邪魔することになりました．そこで多忙な日常勤務の後に夜遅くまでカンファレンス(いわゆる大津画像カンファレンス)が行われ，卒後数年の臨床研修医，専攻医に対し一生懸命教育し，熱のこもったディスカッションをなされる部長の姿に非常に感銘を受けました．私自身，大学病院ではカンファレンスをマネジメントする立場になりましたが，大津日赤では逆の対場で，若手スタッフに交じって部長に質問され，コメントを求められ，非常に刺激を受けながら多くのことを教えていただきました．また頼りなかった若手スタッフがカンファレンスを通し，週単位で診断，手技が上達する姿には目を見張るものがありました．

　そこで私自身，この素晴らしいカンファレンスを多くの施設に紹介したく，市場先生と相談し，小林部長の還暦という節目に本書の発刊を提案しました．現在勤務している，あるいは巣立った若手スタッフにも執筆をお願いし，多くの症例を提示することができました．また少しでも部長やスタッフに還元できるよう，自分自身が経験した症例や研究会などで勉強になった他施設の症例をカンファレンス時に紹介していましたが，今回，それらの症例も他施設のご協力のもと，提示させていただきました．この場をお借りして感謝申し上げます．

近畿大学医学部放射線医学講座放射線診断学部門　松木　充

私が平成8年(1996年)に奈良県立医科大学を卒業して大阪・東京の病院で修業を重ね，東京慈恵会医科大学での勤務を経て安住の地として選んだのが大津市民病院でした．平成19年(2007年)のことです．大津に来てから，滋賀県の画像検討会に出席するようになり，BMW(琵琶湖メディカルイメージングワークショップの略)という研究会で大津赤十字病院の小林久人先生と初めてお会いしました．小林先生は，あの小山貴先生を指導された先生だと伺っておりましたので大変緊張しましたが，とても好意的に接していただき，間もなく大津赤十字病院で読影アルバイトをさせていただくことになりました．

　大津赤十字病院は当院の倍近い規模の大病院で，症例の豊富さは関西地区でもトップレベルです．にもかかわらず，当時の読影メンバーは小林先生以外は全て研修医という大変歪な構成でしたので，研修医達の質問欲は凄まじく，質問への対応がバイトの主な業務でした．小林先生は私のアルバイト日に合わせて1週間分の興味深い症例をカンファレンス形式でプレゼンしてくださり，私の読影力を試すことは勿論のこと，貴重な症例を数多くご提示くださり，小林先生の洞察力には何度も唸らされました．特筆すべきは小林先生のエコー技術であり，CT・MRIでは絞り切れない病態でも，エコーで確定診断に至ってしまうことがしばしばありました．このカンファレンスこそが，本書のタイトルである大津画像カンファレンスそのものであり，そこで検討された数多くの貴重な症例は小林先生の偉大な財産です．

　近畿大学の松木先生が週1回のアルバイトとして大津赤十字病院に来てくださるようになってからは，研修医たちの質問への対応にさらに厚みが加わりました．松木先生から，小林先生が還暦を迎えられることに合わせて何かご恩返しができないだろうか，という発案のもと，ようやく本書が完成いたしました．執筆陣は今まで大津赤十字病院で勤務されたことのある京大医局員の先生方が中心となり，松木先生には全体的な構成から最終チェックに至るまで八面六臂のご活躍をいただきました．小林先生の薫陶を受けてきた，"オール小林"の執筆陣で本書が完成したこと，本当に嬉しく思います．本書に小生が加われたこと，法外の喜びと感じております．

大津市民病院放射線科　市場文功

大津画像カンファレンス
疾患・病態にせまる画像診断 腹部救急疾患

Contents

序／小林久人, 松木 充, 市場文功 ……………………………………………………… 3

第1章　画像診断トレーニング
章編者／松木 充

1. 基礎編

基礎01	30代, 女性. 左下腹部痛.	妊婦さんに生じたあの病態… ………………………………… 13
基礎02	70代, 男性. 腹痛, 嘔吐.	その疾患の原因は？ 全身を探ろう！ ………………………… 15
基礎03	30代後半, 女性. 突然の腹痛.	この形態…特徴的だよね ……………………………………… 19
基礎04	40代, 男性. 腹痛, 嘔吐.	消化管にみられる common disease だよ ……………………… 23
基礎05	2歳, 女児. 嘔吐.	診断から原因を考えることが子どもを救う ………………… 26
基礎06	40代, 女性. 腹痛, 下痢.	よーく見ないと見落としてしまいそう ……………………… 30
基礎07	7か月, 男児. 白色便, 発熱.	奇妙な水の溜まり…よーく観察して ………………………… 33
基礎08	20代, 女性. 腹痛.	著明な大腸の拡張. さて診断は？ …………………………… 37

ちょっと豆知識　S状結腸軸捻転 ……………………………………………… 40

基礎09	50代, 女性. 下腹部痛.	確かにこの疾患，○○○が原因になるよね ………………… 42
基礎10	30代, 女性. 腹痛.	複数の疾患が隠れています．わかったよね ………………… 45
基礎11	60代, 女性. 腹痛.	的確にその病態を述べないと，間違った方向に進むよ …… 49
基礎12	20代, 女性. 下痢, 嘔吐.	所見を丁寧に拾っていくと，診断にたどり着ける！ ……… 53
基礎13	30代, 女性. 腹痛.	あれ，あの臓器はどこへ？ …………………………………… 57
基礎14	70代, 男性. 激しい腹痛.	腸管の target sign の鑑別 ……………………………………… 60
基礎15	16歳, 男性. 発熱, 腹痛, 咽頭痛.	この所見の原因を考えよう！ ………………………………… 63
基礎16	60代, 男性. 心窩部痛.	ゴールデンタイム！ 早く診断しないと… …………………… 67
基礎17	60代, 女性. 下腹部痛.	すぐ診断に飛びつかず，論理的な読影が重要！ …………… 71
基礎18	60代, 男性. 急激な腹痛.	この疾患，早く診断して，治療方針を立てることが重要！ … 74

ちょっと豆知識　腸管壊死に対する動脈血ガス分析の見方 ……………………… 80

基礎19	70代, 女性. 肉眼的血尿, 排尿困難.	この疾患を認識して詳細に読影すると, 見えてくる	81
基礎20	50代, 男性. 腹痛.	早く診断して, 次に何を行うべきか?	85
基礎21	12歳, 男性. 右側腹部痛, 嘔気, 嘔吐.	画像から再度問診して, 正確な診断に至る	89
基礎22	60代, 男性. 前胸部, 心窩部圧迫感.	画像から○○をチェックして, 正確な診断に至る	93
基礎23	30代, 男性. 腹痛, 背部痛.	病変の部位はどこでしょう? まずそこから	95
基礎24	70代, 女性. 腹痛, 嘔吐.	一度見たら忘れられないこの病態	99
基礎25	60代, 男性. 腹痛.	これを診断してあげると, 主治医にも患者さんにもありがたがられる	102
基礎26	80代, 男性. 排尿障害, 全身倦怠感.	あっ! 消化管穿孔だ…早く手術を! いや待てよ	105
基礎27	70代, 女性. 右鼠径部膨瘤.	へ〜. ○○って, こんなところにも行くんだ!	110
ちょっと豆知識	大腿ヘルニア, 外鼠径ヘルニア, 内鼠径ヘルニア		112
基礎28	80代, 女性. 右上腹部痛.	これは, 意外とよくある病態…一撃診断!	114
基礎29	5歳, 男児. 嘔吐.	頭で立体的に考えれば, この疾患にたどり着ける	117
基礎30	40代, 男性. 心窩部痛.	40代, 男性…しばしば経験するこの疾患	121
基礎31	30代, 女性. 腹痛.	稀だけど有名なこの疾患. 国家試験にも出るよ!	125
基礎32	90代, 女性. 腹痛.	ちょっと前の症例を思い出せばわかるよね!	129
ちょっと豆知識	これって血性腹水? 膿性腹水?		132
基礎33	40代, 女性. 急激な心窩部痛.	解剖の知識があれば, 診断にたどり着ける	133
ちょっと豆知識	消えた胆石!?		136
基礎34	60代, 男性. 腰背部痛, 発熱.	この怖い疾患. 症状が非特異的で, 画像診断が重要	137
基礎35	15歳, 女性. 左下腹部痛.	若い子に好発するこの疾患…今回は中身が特徴的	141
基礎36	60代, 男性. 心窩部痛.	この疾患, 診断と同時に原因も考えよう	145
基礎37	30代, 男性. 激烈な腹痛, 下痢.	診断するには, 腸管壁の特徴を捉えることが重要!	151
基礎38	80代, 女性. 腹痛.	日常臨床でしばしば遭遇するこの疾患. 画像だけに頼らないように	155
基礎39	40代, 男性. 心窩部痛.	腹痛といえば, ここも必ずチェックするように!	159
基礎40	70代, 男性. 疲労感, 胸部不快感.	腸管の著明な拡張といえば…これだよね	161
基礎41	80代, 女性. 意識障害, 発熱, 嘔吐.	ちょっと前の症例を思い出せばわかるよね!	167

1 画像診断トレーニング 基礎編／実践編

2 プロセス

3 ディスカッション

2. 実践編

実践 01	60代，女性．悪寒，戦慄．	単なる腹膜炎では説明がつかない．もう少し踏み込んで…	171
実践 02	30代，女性．産後出血，腹痛．	分娩後出血の原因として有名な疾患．画像はどう読む？	174
実践 03	70代，女性．右下腹部痛．	浸潤性の強い病変を見ればこの疾患も	177
実践 04	80代，男性．突然発症の右上腹部痛．	この疾患を知っていることが重要	179
実践 05	50代，女性．心窩部痛，左季肋部痛．	これはどこかで見た疾患と似ているよね	181
実践 06	2歳，男児．発熱，腹痛．	ウルトラCのような状態って，診断が意外と難しい	183
実践 07	60代，男性．腹痛，血便．	的確な診断が，不要な検査・治療を防ぐことができる	185
ちょっと豆知識	特発性腸間膜静脈硬化症と漢方薬		188
実践 08	50代，女性．心窩部痛，下腹部膨満感．	出血を伴う腫瘤の鑑別…他の部位にも目を向けよう！	189
ちょっと豆知識	ショックで脾臓が縮んじゃう！		192
実践 09	30代，女性．腹痛．	腸閉塞を伴う腫瘤の鑑別…他の部位にも目を向けよう！	193
実践 10	80代，女性．意識障害．	いかに画像と症状を結びつけるか，それが腕の見せどころ	197
ちょっと豆知識	門脈大循環短絡症（PSS）		200
実践 11	16歳，女性．腹痛，貧血．	よく落ちるピットフォール．今一度，気を引き締めて！	201
実践 12	50代，男性．心窩部痛．	人間の体って，不思議だよね．時々，想像を超えて	203
実践 13	70代，男性．嘔吐．	繰り返すうちになってしまったこの疾患！	205
実践 14	40代，男性．右下腹部痛．	腸管の粘膜面から鑑別を絞り込んでみよう	208
実践 15	30代，女性．下腹部痛．	所見をひとつひとつ拾っていくと，特定の疾患にたどれるよ	211
実践 16	20代，女性．発熱，右季肋部痛．	些細な所見を拾うには，日ごろから沢山の正常例の読影を	214
実践 17	70代，男性．腹痛．	目先の疾患の診断だけに留まらずに，その原因を探ろう！	217
ちょっと豆知識	CT hypotension complex（CT hypoperfusion complex）とは		220
実践 18	30代，女性．腹部膨満感，腹痛，呼吸困難．	重要な key words をもとに画像診断すると，正確な診断に至ることができる	222
実践 19	40代，男性．背部痛，心窩部痛．	頭の中で立体構築して見えてくるこの疾患…Let's try！	227
実践 20	60代，女性．便通異常，嘔吐．	特徴的なサインから特定の疾患に絞り込もう！	231

| ちょっと豆知識 | 乳腺の浸潤性小葉癌の変わった転移形式, 浸潤形態 | 235 |

実践 21 60代, 女性. 下腹部痛. 　　有名だけど稀な病態. さてどう診断する? …… 236

実践 22 80代, 女性. 下腹部痛. 　　孤立した脂肪織を伴った索状構造! あなたはわかるかな? …… 239

実践 23 80代, 女性. 腹痛, 発熱, 下痢.
腸管の target sign の鑑別. でもあまり見ない所見が key となる …… 244

実践 24 30代, 女性. 右下腹部痛. 　　easy case と思って診断していると, 意外なピットフォールに … 247

実践 25 50代, 男性. 腹痛, 背部痛. 　　有名な疾患だけど, ほとんど見たことない貴重な症例! …… 251

実践 26 50代, 女性. 食後の腹痛. 　　画像が病理を反映しているので, よーく観察して! …… 257

実践 27 50代, 女性. 腹痛, 嘔吐.
mesenteric vascular pedicle を追っていくと, 診断に近づける …… 260

実践 28 50代, 男性. 嘔吐, 腹痛. 　　むちゃくちゃ有名な病態だけど…診断するのは難しいよね …… 263

| ちょっと豆知識 | Meckel 憩室の発生 …… 266 |

実践 29 60代, 男性. 腹痛, 嘔吐. 　　丁寧に腸管を追跡していって理解しよう! …… 267

実践 30 20代, 女性. 腹痛. 　　この病態も知らないと間違った方向に行くよ …… 270

| ちょっと豆知識 | Littre ヘルニアと Richter ヘルニア …… 274 |

実践 31 40代, 男性. 腹痛, 嘔気. 　　解剖の知識を駆使すれば, さらに興味深い疾患・病態! …… 276

実践 32 80代, 男性. 意識障害. 　　早く鑑別しないと, 手遅れになることもあるよ …… 279

実践 33 50代, 男性. 喉の焼けるような痛み. 　　いろいろな疾患や病態が浮かんでくるが… …… 283

実践 34 80代, 男性. 嘔吐, 排便・排ガスの停止.
他臓器や血管の偏移を理解することこそ, この病態を診断することへの近道! …… 287

第2章　プロセス

章編者／市場文功

症例 1 60代, 女性. 意識障害, 下血. 　　拾った所見を合わせると, 浮かび上がってくる …… 294

症例 2 50代, 女性. 右背部痛. 　　奇妙な backflow …… 302

症例 3 80代, 女性. 胃痛. 　　胃はどうしてここにあるのでしょう? …… 308

症例 4 80代, 男性. 腹部膨満感. 　　治療方針に迷う… …… 315

症例 5	80代，男性．食欲不振，腹痛． **放射線診断の醍醐味は…** ……………………………………… 323
症例 6	症例6-1：70代，女性．黄疸，全身倦怠感．／症例6-2：70代，女性．全身倦怠感，上腹部痛．**薬剤性肝障害の2例から** …………………………………………………………………… 334
症例 7	70代，女性．腹痛・腹部膨満．**なぜ突然，単純性腸閉塞が起こったのか？** …………… 345

第3章　ディスカッション

章編者／松木　充

ディスカッション1	70代，男性．全身倦怠感，食欲低下．**予想外にも全身疾患で説明つくなんて…** ………………………………………… 354
ディスカッション2	40代，女性．腹痛，悪寒．**振り返って画像の経過を見直すと意外な原因が…** …………… 359
ディスカッション3	30代，女性．産後約1か月後に突然の腹痛，意識レベル低下．**出産してしばらくしてからの出血性ショック…なぜ？** ……………………………… 363
ディスカッション4	60代，女性．HBs抗原陽性．**Ovary is very mobile!** ……………………………… 369
ディスカッション5	70代，女性．失神．**この画像から失神の原因ですか？ ん～** ……………………… 374
ディスカッション6	12歳，女性．臍周囲痛，嘔吐．**腹痛の女の子…こんなの今まで見たことないわ** … 378
ちょっと豆知識	腸石 …………………………………………………………………………………… 383
ディスカッション7	50代，女性．排尿障害．**子宮筋腫の手術予定だったのが…** ……………………… 385

診断名目次 …………………………………………………………………………………… 392

索　引 ………………………………………………………………………………………… 395

第1章

画像診断トレーニング

1. 基礎編
2. 実践編

本書で用いる血液一般・生化学所見の略語一覧

Alb	albumin（アルブミン）
ALP	alkaline phosphatase（アルカリフォスファターゼ）
ALT（GPT）	alanine aminotransferase（アラニンアミノトランスフェラーゼ）
	[glutamic pyruvic transaminase（グルタミン酸ピルビン酸トランスアミナーゼ）]
AMY	amylase（アミラーゼ）
AST（GOT）	aspartate aminotransferase（アスパラギン酸アミノトランスフェラーゼ）
	[glutamate oxaloacetate transaminase（グルタミン酸オキサロ酢酸トランスアミナーゼ）]
BUN	blood urea nitrogen（血中尿素窒素）
ChE	cholinesterase（コリンエステラーゼ）
CPK	creatine phosphokinase（クレアチンホスホキナーゼ）
Cr	creatinine（クレアチニン）
CRP	C-reactive protein（C反応性蛋白）
D-Bil	direct bilirubin（直接ビリルビン）
FDP	fibrin/fibrinogen degradation products（フィブリン/フィブリノゲン分解産物）
Glu	glucose（グルコース）
Hb	hemoglobin（ヘモグロビン）
HCO_3	hydrogen carbonate ion / bicarbonate ion（重炭酸イオン）
LDH	lactate dehydrogenase（乳酸脱水素酵素）
LIP	lipase（リパーゼ）
$PaCO_2$	partial pressure of arterial carbon dioxide（動脈血二酸化炭素分圧）
PaO_2	partial pressure of arterial oxygen（動脈血酸素分圧）
T-Bil	total bilirubin（総ビリルビン）
TG	triglyceride（中性脂肪）
TP	total protein（総蛋白）
γ-GTP	γ-glutamyl transpeptidase（γグルタミルトランスペプチダーゼ）

症例

基礎 01 　妊婦さんに生じたあの病態…

30代，女性．主訴：左下腹部痛．

現病歴　妊娠33週，左下腹部痛が出現し，救急搬送された．

Q　さて，画像所見は？ 診断は？

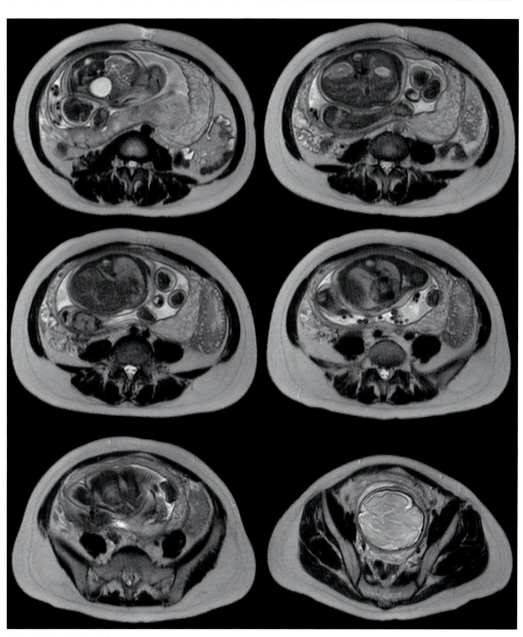

図1　MRI，T2強調像

画像所見 & 診断

左卵巣の著明な腫大を認め(図2-A；→)，辺縁に小さい囊胞が配列し，多囊胞性卵巣(polycystic ovary：PCO)様である．また，T2強調像にて，卵巣間質は高信号と低信号(図2-B；＊)が混在している．

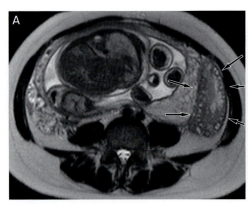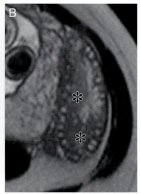

図2　MRI, T2強調像

画像診断

卵巣広汎性浮腫(massive ovarian edema)が疑われ，T2強調像にて腫大した卵巣間質内に低信号域を伴い，うっ血壊死の合併を疑う．

経過

緊急で開腹手術が施行され，腫大した左卵巣は茎部で捻転し暗赤色を呈していたため，左付属器切除が行われた．病理組織にて腫大した卵巣間質に浮腫とうっ血壊死を認めた．

診断

うっ血壊死を合併した卵巣広汎性浮腫(massive ovarian edema)

解説

卵巣広汎性浮腫(massive ovarian edema)は，慢性的，間欠的な不完全卵巣捻転によって静脈，リンパ還流障害が生じ，卵巣間質が浮腫，腫大する病態をいう．若年女性に多く，臨床症状は下腹部痛，下腹部膨満感が多い．また，卵巣内に莢膜細胞増殖(hyperthecosis)が生じ，テストステロン分泌が亢進し，男性化徴候を引き起こすことがある．

治療は手術で，卵巣が壊死に陥ってなければ腹腔鏡下で捻転を解除し，卵巣を温存すべきとされる．よって，画像診断による早期診断が重要とされる．

MRI所見[1)〜4)]は，①卵巣の腫大，②T2強調像にて卵巣間質浮腫を反映して高信号，③卵巣辺縁部の卵胞様構造(PCO様)，④造影では浮腫状間質や卵胞壁に造影効果を認めることがある．うっ血壊死を合併すれば，今回のようにT2強調像で低信号域を認める．

参考文献

1) Hall BP, Printz DA, Roth J: Massive ovarian edema: ultrasound and MR characteristics. J Comput Assist Tomogr 17: 477-479, 1993.
2) Umesaki N, Tanaka T, Miyama M, et al: Successful preoperative diagnosis of massive ovarian edema aided by comparative imaging study using magnetic resonance and ultrasound. Eur J Obstet Gynecol Reprod Biol 89: 97-99, 2000.
3) Tamai K, Koyama T, Saga T, et al: MR features of physiologic and benign conditions of the ovary. Eur Radiol 16: 2700-2711, 2006.
4) Coakley FV, Anwar M, Poder L, et al: Magnetic resonance imaging of massive ovarian edema in pregnancy. J Comput Assist Tomogr 34: 865-867, 2010.

症例

その疾患の原因は？ 全身を探ろう！

基礎02　70代，男性．主訴：腹痛，嘔吐．

現病歴	腹痛，嘔吐で発症し，その後心窩部痛が増悪するため救急受診した．
既往歴	尿路結石．
生活歴	機会飲酒程度．
身体所見	発熱なし，心窩部から左側腹部にかけて圧痛を認めるが，反跳痛なし．
血液所見	白血球 14500/μl↑（好中球 84.2％），Na 141mEq/l，Ca 11.1mg/dl↑，P 2.0mg/dl↓，K 4.3mEq/l，S-AMY 555IU/l↑，P-AMY 528IU/l↑，LIP 1976IU/l↑，CRP 1.1mg/dl．

Q　さて，画像所見は？ 疑わしい疾患およびその原因は？ 必要な検査は？

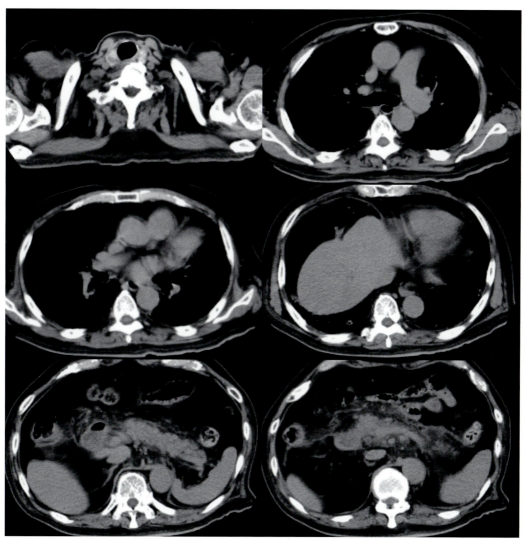

図1　単純CT

画像所見＆診断

膵全体の腫大，周囲脂肪濃度上昇を認める（図2-A；→）．甲状腺右葉背側に低吸収域を認める（図2-B；→）．

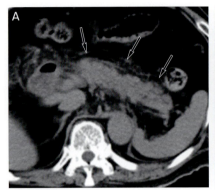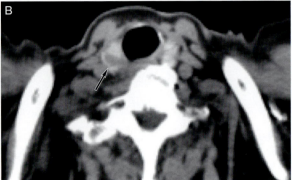

図2　単純CT

画像診断

血液所見，CT所見より急性膵炎と診断できる．続いて，その原因検索が必要である．急性膵炎の所見を見れば，まずアルコール多飲歴，既往歴（外傷など），薬剤投与歴，家族歴，血液所見，総胆管結石，膵胆道系腫瘍など閉塞機転，膵胆管合流異常，癒合不全をチェックする．今回は血液所見にて高カルシウム血症を認め，それが急性膵炎の原因として挙がる．そこで，甲状腺右葉背側の低吸収と高カルシウム血症より，副甲状腺腺腫による副甲状腺機能亢進症が疑われる．副甲状腺腺腫による副甲状腺機能亢進症の診断と他の疾患の除外のため，下記の検査が必要となる．

必要な検査

①腹部超音波検査，MRI（MRCPなど）：膵胆管合流異常，癒合不全，総胆管結石，膵胆道系腫瘍などは認めなかった．

②血清副甲状腺ホルモン（PTH）値測定：血清PTH値は1500pg/ml（正常値160〜520pg/ml）と高値であった．

③頸部超音波検査（図3）：Bモードにて甲状腺右葉背側に腫瘤を認め（図3-A；→），カラードプラにて豊富な血流シグナルを認めた（図3-B；→）．

④副甲状腺シンチグラム：^{99m}Tc-MIBI遅延相（図4）にて甲状腺右葉背側の腫瘤に一致して異常集積を認めた．

経過

尿路結石の既往も高カルシウム血症によるものと考えられた．その後，保存的加療のもと血中カルシウム濃度は基準値内に安定し，急性膵炎の再発は認めない．

診断

①副甲状腺腺腫による副甲状腺機能亢進，それによる高カルシウム血症，

②高カルシウム血症による急性膵炎

| A 横走査 | B 縦走査 |

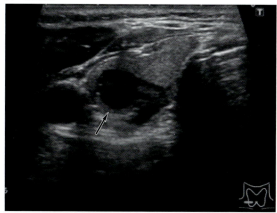 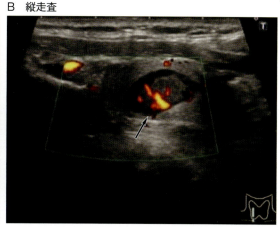

図3 頸部超音波検査

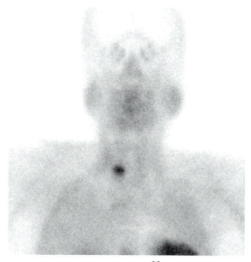

図4 副甲状腺シンチグラム（^{99m}Tc-MIBI 遅延相）

解説　急性膵炎は日常臨床でよく遭遇する疾患で，膵臓から分泌されるトリプシノーゲンが活性化されてトリプシンとなり，他の消化酵素を次々と活性化させ自己消化させる疾患である．その原因としてアルコール，胆石が多く，その他に外傷，膵胆管合流異常，癒合不全，膵胆道系腫瘍，薬剤性，高カルシウム血症，高トリグリセリド血症，感染（ムンプスウイルス，コクサッキーウイルスなど）などが知られている．治療方法は，その原因によって異なるため，迅速な原因同定が必要である．

　薬剤性の原因としてフロセミドなどの利尿剤，L-アスパラギナーゼなどの抗悪性腫瘍剤，副腎皮質ホルモン剤，アザチオプリンなどの免疫抑制剤などがある．

　高トリグリセリド血症による急性膵炎の機序として，トリグリセリドが分解して生じた大量の遊離脂肪酸による細胞障害と考えられている．血中トリグリセリドが1000〜2000mg/dlを超えてそのリスクが増加し，このような顕著な高脂血症は家族性高脂血症に見られ，頻度は非常に稀である．

高カルシウム血症による急性膵炎の機序[1)〜3)]として，
①膵管内のトリプシノーゲンがトリプシンに転化され，膵障害を引き起こす，
②膵管内にカルシウムが析出して膵管が閉塞し膵炎を惹起する[4)]，
と考えられている．

高カルシウム血症の原因として，下記が挙げられる．
①副甲状腺機能亢進症（主に副甲状腺腺腫）：PTH（副甲状腺ホルモン）は，
　a) 骨にて破骨細胞を活性化させ骨吸収を促進，
　b) 腎臓の遠位尿細管，ヘンレ係蹄上行脚にてカルシウムの再吸収を促進，
　c) 小腸のカルシウム吸収を促進させる，
②溶骨：多発性骨髄腫，骨転移，悪性リンパ腫などによる広範な骨浸潤，
③悪性腫瘍：腫瘍細胞がPTH-related peptide（PTHrP：PTH関連ペプチド）を産出し，PTH様作用によって高カルシウム血症を引き起こす．PTHrP産生腫瘍には，肺扁平上皮癌，乳癌，泌尿生殖器系腫瘍，成人T細胞白血病（ATL）などがある．

参考文献

1) Anil Kumar AVS, Kumur PG, Pujahri AK, et al: Hypercalcemia related pancreatitis. MJAFI 66: 385-386, 2010.
2) Shimonov M, Leibou L, Shechter P, et al: Pancreatitis due to hypercalcemia in young adult. Isr Med Assoc J 14: 267-268, 2012.
3) Ahmad R, Khaliq T: Hypercalcemia due to hyperparathyroidism leading to acute pancreatitis. Ann Pak Inst Med Sci 8: 255-258, 2012.
4) Lee KH, Lee JS, Kim SH: Acute pancreatitis in a case of multiple myeloma with hypercalcemia. Korean J Intern Med 4: 178-180, 1989.

症例

基礎03 この形態…特徴的だよね

30代後半，女性．主訴：突然の腹痛．

現病歴 朝方より下腹部痛が出現し，その後増強し，近医に救急搬送された．搬送時はHb 10.0 g/dlであったのが翌日8.7g/dlに低下し，紹介となった．

Q さて，画像所見は？ 診断は？

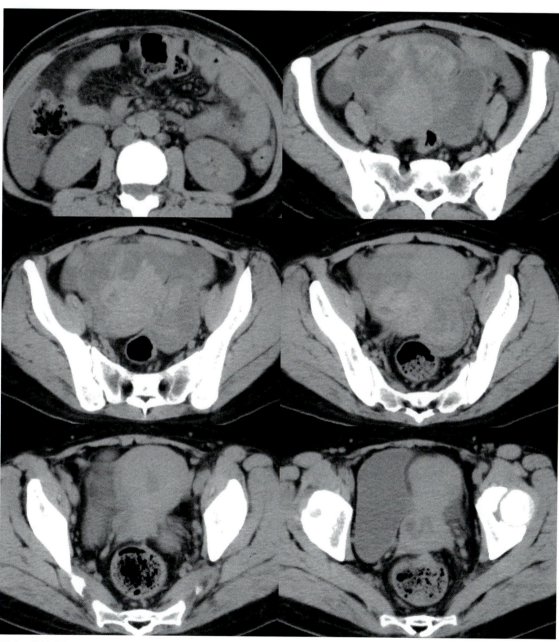

図1　単純CT

像所見＆診断

　高吸収な腹水貯留を認め，血性腹水と考える．小腸のびまん性壁肥厚（図2；→），腸間膜の脂肪濃度上昇（＊）を認め，血性腹水による化学性腹膜炎（chemical peritonitis）と考えられる．子宮背側に2個の囊胞性腫瘤（M）が付着するように存在し，囊胞壁は厚く，両側の囊胞にわたって内部に高吸収域を認め，囊胞同士の癒着，交通，囊胞内出血と考える．

　以上の所見より，両側卵巣の内膜症性囊胞が子宮背側で癒着する"kissing ovary"が背景にあると考えられ，特に左側の囊胞に緊満感がなく，右側の囊胞壁の断裂（▶）を認め，破裂が示唆される．またDouglas窩に腹水を認めず，直腸と子宮頸部の間に索状物（→）を伴い，深部内膜症によるDouglas窩癒着，閉鎖が示唆される．よって，両側内膜症性囊胞の癒着，破裂と考える（B：膀胱）．

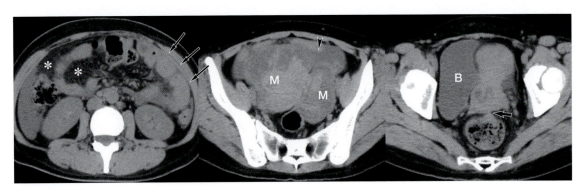

図2　単純CT

経過

　4か月前のMRI（図3）を提示する．骨盤腔内にT1強調像で高信号，T2強調像で不均一な高信号を呈した囊胞を認め，内膜症性囊胞が示唆され，中央で囊胞が癒着，交通（図3-B；→）を伴い，両側卵巣の内膜症性囊胞の癒着（kissing ovary）と診断された．

A　脂肪抑制T1強調像

B　T2強調像

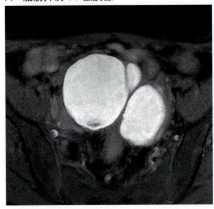
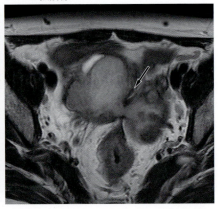

図3　MRI（4か月前）

A 脂肪抑制T1強調像　　　　B T2強調像

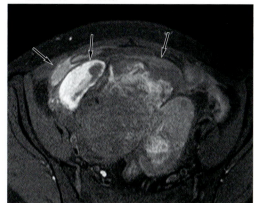 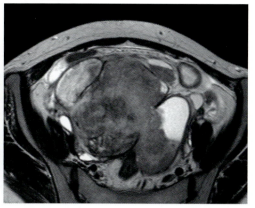

図4　MRI

　今回のMRI（図4）では，内膜症性嚢胞は増大し，内部にT1強調像で低信号，高信号の混在，T2強調像で不均一な低信号を示した血腫を認める．また，腹腔内にT1強調像で高信号を呈した血性腹水（図4-A；→）を認める．
　以上より，両側内膜症性嚢胞の破裂に対し，緊急両側付属器摘出術が施行された．

診断
両側内膜症性嚢胞の癒着，破裂

解説
　日常臨床において性成熟期の女性における急性腹症を来す疾患のひとつに，内膜症性嚢胞の破裂が挙げられる．内膜症性嚢胞のCT所見は嚢胞壁の厚い付属器嚢胞として描出され，破裂すると嚢胞の緊満感が低下し，血性腹水，腸間膜の脂肪濃度上昇を認める．黄体嚢胞の破裂との鑑別点として，①嚢胞のサイズが大きく，嚢胞壁が厚い，②多房性あるいは多嚢胞性，③癒着によって被包化した腹水，などが挙げられる．今回はこれらの所見に加え，kissing ovary signと深部子宮内膜症の存在が内膜症性嚢胞の破裂を強く示唆した．また，内膜症性嚢胞の破裂に遭遇した場合，腫瘍の合併に注意しなければならない．
　異所性内膜に起因する腫瘍として，悪性では明細胞腺癌，類内膜腺癌の割合が多く，また境界悪性であるseromucinous borderline tumorが挙げられる．seromucinous borderline tumorは，2014年の新WHO分類にて従来の内頸部様粘液性境界悪性腫瘍［endocervical-like mucinous borderline tumor，ミュラー管型境界悪性粘液腫瘍（Müllerian mucinous borderline tumor：MMBT）］と境界悪性混合性上皮性腫瘍（mixed epithelial borderline tumor：MEBT）を統合した疾患概念である．そのため，内膜症性嚢胞の破裂と診断した場合，腫瘍による充実成分の有無を詳細に評価する必要がある（図5）．

参考症例

A T2強調像

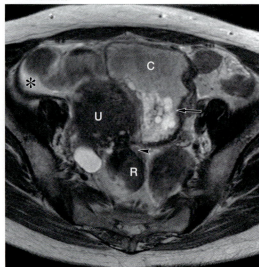

B 脂肪抑制T1強調矢状断像

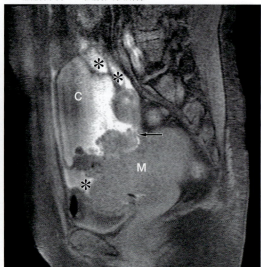

C 術中所見

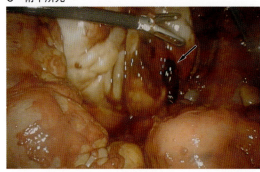

D 術中所見

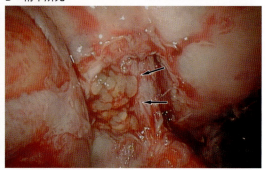

図5 seromucinous borderline tumorを合併した内膜症性嚢胞の破裂
40代，女性．主訴：下腹部痛．
左付属器にT1強調像，T2強調像で高信号の嚢胞性腫瘤を認め（A，B；C），血性内容液が示唆され，内膜症性嚢胞が疑われる．嚢胞は緊満感がなく，破裂が疑われ，腹腔内に高信号の血性腹水を認める（A，B；＊）．Douglas窩にて子宮と直腸の癒着を認め，深部子宮内膜症が疑われる（A；▶）．嚢胞内にはT2強調像で著明に高信号を呈した乳頭状増殖を認め，内部に低信号の分岐状構造を伴っている（→）．いわゆるpapillary architecture and internal branching patternを示しており，seromucinous borderline tumorの合併が示唆される．手術にて嚢胞壁の破綻（C；→）を認め，血液の漏出を認める．また嚢胞内には白色の乳頭状隆起（D；→）が指摘される．
U：子宮，R：直腸，M：子宮筋腫

参考文献

1) Choi NJ, Rha SE, Jung SE, et al: Ruptured endometrial cysts as a rare cause of acute pelvic pain: can we differentiate them from ruptured corpus luteal cysts on CT scan? J Comput Assist Tomogr 35: 454-458, 2011.

症例

基礎04 消化管にみられる common disease だよ

40代,男性.主訴:腹痛,嘔吐.

現病歴	昨日より腹痛を自覚し,その後徐々に増強し,嘔吐も出現したため救急受診した.
既往歴	十二指腸潰瘍に対し保存的加療.
食事歴	生もの摂取なし.
身体所見	発熱なし,腹部正中に圧痛,反跳痛なし.
採血	白血球 10900/μl↑(好中球 66.2%),CRP 5.6mg/dl↑.他,特記事項なし.

Q さて,画像所見は? 診断は?

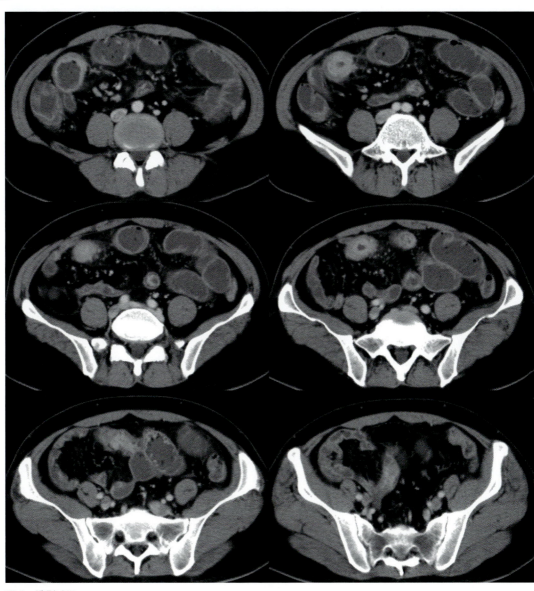

図1 造影CT

画像所見 & 診断

遠位回腸に区域性の狭窄および粘膜面の強い濃染を認め（図2；▶），一部では全層に及ぶ異常濃染で漿膜外の脂肪織の濃度上昇を伴う．口側の小腸の拡張を伴い，狭窄による単純性腸閉塞と考える．それ以外にも2か所に区域性の腸管壁の異常濃染を認める（→）．小腸間膜の反応性リンパ節腫大と中等量の腹水（非掲載）が認められる．

以上より，小腸のskip lesionで，一部炎症が漿膜面まで全層に及び，活動性Crohn病が疑われる．

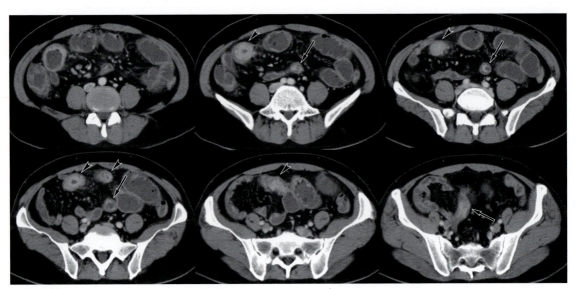

図2 造影CT

経過

小腸内視鏡検査（図3）にて，回腸を中心に腸間膜付着側を主座とするskip状に多発した不整形潰瘍を認め，活動性Crohn病が強く疑われた．

上部内視鏡検査（非掲載）にて胃穹窿部から体下部小弯にかけての竹の節状びらん，および十二指腸球部のびらんも認め，活動性Crohn病と診断された．

診断
活動性Crohn病

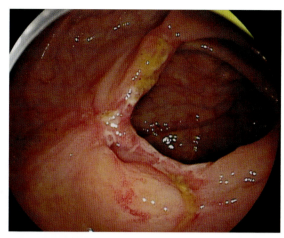

図3　小腸内視鏡

解説　若年成人に好発する慢性肉芽腫性炎症で，消退，再燃を繰り返す難治性疾患である．原因は不明だが，感染症，粘膜の免疫機能異常，食事，ストレスなどのさまざまな要因が複合的に関与すると考えられ，近年増えている．

消化管のどの部位にでも生じるが，多くの症例で小腸病変が存在し，特に回腸末端部は好発部位である．肉眼的には，粘膜面の縦走潰瘍（小腸では腸間膜付着側，大腸では結腸紐上），残存粘膜による敷石状外観が特徴的である．健常粘膜を挟んで非連続性に分布することが多く，skip lesionと呼ばれる．粘膜下を主体とする炎症細胞浸潤から全層性潰瘍へと進行し，線維化，炎症細胞浸潤により腸管壁肥厚が見られ，癒着，穿孔，膿瘍，瘻孔を形成することがある．

症状として，腹痛，下痢・軟便，発熱，体重減少などがある．その他，合併症として，蛋白漏出性胃腸症，口腔内アフタ，皮膚病変（結節性紅斑，壊疽性膿皮症），関節病変（関節炎，強直性脊椎炎），虹彩炎，胆道病変（胆石，硬化性胆管炎），気管気管支炎，尿路結石，二次性アミロイドーシス，晩期合併症として大腸癌がある．治療には，栄養療法と薬物療法があり，薬物療法として，5-アミノサリチル酸製剤（サラゾスルファピリジン，メサラジン），免疫調整薬（アザチオプリン，メルカプトプリン水和物），抗生物質（メトロニダゾール，シプロフロキサシン），副腎皮質ステロイド薬，抗TNF（tumor necrosis factor）-α抗体製剤などが使用される．

Crohn病のCT所見は[1,2]，skip状の壁肥厚，狭窄，膿瘍形成，漿膜外の脂肪織の濃度上昇（dirty fat sign），毛羽立ち（fat stranding），腸管周囲脂肪組織の著明な増生（fibrofatty proliferation，creeping fat，fat wrapping），腸間膜リンパ節腫大，瘻孔などがある．また活動性病変では，造影CTにて病変腸管は均一もしくは層状の造影効果を呈し，周囲腸間膜血管の拡張（comb sign：櫛の歯状の血管拡張）を認めることがある．

今回のような全周性，全層に及ぶ壁の異常濃染で漿膜外の脂肪織の濃度上昇を伴う所見は，Crohn病による全層性の変化に伴う炎症細胞浸潤を疑わせる所見である[1,2]．

参考文献

1) Furukawa A, Saotome T, Yamasaki M, et al: Cross-sectional imaging in Crohn disease. RadioGraphics 24: 689-702, 2004.
2) Choi D, Jin Lee S, Ah Cho Y, et al: Bowel wall thickening in patients with Crohn's disease: CT patterns and correlation with inflammatory activity. Clin Radiol 58: 68-74, 2003.

症例

基礎05 診断から原因を考えることが子どもを救う

2歳，女児．主訴：嘔吐．

現病歴	6日前より1〜2回/日の嘔吐を認めた．前日には食欲がなく，ゼリーのみ摂取した．食欲がなく，転んで前頭部をこたつにぶつけたりすることがあった．入院当日に緑色吐物があり，救急受診した．
既往歴	特記事項なし．
血液一般・生化学所見	特記すべき異常なし．

Q さて，画像所見は？ 診断は？（図1：単純CT，図2：造影CT，図3：MRI）

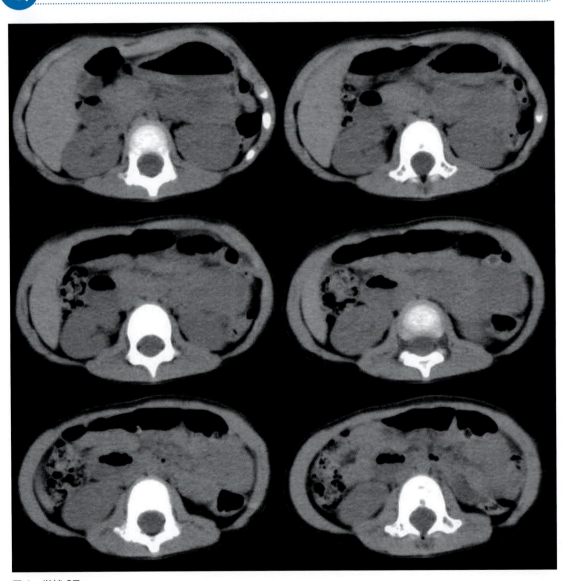

図1 単純CT

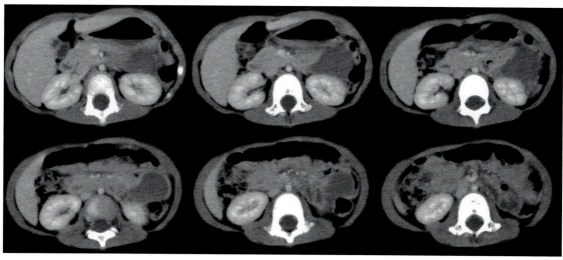

図2 造影CT

A　T1強調像

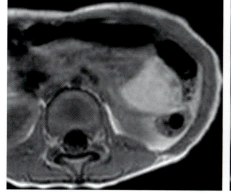

B　T2強調像

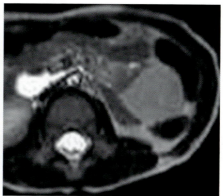

図3　MRI

画像所見＆診断

　単純CTで左腎腹側に十二指腸上行脚を内側に圧排する占拠性病変を認め（図4-A；＊），後腹膜由来が示唆され，筋肉とほぼ等吸収を呈する．病変は十二指腸上行脚（図4-B；D）の壁に沿った半月状の形態を呈し，造影効果は認められない（図4-B；＊）．MRIでは，T1強調像で筋肉に比べ著明な高信号で（図4-C；＊），T2強調像で高信号を呈する（図4-D；＊）．

　画像所見より，血性あるいは粘稠な液体を有する後腹膜病変と考える．よって鑑別には，十二指腸壁内血腫，嚢胞性リンパ管腫，重複嚢胞（duplication cyst）が挙がる．

　病変は十二指腸上行脚の壁に沿った半月状の形態で，十二指腸壁内か，柔らかい後腹膜病変が疑われ，重複嚢胞は口腔〜肛門までのあらゆる消化管に生じるが，好発部位は回腸末端（34％）であり，十二指腸は非常に稀である．

　以上より，十二指腸壁内血腫，嚢胞性リンパ管腫が鑑別に挙がり，十二指腸壁との関係を見るため，腹部超音波検査を施行した．

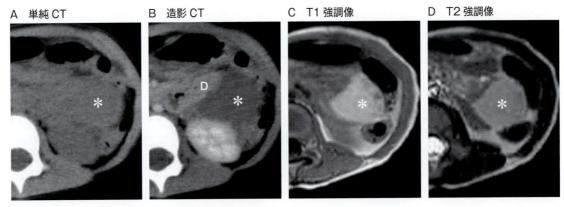

図4

経過
超音波検査(図5)にて十二指腸壁が取り囲むように hypoechoic な病変を認め(＊)，十二指腸壁内血腫を疑う．腹部外傷の既往がなく，血小板数，凝固能など血液所見も異常ないことより，小児虐待(child abuse)の可能性を挙げた．身体学的検査で，全身に不自然な皮下出血痕を多数認め，小児虐待が強く疑われた．その後，超音波検査で十二指腸壁内血腫の消を認めた．

診断
小児虐待による十二指腸壁内血腫

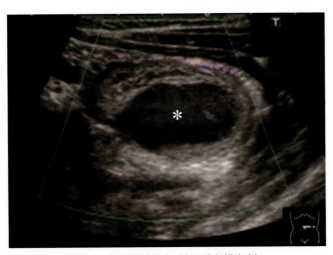

図5 腹部カラードプラ超音波検査（左下腹部横走査）

解説

腹部鈍的外傷による腸管壁内血腫は十二指腸が90%を占める．十二指腸が椎体前面の後腹膜に固定されているため，外力の影響を受けやすい閉鎖的腸管であることと，粘膜下の静脈叢が比較的発達しているためと言われている[1]．また，特に小児に発生しやすく，その理由は成人に比べ肋骨角が広く，腹壁の筋肉が未発達で鈍的外傷に弱いためと言われている[1]．

小児の腹部外傷の受傷機転は，転倒や自転車ハンドル事故（図6）による腹部強打が多く，活動期の年長男児に発症することが多い[2]．一方，虐待による腹部外傷は，幼少児（特に5歳未満）に多く，交通事故などの高エネルギー損傷に匹敵するような重症となることがあり，消化管損傷の頻度が偶発損傷よりも高い[3,4]．その理由として，腹部を蹴られたり，踏みつけられたりすることで，エネルギーが一点に集中するためと考えられる．

今回のように受傷機転が判然とせず，血液所見にて出血傾向を認めない幼少児（特に5歳未満）に腸管壁内血腫を見た場合，小児虐待の可能性を考慮に入れるべきである．

参考症例

A　造影CT

B　造影CT

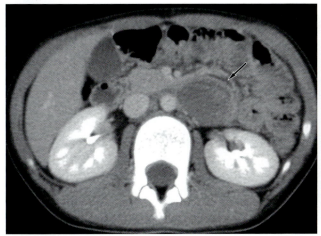
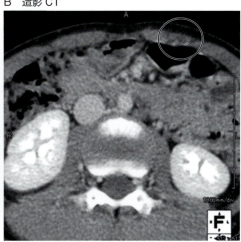

図6　自転車ハンドル外傷による腸管壁内血腫
7歳，男児．
A：十二指腸水平脚の壁に沿って造影効果の乏しい境界明瞭な楕円形の占拠性病変を認め（→），壁内血腫を疑う．
B：左腹直筋にはハンドル外傷によると考えられる筋損傷を認める（〇で囲った部分）．

参考文献

1) 原田道彦, 橋都正洋, 久米田茂喜・他：受傷2週間後に発症した外傷性十二指腸閉塞の1例．信州医誌 50: 187-190, 2002.
2) 平田 修, 溝口洋子, 藤田直人・他：虐待に起因する腸壁内血腫の1例．日児誌 112: 1013-1016, 2008.
3) Inchtman M, Steiner T, Faierman T, et al: Post-traumatic intramural duodenal hematoma in children. Isr Med Assoc J 8: 95-97, 2006.
4) Barnes PM, Norton CM, Dunstan FD, et al: Abdominal injury due to child abuse. Lancet 366: 234-235, 2005.

症例

基礎06　よーく見ないと見落としてしまいそう

40代，女性．主訴：腹痛，下痢．

現病歴	数日前には心窩部痛を自覚，その後，間欠的な腹痛を自覚したため，当院救急外来を受診した．下痢が数回あり，嘔気もあった．
既往歴	13年前に胆石にて胆嚢摘出後．18年前にA型肝炎．
血液所見	白血球 9400/μl，CRP 0.2mg/dl，それ以外は正常値内．

 さて，画像所見は？ 診断は？

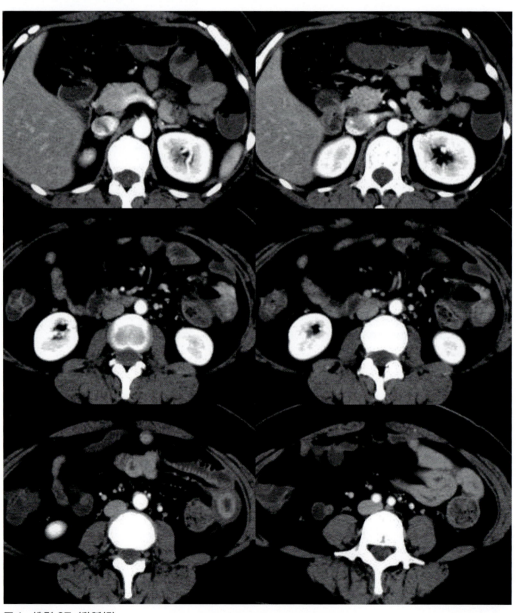

図1　造影CT（動脈相）

画像所見 & 診断

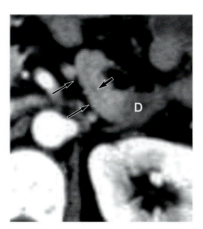

図2 造影CT（動脈相）

造影CT動脈相にて，Treitz靱帯近傍の十二指腸壁（図2；D）に接し，濃染する細長い充実性腫瘤（図2；→）を認め，膵臓に類似した分葉状構造で膵実質と同等に濃染し，異所性膵が疑われる．また内部に線状構造（図2；→）を認め，導管が疑われる．

さらに，空腸に粘膜あるいはびまん性に強く濃染する浮腫性壁肥厚（図3；⇨）を認める．またその空腸の腸間膜側に憩室（図3；＊）を認め，それに隣接して同様に膵実質と思われる充実性腫瘤（図3；→）を認め，異所性膵が疑われる．罹患した空腸の間膜に，炎症波及と思われる濃度上昇（図3；▶）と腸間膜の血管の拡張（図3；▶）を認め，急性膵炎の合併が疑われた．空腸の濃染する壁肥厚は，異所性膵の膵炎合併によって腸間膜の血流が増加し，それに付随して腸管壁の充血が起こったと考えられる．

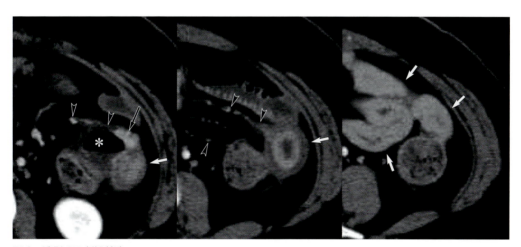

図3 造影CT（動脈相）

経過

MRIにて十二指腸に隣接した充実性腫瘤は膵実質と等信号を呈し（図4-A，B；→），MRCPで導管が明瞭に描出される（図4-C；→）．

空腸発生の異所性膵は膵炎を合併しているため，空腸部分切除術を施行した．病理組織にて空腸の真性憩室を認め，異所性膵組織が憩室壁から空腸壁まで連続して認めた．異所性膵には腺房細胞，導管，Langerhans島を認め，Heinrich I型と診断された．

診断
①十二指腸発生異所性膵，②空腸発生異所性膵の急性膵炎合併

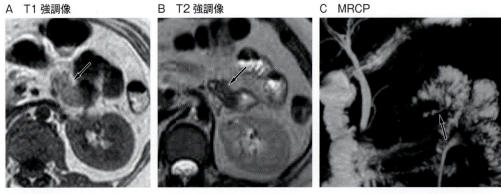

図4　MRI

解説　異所性膵は，剖検例の2〜14%に見られ，発生部位は十二指腸（27.7%），胃（25.5%），空腸（15.0%），Meckel憩室（5.3%）に見られ，それ以外に回腸，小腸憩室，十二指腸憩室，重複腸管などに見られる．壁内の占居部位は，粘膜下54%，粘膜下および筋層23%，筋層8%，漿膜下および漿膜表面11%，全層4%と報告されている．

　病理学的分類としてHeinrich分類が用いられ，Heinrich I型は腺房細胞，導管，Langerhans島が認められるもの，II型は腺房細胞と導管，III型は導管のみが認められるものである．II型が最多とされている．合併症には膵炎，消化管出血，腸重積，膵癌がある．

　画像所見は，膵臓の小葉構造を反映した特徴的な分葉状構造を呈し，ダイナミックCT，造影MRIにて膵実質と同様な濃染パターンを呈し，内部に膵管を認めることがある．小腸発生の異所性膵は，通常の造影CTでは腸管壁と同等に濃染するため，指摘困難な場合があり，検出，診断のためには動脈相が必要である．MRIでは膵実質と同等な信号を呈し，MRCPなどのsingle-shot FSE法は導管の描出に有用である．膵炎を合併するとT1強調像の信号は低下し，周囲脂肪濃度は上昇し，仮性嚢胞を合併することがある．

参考症例

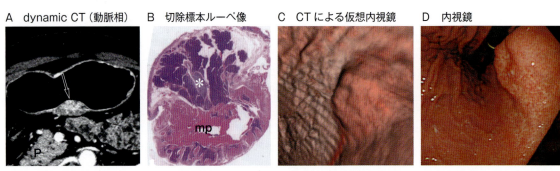

図5　胃発生異所性膵
dynamic CT動脈相（A）にて胃角部後壁の粘膜下に膵臓に類似した分葉状構造（→）を認め，膵実質（P）と同等に濃染する．切除標本（B）にて粘膜下層に膵組織（＊）を認め，腺房細胞と導管が指摘されHeinrich II型と診断される（mp：固有筋層）．仮想内視鏡（C）に粘膜下腫瘍の頂部にdelleを認め，実際の内視鏡（D）と同様な所見を呈し，導管の存在を示唆する．

症例

基礎 07　奇妙な水の溜まり…よーく観察して

7か月，男児．主訴：白色便，発熱．

現病歴	5日前より白色便を認め，4日前より嘔吐が見られ近医に入院，感染性腸炎の診断のもと加療された．しかし改善が乏しく，腹部膨満も出現し，炎症反応が増強してきたため紹介となる．
既往歴	特記事項なし．
身体所見	体温38.8℃，不機嫌，腹部膨満感あり．
血液所見	白血球 41100/μl↑（好中球 86.4%），CRP 15.4mg/dl↑，T-Bil 2.4mg/dl↑，D-Bil 1.7mg/dl↑，ALP 738IU/l↑，LDH 261IU/l．

Q さて，画像所見は？ 診断は？

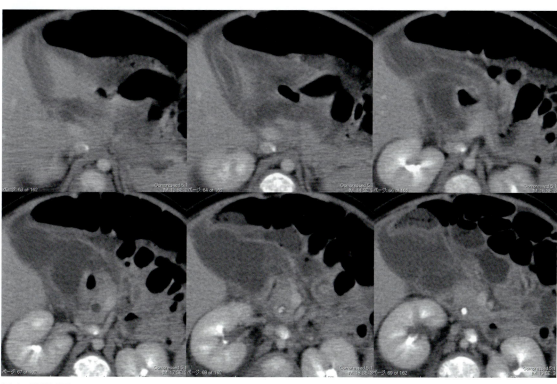

図1　造影CT

画像所見&診断

十二指腸下行脚（図2；D）および膵頭部（P），総胆管（→）に囲まれた，いわゆる groove から右前腎傍腔にかけて液体貯留（＊）を認める．下部胆管結石を認め，総胆管の軽度拡張を伴う．胆嚢（G）の浮腫性壁肥厚を認めるが，胆嚢は虚脱している（A：上行結腸）．

以上より，膵胆管合流異常に起因する総胆管結石と総胆管破裂の可能性を考え，総胆管を詳細に観察すると壁の破綻が疑われる（図3；→）．

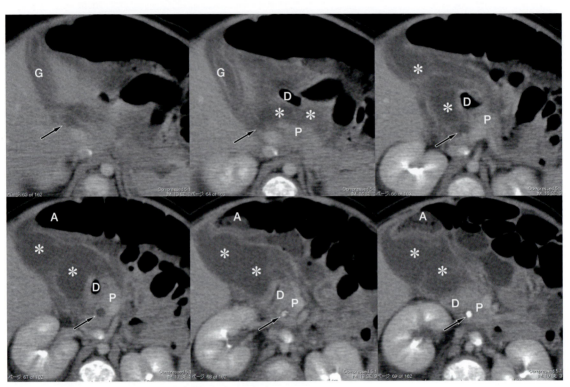

図2　造影 CT

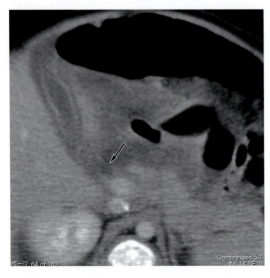

図3　造影 CT

経過

腹部超音波検査(図4)にて総胆管腹側に液体貯留(＊)を認め，総胆管壁の破綻部を確認した(→).

以上より，総胆管破裂による胆汁漏の診断のもと，緊急開腹手術が施行され，肝十二指腸間膜から後腹膜にかけて強い膨隆を認めた．後腹膜，肝十二指腸間膜を切開すると胆汁を含んだ排液を認め，総胆管破裂による胆汁漏と診断した．胆嚢摘出術を行い，胆嚢管から総胆管にチューブを留置した．術後チューブからの排液よりアミラーゼ124IU/l，リパーゼ3580IU/lと上昇を認め，膵胆管合流異常と診断し，胆管空腸吻合術を追加した．

診断

①総胆管破裂による胆汁漏，②総胆管結石，③膵胆管合流異常

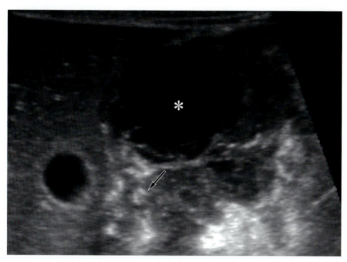

図4　腹部超音波検査(心窩部縦走査)

解説

総胆管破裂は稀な疾患であるが，乳幼児期・小児期の報告例が多い．原因としては，総胆管嚢腫(図5)，下部胆管の狭窄，胆道閉鎖症による胆管内圧亢進および結石による直接の壁障害が挙げられ，他に稀な原因として腫瘍浸潤，感染，膵胆管合流異常などが挙げられる[1)2)]．急性腹症で発症することもあるが，黄疸，腹部膨満感，白色便などの比較的慢性な経過で気づかれることもある[1)]．

胆道閉鎖，膵胆管合流異常の有無は治療方針の決定に重要で，これらの存在を疑って精査すべきである[1)]．壁破綻はどこの部位にでも生じうるが，三管合流部が最も多いとされる[2)]．破裂部位によって液体貯留の局在が異なり，破裂部位が総胆管上1/3にある場合(三管合流部含む)は網嚢内に胆汁が漏れ，総胆管下2/3にある場合は前腎傍腔に漏れるとされる[3)]．よって，総胆管近傍の網嚢内あるいは後腹膜腔に液体貯留を認め，肝胆道系酵素の異常値を伴う場合は総胆管破裂を疑うべきである．造影CT，MRI，超音波検査による総胆管壁の破綻の同定は診断的意義が高いが，必ずしも感度は高くない．

小児における胆道結石の原因として，

①胆汁うっ滞：総胆管嚢腫，膵胆管合流異常など，

②高ビリルビン血症：溶血性貧血，遺伝性球状赤血球症など．
③抗生剤：ロセフィンによる偽胆石など．
が挙げられる．

　今回の総胆管破裂の原因として，①膵胆管合流異常による胆汁うっ滞によって総胆管結石が形成され，結石による直接の胆管壁障害，②膵液逆流による胆管壁の脆弱化が考えられる．

参考症例

造影 CT

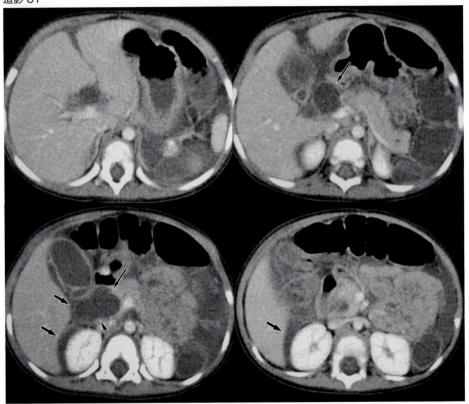

図5　総胆管嚢腫の破裂
1歳11か月，女児．主訴：嘔吐．
総胆管の嚢状の拡張（→）を認め，総胆管嚢腫と考えられた．下部胆管で右側壁の断裂（▶）を認め，右前腎傍腔に液体貯留（➡）を伴い，総胆管嚢腫の破裂と考える．
（兵庫県立こども病院放射線診断科　赤坂好宣先生のご厚意による）

参考文献
1) Marwah S, Sen J, Goyal A, et al: Spontaneous perforation of the common bile duct in an adult. Ann Saudi Med 25: 58-59, 2005.
2) Ticehurst FM, Hutchins RR, Davidson BR: Spontaneous perforation of the bile duct. HPB (Oxford) 3: 285-287, 2001.
3) Rizwan Aziz FCPS, Muhammad Saleh, Al-Salamah, et al: Rupture of the common bile duct; a rare cause of biliary peritonitis. JTU Med Sc 6: 47-50, 2011.

症例
基礎08 著明な大腸の拡張. さて診断は？
20代，女性. 主訴：腹痛.

既往歴	7歳時に他院で腸閉塞に対し大腸内視鏡で整復.
血液所見	特記すべきことなし.

Q さて，画像所見は？ 診断は？

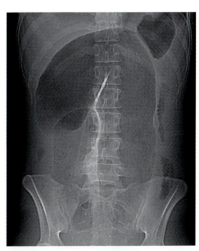

図1　scout view

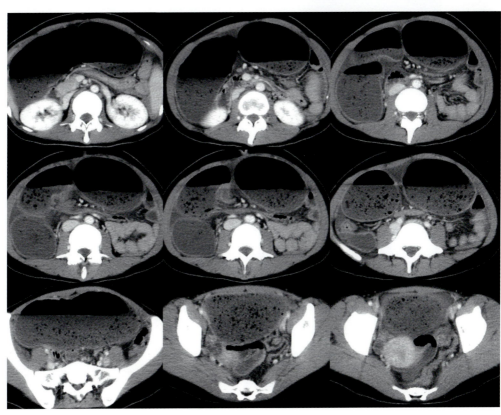

図2　造影CT

画像所見＆診断

　scout view（図1）にて coffee bean 様の大腸拡張を認める．造影 CT（図3）では，肛門側より大腸を追跡すると，S 状，下行，左側横行結腸の虚脱（▶）を認め，その口側に捻れた腸管（→）を伴う．捻れた腸管の口側は著明に拡張し，1→2→3 の順で追跡すると，横行結腸から下行結腸まで著明な腸管拡張を認める．CT 所見を参考に scout view（図4）を見ると，捻れた腸管（→）を閉塞起点として肛門側から 1→2→3 の順に横行結腸がループ状に走行し，上行結腸まで著明に拡張したとわかる．小腸の拡張は認めない．

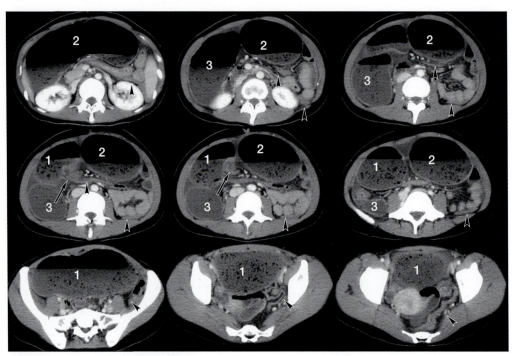

図3　造影 CT

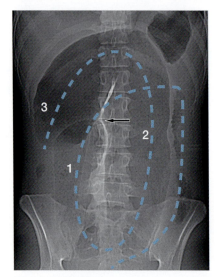

図4　scout view

以上より，180°の横行結腸軸捻転により肛門側の横行結腸が捻れ，単純性腸閉塞を合併したと考える．おそらく慢性の捻転により口側の大腸は巨大結腸（megacolon）を呈し，残便，残汁で貯留しやすい状態で，軽度の狭窄でも大腸の内容物は停滞しやすく，拡張するが，まだ小腸拡張に至らなかったと考える．

経過
　下部内視鏡にて整復を試みるも，横行結腸の狭窄部に内視鏡が通過できず断念した．経肛門的にイレウス管を挿入することによって，捻転部より口側の拡張した横行，下行結腸まで誘導できた．造影にてループ状に走行した横行結腸が描出され，横行結腸内に多量の残便を認めた（図5）．減圧を試みるが残便によって不十分であった．

　その後，イレウス管を留置し，4日目に多量の排便があり，イレウス管も自然抜去された．単純X線写真にて腸管拡張の軽減を確認し，注腸（図6）を施行した．横行結腸捻転の解除を認め，結腸脾弯曲部，肝弯曲部は固定され，横行結腸過長が指摘される．後日，横行結腸切除術が施行された．

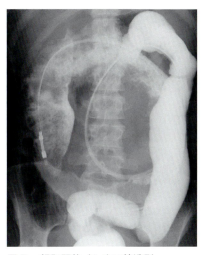 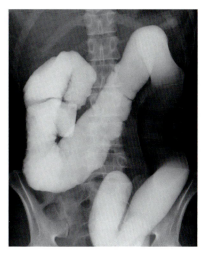

図5　経肛門的イレウス管造影　　　　　　図6　注腸

診断
①横行結腸過長症による横行結腸軸捻転症，②慢性の捻転による巨大結腸（megacolon）

解説
　本邦における結腸軸捻転症の内訳は，約80〜90％はS状結腸で，盲腸，横行結腸が続く．横行結腸は，通常，左右の結腸曲によって後腹膜に固定されているため捻転しにくい．横行結腸軸捻転症の原因としては，今回のように腸管過長症が最も多く，それ以外に腸管の固定不良，索状物，癒着などが挙げられる．治療は腸管壊死，穿孔の合併がなければ内視鏡で整復し，再発する場合は結腸切除が施行される．

S状結腸軸捻転

> ちょっと豆知識

　S状結腸は長く、軸となる腸間膜の基部が狭いことより、腹腔内を自由に動くことができ、捻転しやすい。S状結腸軸捻転の多くは、腸間膜を軸に捻転する間膜軸性（mesentero-axial, **図1-A, 図2**）であり、腸管の長軸を中心に捻転する臓器軸性（organo-axial, **図1-B, 図3**）は稀である。間膜軸性（mesentero-axial）捻転は、closed loop を形成したS状結腸内に空気が溜まり、単純X線写真で特徴的なコーヒー豆型、逆U字型に拡張したS状結腸を認め、coffee bean sign と呼ばれる（**図2-A**）。腹痛、腹部膨満、便秘などで発症し、CTでは、拡張したS状結腸の口側と肛門側が同一部位で狭窄（caliber change）する closed loop を認める。

　治療は腸管壊死、穿孔の合併がなければ内視鏡で整復し、再発する場合はS状結腸切除が施行される。臓器軸性（organo-axial）捻転は、腸管の長軸を中心に生じた生理的な捻れと考えられ、一般的には無症状で、注腸造影検査などで偶然発見され、予後は良好である。捻れが強い場合、CTにてS状結腸の肛門側が1か所で捻れ、狭窄（caliber change）する単純性腸閉塞として描出される。

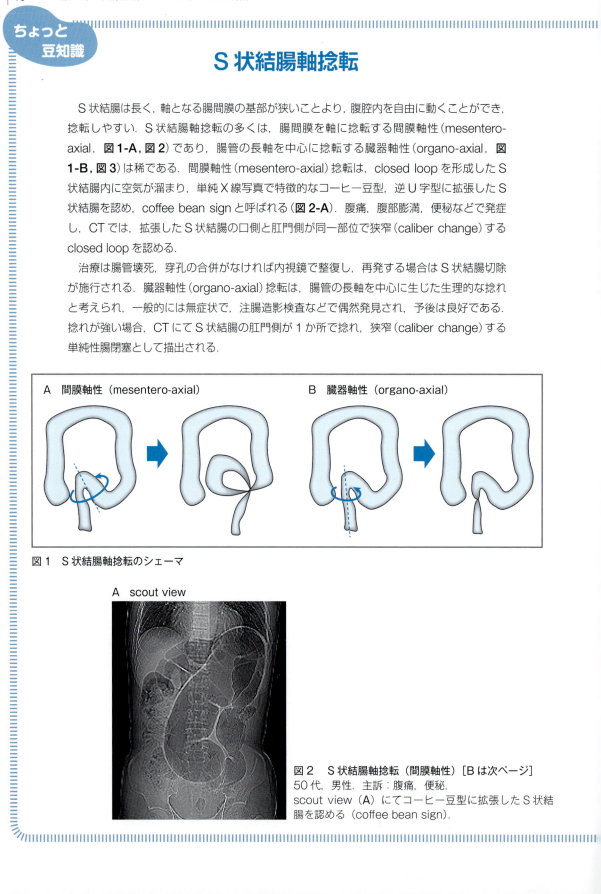

図1　S状結腸軸捻転のシェーマ

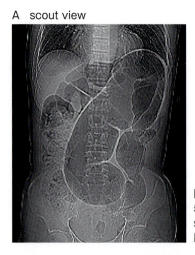

図2　S状結腸軸捻転（間膜軸性）[Bは次ページ]
50代, 男性. 主訴：腹痛, 便秘.
scout view（A）にてコーヒー豆型に拡張したS状結腸を認める（coffee bean sign）.

B 単純CT

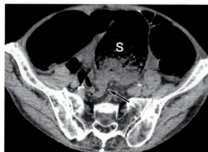

図2 S状結腸軸捻転（間膜軸性）[続き]
50代，男性．主訴：腹痛，便秘．
単純CT（B）では拡張したS状結腸（S）を認め，その口側と肛門側が交差して狭窄し（caliber change；→），直腸の虚脱（►）を認める．よって，S状結腸軸捻転（間膜軸性）の診断のもと内視鏡で整復する．

A 単純CT

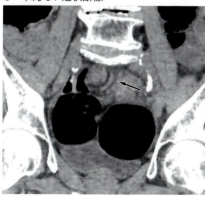

B 単純CT 矢状断像

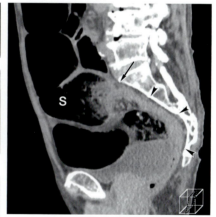

C 単純CT 冠状断像

図3 S状結腸軸捻転（臓器軸性）
80代，男性．主訴：腹痛，便秘，腹部膨満．
S状結腸（S）の拡張を認め，肛門側で急峻な狭窄（caliber change，A，B；→）と直腸の虚脱（B；►）を認める．冠状断像では狭窄部は渦巻き状に走行する（whirl sign，C；→）．

症例

基礎09 確かにこの疾患，○○○が原因になるよね

50代，女性．主訴：下腹部痛．

血液所見 白血球 15640/μl ↑，CRP 15.6mg/dl ↑．

Q さて，画像所見は？ 診断は？

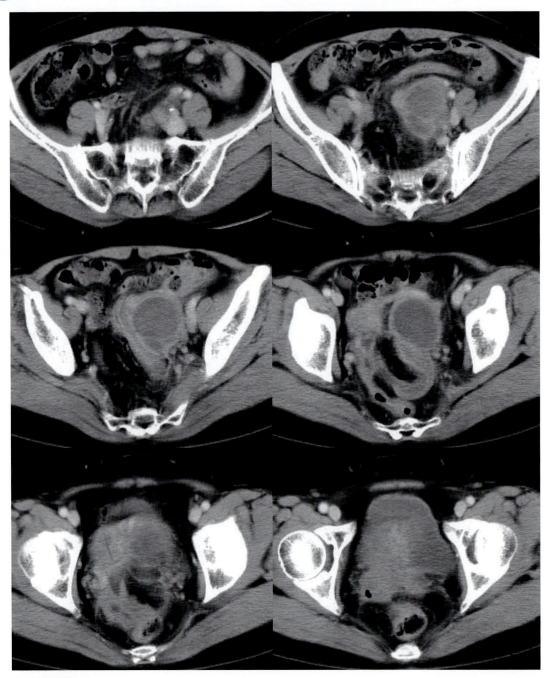

図1 造影CT

画像所見＆診断

骨盤腔左側に厚い壁を有した囊胞性病変（図2-B, C；＊）を認め，腹側で左卵巣動静脈（図2-A, B）が隣接し，肥厚した固有卵巣索（図2-C）と連続している．よって，卵管卵巣膿瘍（tubo-ovarian abscess）が疑われる．左卵巣動静脈に沿った脂肪濃度上昇を認め（図2-A），左水尿管，水腎症を伴い（非掲載），後腹膜への炎症波及を示唆する．また，S状結腸の広範な壁肥厚を認めるが（図2-B〜D；→），浮腫性肥厚でなく，腸間膜の炎症性変化も乏しいことより，卵管卵巣膿瘍からの浸潤性波及と考えられる．子宮内腔に線状の低吸収域を認め（図2-D；▶），IUD（intrauterine device：子宮内避妊用具）装着と考える．

卵管卵巣膿瘍が病変の主座と考えられ，病変は後腹膜，S状腸管壁に浸潤性に波及している．IUD装着も認め，骨盤放線菌症（アクチノマイコーシス：pelvic actinomycosis）が強く疑われる．

経過

子宮腔部擦過細胞診にて，形態的に放線菌に一致する菌塊を認めた．2日後にMRI（図3）を撮影した．膿瘍腔（＊）は縮小し，内部はT1，T2強調像で無信号を呈し，空気が示唆される．

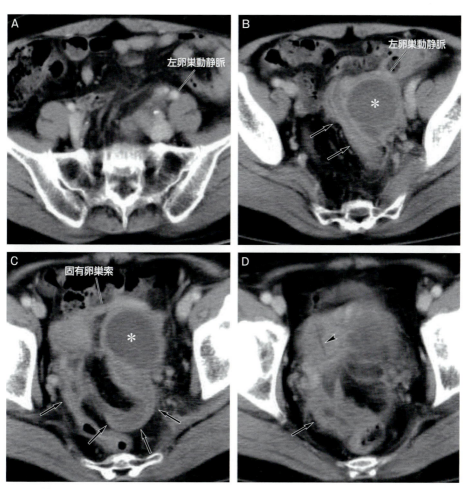

図2 造影CT

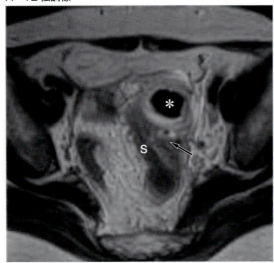
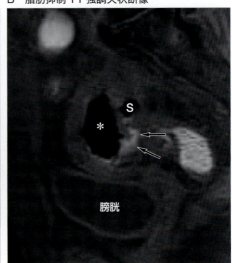

A　T2強調像　　　　　　　　　　B　脂肪抑制T1強調矢状断像

図3　MRI（2日後）

また，膿瘍腔（＊）とS状結腸（S）との間に，内容液の高信号を有する瘻孔（→）を認める．よって大腸内視鏡を施行し，S状結腸の粘膜に浮腫状変化とびらんを認め，乳白色の膿汁を排出する瘻孔を確認し，クリッピングで閉鎖した．その後，ペニシリン投与にて病変の縮小，改善を認めた．

診断
骨盤放線菌症（アクチノマイコーシス）

解説　放線菌症は，微好気性菌ないし嫌気性菌である *Actinomyces* 属（ほとんどが *Actinomyces israelii*）による慢性化膿性肉芽腫性感染症である．*Actinomyces israelii* は口腔，消化器内，生殖器管の常在菌であるが日和見感染的で，組織に損傷が生じた場合に感染性を発現する．

　骨盤放線菌症患者の90%以上にIUD長期使用歴があり，長期使用者（4年以上）で特に感染率が高く，IUD長期使用者の1.65～11.6%に放線菌感染が認められたと報告される．

　放線菌は蛋白分解酵素によって腹膜や筋膜などの境界を破壊し，浸潤性に進展し，肉芽腫，膿瘍を形成するため，しばしば悪性腫瘍との鑑別を要する．また，尿管，膀胱，あるいは直腸，S状結腸，腹壁などに進展し，狭窄，腫瘤，瘻孔形成を合併することがある．確定診断は病理組織学的に菌塊を証明することであり，骨盤放線菌症の場合，子宮内膜細胞診，腟細胞診，IUDの捺印細胞診，培養といった低侵襲な方法で診断可能なことがあり，特にIUD長期装着患者で骨盤腔内に浸潤性，破壊性の病変の広がりを見た場合，放線菌の可能性を示唆し，積極的に検査する必要がある．また今回のようにIUDの長期装着により発症した骨盤放線菌症の治療は，IUDの除去が第一であり，続いてペニシリンなどの抗生剤投与が行われ，無効な場合，最終的に外科的切除が行われる．

症例

基礎 10 複数の疾患が隠れています．わかったよね

30代，女性．主訴：腹痛．

血液一般，生化学所見　著変なし．

Q さて，画像所見は？ 診断は？

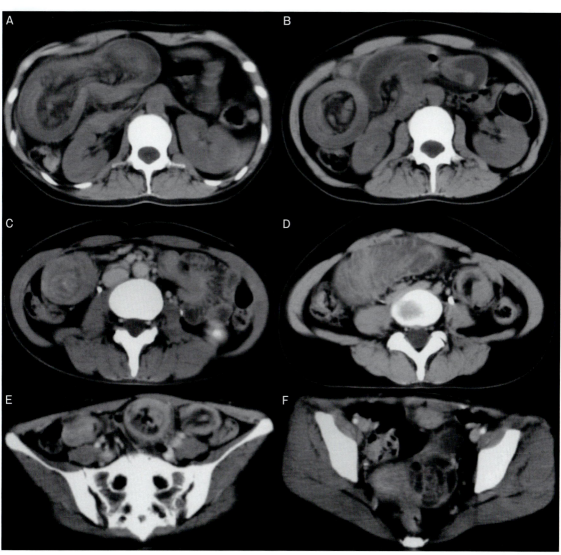

図1　単純CT（A，B），造影CT（C〜F）

画像所見 & 診断

小腸に3か所壁肥厚を認め（図2-A〜E；1〜3），内部に腸間膜を示唆する脂肪濃度，血管を示唆する点状影を伴い，腸重積を示唆する．小腸内に少なくとも2か所有茎性ポリープを疑わせる隆起を認める（図2-B；→）．よって小腸に複数のポリープが疑われ，ポリープが先進となる複数の腸重積と考える．また骨盤底部に，隔壁に濃染を有する多房性嚢胞性病変を認める（図2-F；▶）．

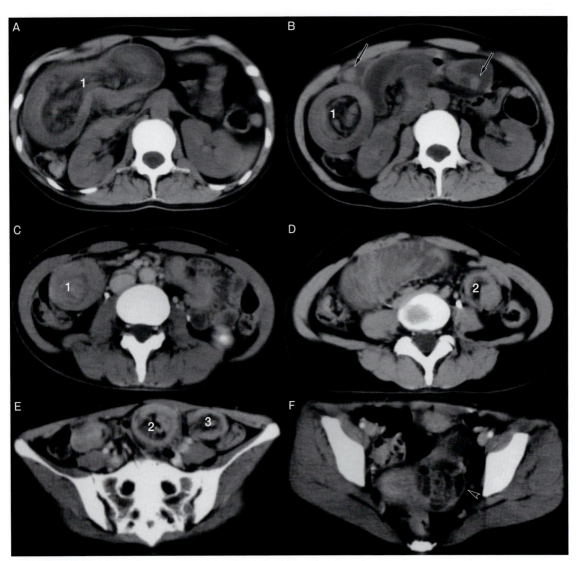

図2　単純CT（A, B），造影CT（C〜F）

画像診断

消化管ポリポーシス（表）が疑われ，その中で多発腸重積を来しやすい疾患として Peutz-Jeghers 症候群（Peutz-Jeghers syndrome：PJS），Cronkhite-Canada 症候群（Cronkhite-Canada syndrome：CCS）が鑑別に挙がる．PJS は婦人科腫瘍［子宮頸部最小偏倚腺癌（minimal deviation adenocarcinoma：MDA），卵巣由来の輪状細管を伴う性索腫瘍（sex

表　代表的な消化管ポリポーシス

	分類	特徴	遺伝形式	遺伝子変異	ポリープの特徴	大腸以外のポリープ	消化器悪性腫瘍の発生臓器	他の疾患，腫瘍の合併
家族性大腸腺腫症（FAP）	腫瘍性	亜系：Turcot症候群（中枢神経系腫瘍を合併），Gardner症候群（軟部腫瘍，骨腫，歯牙異常，デスモイド腫瘍などを合併），Zanca症候群（多発性軟骨性外骨腫を合併）	常染色体優性（MYHは常劣）	APC, MYH	無茎性〜亜有茎性	胃，小腸	大腸	網膜色素上皮肥大，骨腫，デスモイド腫瘍など
Peutz-Jeghers症候群	過誤腫性	皮膚，粘膜の色素沈着，腸重積	常染色体優性	STK11, LKB1	無茎性〜大きい有茎性	胃，小腸	胃，小腸，大腸	MDA, LEGH, SCTAT
Cowden病	過誤腫性	顔面の多発外毛根鞘腫，四肢の角化症，口腔粘膜乳頭腫，Lhermitte-Duclos病［小脳異形成性神経節細胞腫（dysplastic gangliocytoma of the cerebellum）］	常染色体優性	PTEN	小さなポリープがまばらに分布	食道，胃，小腸		乳癌，甲状腺癌，子宮内膜癌
若年性ポリポーシス			常染色体優性	BMPR1A, SMAD4	有茎性	胃，小腸	胃，小腸，大腸	HHT
Cronkhite-Canada症候群	未分類	皮膚色素沈着，爪甲萎縮・脱落，脱毛，蛋白漏出性胃腸症，腸重積	非遺伝性		半球状のポリープ，介在粘膜のびまん性浮腫	胃，小腸	胃，大腸	

FAP：familial adenomatous polyposis，MDA：minimal deviation adenocarcinoma（子宮頸部最小偏倚腺癌），LEGH：lobular endocervical glandular hyperplasia（分葉状頸管腺過形成），SCTAT：sex cord tumor with annular tubules（輪状細管を伴う性索腫瘍），HHT：hereditary hemorrhagic telangiectasia（遺伝性出血性毛細血管拡張症）

cord tumor with annular tubules：SCTAT）］を合併することがあり，今回，骨盤底部の多房性囊胞性病変がMDAであると考えると，PJSが強く疑われる．一方，CCSは，びまん性に消化管壁全体の浮腫状壁肥厚を認めるのが特徴とされ，今回は認めない．

経過

身体学的所見で口唇，指趾に色素沈着を認める．骨盤MRIでは，T2強調矢状断像にて子宮頸管に大小不同の囊胞の集簇を認める（図3-A；▶）．囊胞間は正常頸部間質と異なり高信号を呈する部分を認め，造影T1強調像では囊胞間の間質はよく濃染し（図3-B；▶），MDAが強く疑われる．

開腹手術が施行され，腸重積を整復し，術中小腸内視鏡によってポリープ切除を行った．また子宮両側付属器切除も施行した．病理組織にてポリープは過誤腫性で，子宮頸管の病変はMDAと診断された．両側卵巣には肉眼的に腫瘍は認めなかったが，顕微鏡下にて微小なSCTATを多巣性に認めた．

診断

Peutz-Jeghers症候群（PJS）の消化管ポリポーシスによる多発腸重積，子宮頸部最小偏倚腺癌（MDA）

A　T2強調矢状断像　　B　造影T1強調像

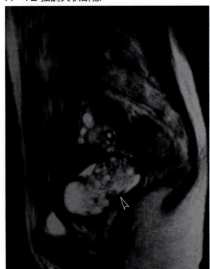
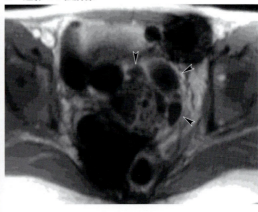

図3　骨盤MRI

解説

　Peutz-Jeghers症候群（PJS）は，口腔粘膜，口唇，指趾などの皮膚粘膜の色素沈着，消化管過誤腫性ポリポーシスを特徴とする常染色体優性遺伝性疾患である[1]．責任遺伝子としてserine threonine kinase（*STK11*）が同定され，発生率は8,300〜200,000人に1人の頻度で，家族内発症は本邦では47%と報告されている．消化管ポリープは粘膜固有層に平滑筋が増殖し樹枝状を呈する過誤腫性ポリープで，すべての消化管に発生するが，小腸，大腸に多い．茎の太い有茎性ポリープによって腸重積を来しやすく，10歳頃から腸重積を繰り返し，腹痛，下血などの症状を呈することが多い．

　以前はPJSのポリープは過誤腫であり，発癌しないとされてきたが，病理組織学的に癌が発生した症例を散見する．発癌の機序として，①過誤腫性ポリープが直接癌化，②ポリープ内に発生した腺腫からの発癌，③ポリープとは別に存在する腺腫からの発癌，④正常粘膜からの発癌，が挙げられる．婦人科腫瘍では子宮頸部最小偏倚腺癌（MDA），輪状細管を伴う性索腫瘍（SCTAT）の合併が有名である．また，分葉状頸管腺過形成（lobular endocervical glandular hyperplasia：LEGH）を合併した報告も見る．

　MDAは，子宮頸部粘液性腺癌の一亜型で，PJS患者の15〜30%に見られるとされる[1]．MDAの画像所見は，頸部間質に集簇する嚢胞性病変で，嚢胞のサイズは認識できない微小なものから2cm程度までさまざまで，ナボット嚢胞，LEGHとの鑑別を要する．鑑別点として，嚢胞間の間質部分がT2強調像で高信号を呈し，造影にてよく濃染する．またPJSに合併するSCTATは，多巣性，両側性で，顕微鏡ではじめて検出されるほど小さく，50%以上では石灰化を伴う．よって画像では指摘困難で，予後は良好とされている．

参考文献

1) Ueki A, Kisu I, Banno K, et al: Gynecological tumors in patients with Peutz-Jeghers syndrome (PJS). Open Journal of Genetics 1: 65-69, 2011.

症例

的確にその病態を述べないと，間違った方向に進むよ

基礎11 60代，女性．主訴：腹痛．

現病歴 1日前から突然の間欠的な腹痛が出現した．痛みが持続し，嘔吐を繰り返すため救急外来を受診した．

既往歴・家族歴：特になし．

Q さて，画像所見は？ 診断は？

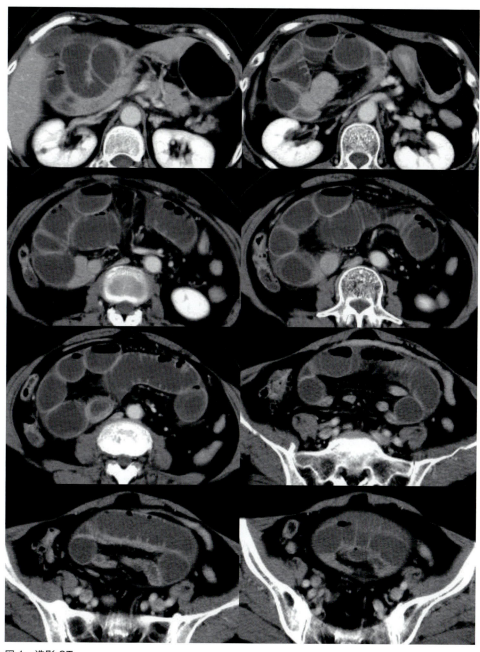

図1　造影CT

画像所見 & 診断

十二指腸(図2;D)から回腸にかけて拡張した小腸が被包化された空間(sac-like space：SLS)内に一塊となり，肛門側に虚脱した回腸(図2;I)を認める(S：胃，P：幽門前庭部)．SLSの腹側には，右側結腸に分布する上腸間膜動静脈(SMA/V)の分枝(→)を認め，右側結腸間膜がSLSを形成し，SLS内の小腸の拡張と内腔の液体貯留は，腸閉塞の合併が疑われる．捻転や絞扼を示唆する所見は見られない．十二指腸水平脚の形成が見られず，回転異常の存在が示唆される．結腸の回転は正常である(図2;A：上行結腸，Tr：横行結腸)．

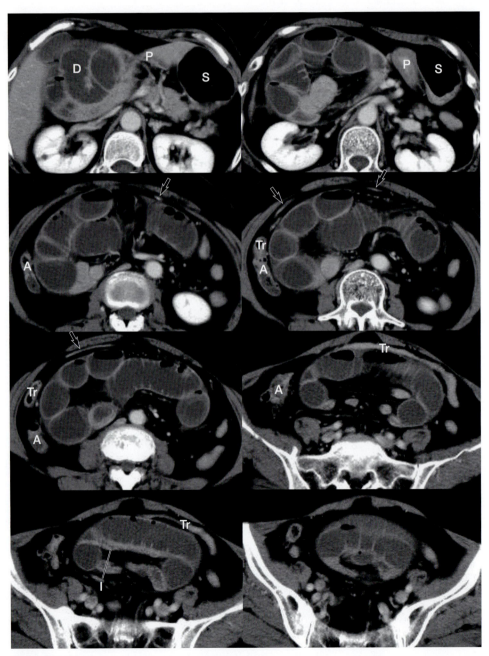

図2 造影CT

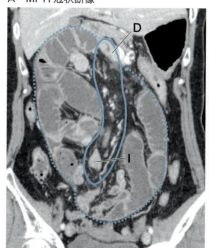
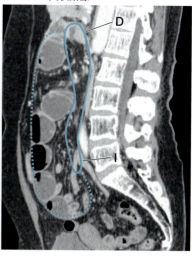

A　MPR 冠状断像　　B　MPR 矢状断像

図3　造影CT

　MPR 冠状断像（図3-A），矢状断像（図3-B）にて口側の十二指腸（D）から肛門側の回腸（I）にかけて広範囲の小腸が広いヘルニア門（──）を介して右結腸間膜（----）の背側に存在していることがわかる．

　つまり，右側結腸間膜背側にある嚢状の後腹膜腔（SLS）に十二指腸から回腸の大部分が存在する，いわゆる腸回転異常を伴う右傍十二指腸ヘルニアの状態である．SLS 内の腸閉塞は，癒着などによる単純性腸閉塞の合併が疑われる．

経過
　開腹にて十二指腸から回腸にかけて広範囲の小腸が右結腸間膜背側の後腹膜腔に被包化され，一塊となって存在していた．十二指腸水平脚の形成は認められず，結腸は正常に位置・固定されていた．10cm 程度の大きさのヘルニア門が見られ，このヘルニア門は上半分の中腸回転不足によってでき損なった Treitz 靭帯に相当する構造と考えられた．出口付近の回腸に癒着と内腔の硬い残渣の貯留を認め，通過障害の原因となっていた．小腸に捻転や虚血・壊死などを示唆する所見は見られなかった．余剰腸間膜を切除してでき損なった Treitz 靭帯をしまり過ぎないように縫縮・形成した．

診断
いわゆる腸回転異常を伴う右傍十二指腸ヘルニアと，右結腸間膜の SLS（sac-like space）内の癒着による単純性腸閉塞

解説
　右傍十二指腸ヘルニアは"腸回転異常を伴うもの"と"伴わないもの"に分類され，成書でもそのように紹介されているが，右傍十二指腸ヘルニアと腸回転異常との関係はそう単純ではない．Bill は両方とも広い意味で腸回転異常の結果として述べている．

1）いわゆる腸回転異常を伴う右傍十二指腸ヘルニアについて（図4-A）
　その病態は，中腸の上半分に回転異常があるものの，下半分は正常に回転・固定された状態（upper half midgut malrotation）である［Bill の type ⅡC（reverse rotation of duodenum: colon rotates normally），また isolated duodenal nonrotation と記載されている文献もある］[1)～4)]．よって，小腸は右側結腸間膜の背側に位置し，広い意味で潜在的な内ヘルニア状

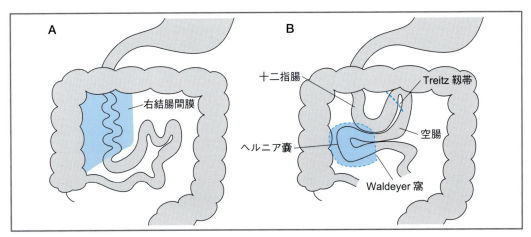

図4　右傍十二指腸ヘルニアのシェーマ
A：いわゆる腸回転異常を伴う場合：十二指腸および上部小腸が右側結腸間膜の背側の後腹膜腔に位置し，広い意味で「潜在的な内ヘルニア状態」になっているが，先天的な単なる腸回転異常のひとつとして捉えた方がよい．
B：腸回転異常を伴わない場合：右側結腸間膜が床面の後腹膜と正常に癒合せず，右側結腸間膜の背側に潜在腔である Waldeyer 窩が存在し，そこに小腸が嵌頓し，狭義の内ヘルニアを生じる．

態になっているが，ヘルニア門が広いため，絞扼などを来さず，日常生活にはほぼ支障がない．日常臨床において，腹部 CT を読影している際に偶然発見することがある．

　今回のように，何らかのきっかけで（癒着や捻転など）腸閉塞を伴ってはじめて症状を呈し，治療の対象となる．よって，いわゆる腸回転異常を伴う右傍十二指腸ヘルニアの状態は，典型的な closed loop を形成するような狭義の内ヘルニアではなく，腸回転異常のひとつとして捉えるべきである．

2）回転異常を伴わない右傍十二指腸ヘルニアについて（図4-B）
　中腸の回転は上半分も下半分も正常に行われるが，右側結腸間膜が床面の後腹膜と正常に癒合せず，右側結腸間膜の背側に潜在腔である Waldeyer 窩が存在し，そこに小腸が嵌頓し，狭義の内ヘルニアを生じる（Bill の type ⅢD）状態である．ヘルニア門は狭いことが多く，基本的に緊急手術の適応となる．

　つまり，いわゆる「腸回転異常を伴う右傍十二指腸ヘルニア」は先天的な単なる腸回転異常のひとつで，「腸回転異常を伴わない右傍十二指腸ヘルニア」は後天的に狭義の内ヘルニアを生じる病態である．このような症例の読影に際しては，おのおのの病態を充分熟知し，所見と病態を詳細に記載することによって不要な治療を防ぎ，的確な治療方針を立てることが必要である．

　よって，今回の症例では，狭義の内ヘルニアで発症したのではなく，「いわゆる腸回転異常を伴う右傍十二指腸ヘルニアの状態であったところに，SLS 内の癒着などを背景として単純性腸閉塞を合併したと考えられる」と所見に記載するのが望ましい．

参考文献
1) 長田博光, 横尾直樹, 北角泰人・他：術前診断が可能であった右傍十二指腸ヘルニアの1例. 日消外会誌 35: 616-620, 2002.
2) 池田 治, 松尾亮太, 中山 健・他：腸回転異常を伴った右傍十二指腸ヘルニアによる小腸軸捻の1例. 日臨外会誌 73: 894-898, 2012.
3) 牛込充則, 島田長人, 澤口悠子・他：腸回転異常を伴った右傍十二指腸ヘルニアの1例. 日臨外会誌 70: 3447-3453, 2009.
4) Yang B, Chen WH, Zhang XF, et al: Adult midgut malrotation: multi-detector computed tomography (MDCT) findings of 14 cases. Jpn J Radiol 31: 328-335, 2013.

症例

基礎12 所見を丁寧に拾っていくと，診断にたどり着ける！

20代，女性．主訴：下痢，嘔吐．

現病歴 3日前から激しい下痢，嘔吐を認め，その後症状が持続し，経口摂取が困難となったため受診した．

血液一般・生化学所見 白血球 14200/μl↑．その他，著変なし．

Q さて，画像所見は？ 診断は？

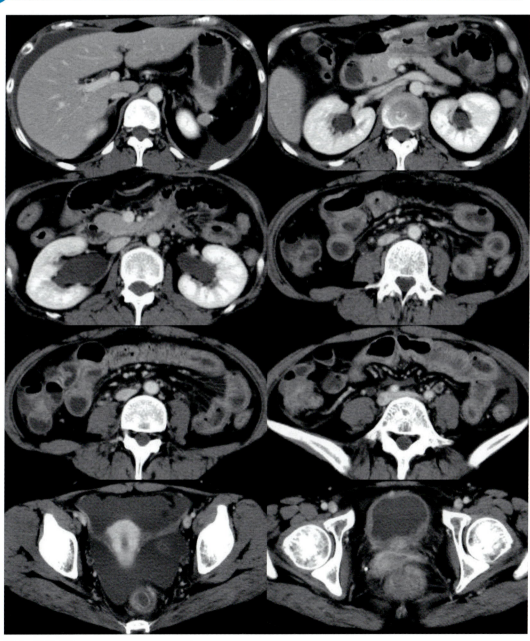

図1 造影CT

画像所見 & 診断

小腸に，target 状に濃染する浮腫性壁肥厚を広範囲に認め（図2；→），その他，胃体部（S），上行，横行，下行結腸，直腸（▶）にも同様な浮腫性壁肥厚を認める．さらに，両側水腎症，膀胱壁のびまん性壁肥厚（B），腹水貯留を認める．脾臓を認めず，脾臓摘出術の既往が疑われる．

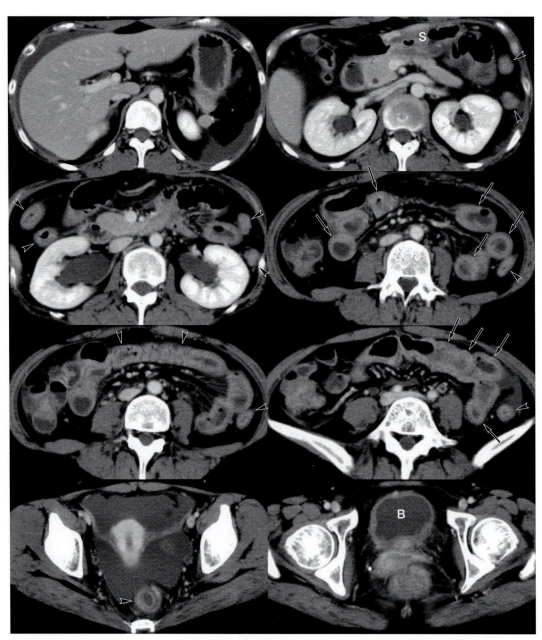

図2 造影 CT

画像読影

造影 CT にて小腸に target 状の濃染を来す疾患の鑑別として，感染性腸炎，血管炎，Crohn 病，好酸球性腸炎，寄生虫（アニサキス症，旋尾線虫），血管性浮腫など，多彩な疾患が挙がる（表）．抗凝固療法や IgA 血管炎などの壁内血腫の場合，粘膜下出血を反映して高吸収な壁肥厚として描出されることがあるが，小腸の target 状の濃染のみで鑑別診断を絞り込むには限界がある．

今回は，両側水腎症，膀胱壁のびまん性肥厚を認め，膀胱炎による排尿障害が考えられ，また腹水貯留を認め，血漿浸透圧低下や門脈圧亢進の所見を認めず，腹膜炎の合併が疑われる．また脾臓を認めず，脾臓摘出の既往が疑われ，既往歴をチェックすると，Evans 症候群［自己免疫性溶血性貧血（autoimmune hemolytic anemia：AIHA）と特発性血小板減少性紫斑病（idiopathic thrombocytopenic purpura：ITP）の合併］に対し，脾臓摘出術が行われた既往が判明した．

以上より，若年女性の発症，広範な胃腸炎，膀胱炎，腹膜炎，さらに Evans 症候群の既往より，基礎疾患として全身性エリテマトーデス（systemic lupus erythematosus：SLE）が疑われた．

経過

抗核抗体陽性（160 倍）で，腎生検にてループス腎炎と診断され，SLE の診断のもとステロイドパルス療法が施行され，症状は軽快した．

診断

全身性エリテマトーデス（SLE）に合併したループス腸炎，膀胱炎，腹膜炎

表　造影 CT における小腸の target 状濃染の鑑別

1）感染性腸炎：細菌，ウイルスなど
2）血管炎：全身性エリテマトーデス（SLE），Behçet 病，IgA 血管炎（Henoch-Schönlein 紫斑病），結節性多発動脈炎（PAN）など
3）炎症性腸疾患：Crohn 病など
4）寄生虫：アニサキス症，旋尾線虫など
5）好酸球性腸炎
6）遺伝性血管性浮腫
7）腸間膜静脈血栓
8）門脈圧亢進症
9）絞扼性腸閉塞（静脈性虚血）
10）腹部外傷（虚血）
11）薬剤性腸炎：非ステロイド系炎症薬（NSAID），免疫抑制薬，抗腫瘍薬など
12）腐食性胃腸炎
13）移植片対宿主病（graft versus host disease：GVHD）
14）低蛋白血症：肝硬変，蛋白漏出性胃腸症，ネフローゼ症候群など
15）腸管壁内血腫：抗凝固療法，外傷，IgA 血管炎，血友病，特発性血小板減少性紫斑病（ITP），肝硬変など
16）腫瘍：転移［乳癌（浸潤性小葉癌），胃癌，膀胱癌など］（malignant target sign．実践 20, p.231-234 参照）
17）放射線性腸炎
18）腸リンパ管拡張

解説

　全身性エリテマトーデス（SLE）は，20〜40代の若年女性に好発する全身性自己免疫疾患で，皮膚，関節，心臓，消化管，腎臓，漿膜，神経，血管など全身臓器を障害し，多彩な臨床症候を呈する．血中の抗核抗体陽性で，抗DNA抗体，抗Sm抗体，抗リン脂質抗体が見られる．Evans症候群［自己免疫性溶血性貧血（AIHA）と特発性血小板減少性紫斑病（ITP）の合併］を合併することがある．

　消化管を侵すループス腸炎は，消化管のいずれの部位にも生じうる．小動脈，毛細血管，細静脈などの小血管炎により生じ，小腸が主体の虚血性腸炎型と，大腸が主体の多発潰瘍型に分類され，その他，蛋白漏出性腸症がある．進行すると消化管穿孔，出血を来すことがある．

　ループス腸炎の10％にループス膀胱炎を合併する．ループス膀胱炎は間質性膀胱炎で，頻尿，排尿痛などで発症し，水腎症，萎縮膀胱を来す．ループス腸炎のCT所見として，虚血性腸炎型では粘膜下浮腫によるtarget状の濃染を広範囲あるいは多巣性に認める[1]．また周囲腸間膜の血管のうっ滞，拡張や腸間膜の脂肪濃度上昇を認めることがある[1]．しかし，これらの所見は特異性に欠けるが，ループス膀胱炎の合併が診断の手掛かりとなる[2]．ループス膀胱炎のCT所見は，膀胱壁のびまん性の肥厚，萎縮および膀胱尿管移行部の狭窄による両側水腎症が挙げられる[2]．

　その他，漿膜炎によって，腹水，胸水，心嚢液貯留を認めることがある．治療は，ステロイド，免疫抑制剤の投与である．

参考文献

1) Byun JY, Ha HK, Yu SY, et al: CT features of systemic lupus erythematosus in patients with acute abdominal pain: emphasis on ischemic bowel disease. Radiology 211: 203-209, 1999.
2) Rha SE, Ha HK, Lee SH, et al: CT and MR imaging findings of bowel ischemia from various primary causes. RadioGraphics 20: 29-42, 2000.

症例

基礎13 あれ，あの臓器はどこへ？

30代，女性．主訴：腹痛．

現病歴 11年前より，他院にて胃静脈瘤で経過観察されていた．2週間前より，下腹部痛を自覚するも市販薬で様子を見ていた．昨日より腹痛が増強し，自制不可能になり救急受診した．

Q さて，画像所見は？ 診断は？

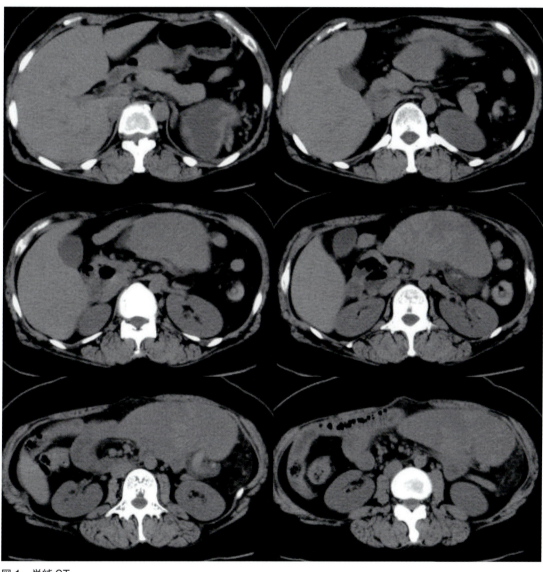

図1　単純CT

画像所見＆診断

左下腹部に，筋肉より軽度高吸収な軟部影（図2-B，C；＊）を認める．軟部影から，胃穹窿部の隆起（図2-A；▶）に連続する渦巻き状に走行した構造物（図2-B，C；→）が指摘される．本来の位置に脾臓を認められず，軟部影は遊走脾が疑われる．また，渦巻き状に走行した構造物は高吸収を呈し，捻転し血栓化した脾静脈，短胃静脈と考えられ，胃穹窿部の隆起（図2-A；▶）は胃静脈瘤と考えられる．

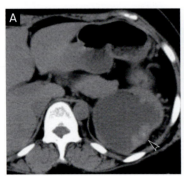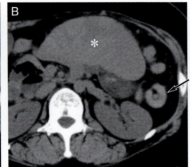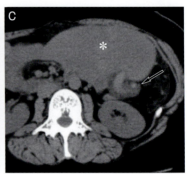

図2　単純CT

経過

造影CT（図3）では遊走脾（Sp）は造影されず，脾捻転による梗塞が疑われる．さらに捻転によって血栓化した脾静脈，短胃静脈は造影不良である（→）．

以上より，遊走脾の捻転（脾捻転），梗塞の診断のもと緊急開腹にて脾臓摘出術が施行された．

診断

①遊走脾の捻転（脾捻転），②脾静脈，短胃静脈の捻転，血栓化

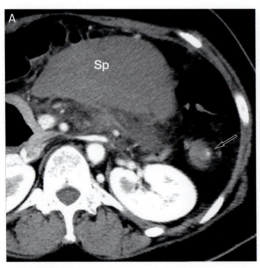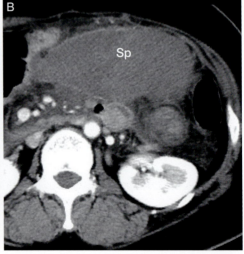

図3　造影CT

解説

　脾捻転は，比較的稀な病態である．若年者，特に小児期の報告例が多く，先天的要因としての脾固定靱帯（胃脾間膜，横隔膜脾間膜，脾腎間膜，脾結腸間膜）の欠損または形成不全が，背景にあると考えられている．後天的要因としては，妊娠・外傷などによる脾固定靱帯の脆弱化，Hodgkin 病や伝染性単核球症による脾腫などが挙げられる．

　捻転による脾静脈の還流障害によって側副血行路（短胃静脈）が発達すると，今回のように胃静脈瘤で発症することがある（図4）．そのため，基礎疾患のない胃静脈瘤に遭遇した場合，脾捻転の可能性を考慮に入れる必要がある．

　画像所見[1)2)]について，超音波検査では，脾臓の位置異常（尾側に移動することが多い），腫大，輝度の不均一化（梗塞やうっ血を反映），脾切痕の消失，カラードプラでの血流低下が挙げられる．単純CTでは，脾臓の位置異常，腫大，脾切痕の消失と渦巻き状に捻転した脾動静脈（whirl sign）を認める．時に今回のように捻転した血管内に血栓を形成すると，高吸収を示すことがある．造影CTでは，脾実質の造影効果の低下〜欠如を認め，脾門部の脾動静脈の造影不良を認める．脾辺縁の造影効果が比較的保たれ，rim 状に濃染すること（rim sign or pseudocapsule sign）も多く，側副血行路発達によって被膜の血流が比較的保たれると考えられている．

　治療は外科的加療で，脾臓摘出術，脾臓固定術に分けられ，小児期では免疫機能を考慮し，脾摘は避ける方が望ましい．捻転解除により血流回復が期待できる場合は脾固定術を行うため，早期診断，早期治療が求められる．

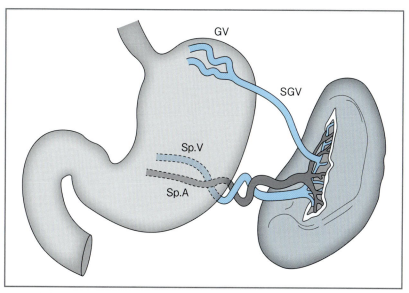

図4　脾捻転による胃静脈瘤のシェーマ
脾動静脈（Sp.A，Sp.V）の捻転による脾静脈の還流障害によって，側副血行路［短胃静脈（SGV）］が発達し，胃静脈瘤（GV）を合併する．

参考文献

1) Chawla S, Boal DK, Dillon PW, Grenko RT: Splenic tortion. RadioGraphics 23: 305-308, 2003.
2) Lubner MG, Simard ML, Peterson CM, et al: Emergent and nonemergent nonbowel torsion:spectrum of imaging and clinical findings. RadioGraphics 33: 155-173, 2013.

症例

基礎 14　腸管の target sign の鑑別

70代，男性．主訴：激しい腹痛．

現病歴　朝に上腹部痛を自覚し近医を受診．胃腸薬を処方されるも改善せず，夕方救急受診した．
既往歴，家族歴　特記すべきことなし．
血液一般・生化学所見　白血球 7600/μl，CRP 5.75mg/dl↑，T-Bil 2.3mg/dl↑．

Q さて，画像所見は？　診断は？

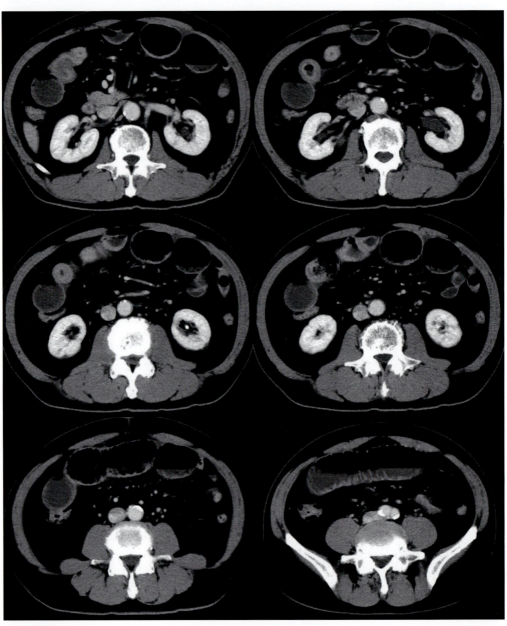

図1　造影 CT

画像所見＆診断

回腸遠位端に粘膜下浮腫を示唆する target 状の濃染を short segment に認める（図2；▶）．口側小腸の拡張，液体貯留，糞便様所見を伴い（＊），単純性腸閉塞を合併している．target 状の濃染は粘膜面の濃染が強く，漿膜外に毛羽立ちを認め，膀胱直腸窩に腹水を認める．

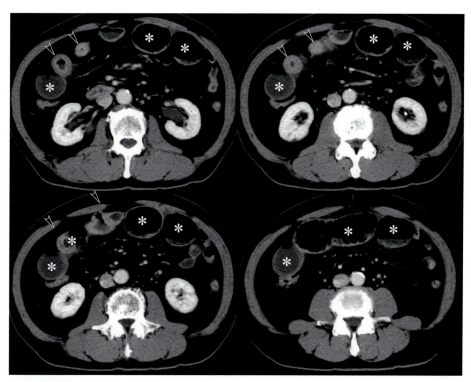

図2　造影 CT

画像診断

造影 CT にて target 状濃染，つまり粘膜下浮腫を来す小腸病変に遭遇した場合，感染性腸炎（細菌，ウイルス），血管炎［IgA 血管炎（Henoch-Schönlein 紫斑病），Behçet 病，全身性エリテマトーデス（systemic lupus erythematosus：SLE）］，Crohn 病，好酸球性腸炎，アニサキス症，旋尾線虫症，血管性浮腫など多彩な疾患が鑑別に挙がる（基礎12, p.55 表参照）．

今回は，下痢を伴わず，家族歴，既往歴も認めず，CT にて壁内血腫を示唆する高吸収域，漿膜炎を示唆する漿膜面の強い濃染を認めず，小腸アニサキス症（あるいは旋尾線虫症）を最も疑う．

経過

発症前日に青魚を生食し，寿司を食べた食歴を聴取し，抗アニサキス抗体（IgG）価のペア血清の変動［1.89（入院時）→ 1.19（2 週間後）］を認めた．

診断

小腸アニサキス症

解説

アニサキスはサバ，イカなどの魚介類に生息する寄生虫で，生食するとヒトの消化管に幼虫が刺入して発症する．アニサキス症は，消化管のすべての部位に起こりうるが，ほとんどは胃であり，腸アニサキス症の頻度は全体の約13%である．さらに大腸アニサキス症の1%以下に過ぎない[1]．

腸アニサキス症の発症は魚介類生食後12〜120時間（平均39時間）との報告がある[2]．症状は緩和型（初感染）と劇症型（既感染）に分けられ，緩和型は初感染時の異物反応による腸管壁の膿瘍，肉芽腫形成で，ほとんどは無症状である．劇症型では感作された個体が再感染時に生じるⅢ型（Arthus型）アレルギーで，激痛を生じる．また蕁麻疹，喉頭浮腫を合併することもある．

血液所見では白血球，CRPの増加を認めるが，必ずしも好酸球増多，IgEの上昇を伴うわけではない．虫体刺入部に粘膜下層の浮腫，炎症性肥厚を伴う好酸球性蜂窩織炎を生じる．CT[2]では長さ数cm〜20cm程度にわたる腸管壁の粘膜下浮腫を認め，造影にてtarget状の濃染を示し，腸間膜の浮腫，腹水を認める．また単純性腸閉塞を合併したり，稀に腸重積，腹膜炎の原因となる．胃アニサキス症を同時に合併することがある．腹水が膿性あるいは混濁した漿液性である場合，高吸収な腹水を示すことがあり，注意が必要である[3)4)]（図3）．血性腹水と誤診し，不要な外科的治療を誘導する危険性がある．

内視鏡にてアニサキスの存在を確認すれば診断が確定できるが，小腸アニサキス症では困難で，食歴，臨床経過および抗アニサキス抗体価測定（ペア血清）にて診断する．

参考症例

A 単純CT

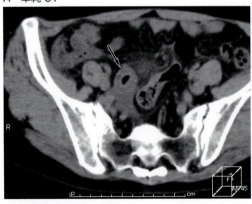

B 単純CT

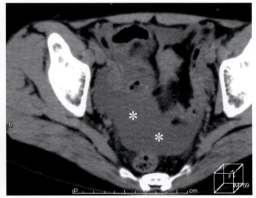

図3 小腸アニサキス症
40代，女性．主訴：嘔吐，下痢，心窩部痛．
単純CTにて回腸に浮腫性壁肥厚を認め（A；→），腸間膜の脂肪濃度上昇を伴う．腹水の濃度が高吸収で（B；＊），膿性あるいは混濁した漿液性腹水を反映し，血性腹水と誤診しない必要がある．
（屋島総合病院放射線科 北村弘樹先生のご厚意による）

参考文献
1) 加藤 彩，水口澄人，前澤 寧・他：内視鏡で診断，治療しえた大腸アニサキス症の1例．Progress of Digestive Endoscopy 72: 62-63, 2008.
2) Shibata E, Ueda T, Akaike G, et al: CT findings of gastric and intestinal anisakiasis. Abdom Imaging 39: 257-261, 2014.
3) 細田 桂：腸閉塞症状をきたした小腸アニサキスの1例．日外科系連会誌 30: 878-881, 2005.
4) 永田二郎，神野敏美，村上弘城・他：気管支喘息の増悪を伴った小腸アニサキスの1例．日臨外会誌 64: 1137-1141, 2003.

症例

基礎 15 この所見の原因を考えよう！

16歳，男性．主訴：発熱，腹痛，咽頭痛．

現病歴	38℃台の発熱と腹痛，咽頭痛を自覚し，受診となった．
既往歴	特記すべきことなし，外傷歴なし．
身体学的所見	両側耳介後，前頸部，後頸部にリンパ節腫大を認める．両側口蓋扁桃に発赤を認める．
血液検査	白血球 20750/μl↑（リンパ球 64.5%↑，異型リンパ球 26.5%），CRP 0.29mg/dl，AST（GOT）338U/l↑，ALT（GPT）416U/l↑，ALP 1009U/l↑，LDH 1063U/l↑，γ-GTP 222U/l↑，T-Bil 0.9 mg/dl．

Q さて，画像所見は？ 診断は？

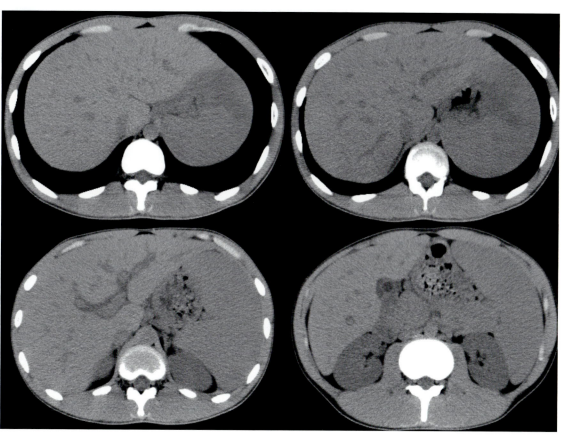

図1　単純 CT

画像所見 & 診断

　肝脾腫を認め，門脈左右枝周囲の低吸収域（periportal edema），胆嚢の漿膜下浮腫を伴い，急性肝炎が疑われる．また，著明に腫大した脾臓内にくさび状の低吸収域を認め（図2；＊），脾破裂が疑われる．急性肝炎，脾腫による脾破裂および異型リンパ球の増加（10％以上→単核球症），身体学的所見より Epstein-Barr virus（EBV）感染による伝染性単核症と考える．

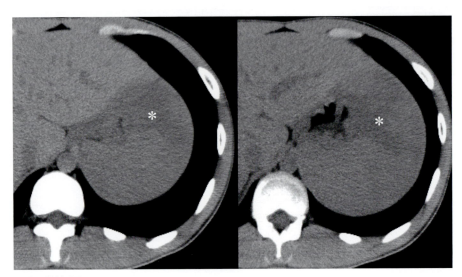

図2　単純CT

経過

　EBV抗体であるVCA-IgM抗体40倍，VCA-IgG抗体1280倍，EBNA抗体＜10倍より，EBV感染による伝染性単核球症と著明な脾腫による脾破裂の合併と診断された．

診断

EBV感染による伝染性単核球症と著明な脾腫による脾破裂の合併

解説

　異型リンパ球が10％以上の場合，単核球症と考えられ，伝染性単核球症は主にEBVの初感染によって起こる．EBVは口腔内に存在し，主な感染経路は唾液で，3歳頃までに約80％が感染し，思春期までに90％以上が感染する．乳幼児期に初感染した場合は不顕性感染であることが多く，思春期以降に感染した場合には伝染性単核症，急性肝炎として発症する．

　症状として，発熱，咽頭扁桃炎，リンパ節腫大，発疹などがある．特に後頸部リンパ節腫大を特徴とする．

　血液所見では白血球増加，リンパ球増加，異型リンパ球増加，肝機能異常を認める．肝脾腫を認め，0.1～0.5％ときわめて稀に脾破裂を合併する．脾破裂の原因として，
　①脾腫と脆弱化した脾実質に対する直接の圧力や衝撃，
　②急激な脾腫に伴う被膜の過伸展および被膜と脾索の線維筋性構造の菲薄化による被膜下血腫，
　③咳や嘔吐によって門脈圧が急激に上昇し，脆弱化した脾実質に生じた亀裂，裂傷，

が挙げられる．症状として，左上腹部痛，左肩への放散痛（Kehr徴候）などがある．

伝染性単核球症の治療は対症療法が中心であるが，脾腫が強い場合は，脾破裂を防ぐため絶対安静が必要である．よって，重篤な合併症を避けるためにも脾破裂の早期診断は重要である．

一方，脾破裂は脾腫，脾実質の脆弱化によって生じ，その原因として表のように，感染症，腫瘍浸潤，髄外造血，出血傾向などで見られ，特にEBV感染，骨髄線維症に脾破裂を合併した報告例を散見する．

表　非外傷性脾破裂の原因

1)	感染症	EBV，サイトメガロウイルスなど
2)	腫瘍浸潤	悪性リンパ腫，慢性骨髄性白血病など
3)	髄外造血	骨髄線維症，G-CSF過剰投与など
4)	出血傾向	血小板減少症，凝固異常，抗凝固療法など
5)	その他	門脈圧亢進，脾梗塞，真性多血症，血管炎，脾静脈血栓，マラリアなど

EBV：Epstein-Barr virus，G-CSF：granulocyte-colony stimulating factor（顆粒球コロニー刺激因子）

関連症例

症例は70代，女性．主訴：左上腹部痛．

Q さて，画像所見は？診断は？

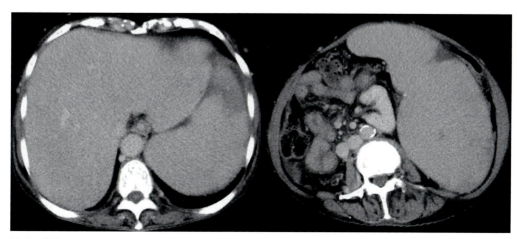

図3　造影CT

画像所見＆診断

肝脾腫を認める．著明に腫大した脾臓内にくさび状の低吸収域を認め，脾破裂が疑われる．椎体の骨髄がびまん性に高吸収（骨硬化）を呈し，骨髄線維症が疑われる．よって骨髄線維症の髄外造血亢進により著明な脾腫が生じ，それに脾破裂が生じたと診断する．

診断
骨髄線維症に合併した脾腫，脾破裂

解説

　骨髄線維症は，骨髄の線維化と骨硬化と，それに伴う進行性貧血，髄外造血を特徴とする慢性骨髄増殖性疾患である．40歳以降に動悸，息切れ，全身倦怠感，脾腫による腹部症状などで発症するが，30〜40％の症例では臨床症状を欠き，偶然発見される．

　血液検査では貧血（70％），血小板数減少（32％），血小板増加（24％）が見られ，髄外造血によるleukoerythroblastosis（幼弱白血球を含んだ数万/mm^{3}までの白血球増加と赤芽球の出現）が特徴とされる．凝固能は，血小板凝集能低下，PT時間延長が見られる．骨髄の広範な線維化により骨髄穿刺では骨髄が採取できず（dry tap），骨髄生検で骨髄の線維化を認める．骨髄の線維化が進行すると，CTにて肝脾腫，骨硬化像を認める．

　治療は，同種造血幹細胞移植，貧血に対する脾摘，薬物療法がある．

症例

基礎16 ゴールデンタイム！早く診断しないと…

60代，男性．主訴：心窩部痛．

現病歴 心窩部痛を突然自覚し，救急受診した．来院後3回嘔吐を認めた．
身体学的所見 脈拍68/分整，血圧137/88mmHg．
血液検査 特記すべき所見なし．

Q さて，画像所見は？ 診断は？

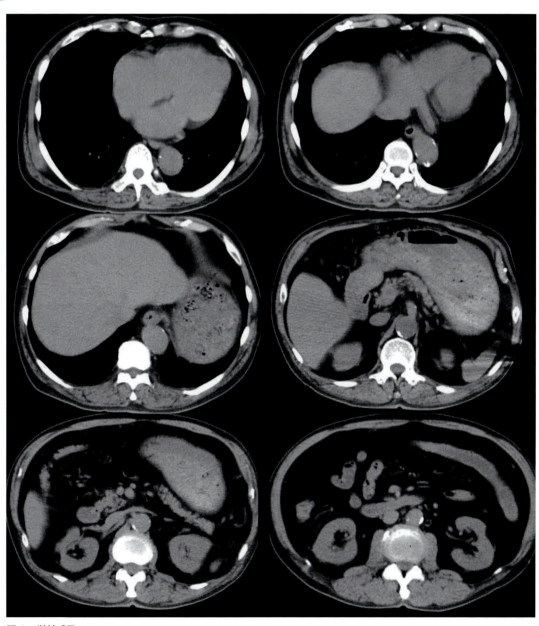

図1 単純CT

画像所見 & 診断

心尖部に脂肪沈着と瘤状の突出が見られ（図2-A；→），両側腎実質に局所的な菲薄化を認める（図2-B, C；▶）．上腸間膜動脈（superior mesenteric arter：SMA）起始部は大動脈の内腔とほぼ等吸収であるが，第2空腸動脈分岐部レベルのSMA本幹は，伴走する静脈より軽度高吸収である（図2-C；→）．

心尖部は，陳旧性心筋梗塞と心室瘤が考えられる．また両側腎の陳旧性梗塞を認め，SMA塞栓症が疑われる．

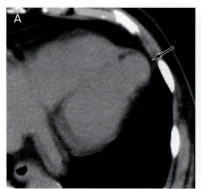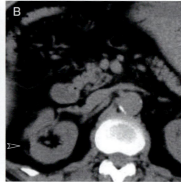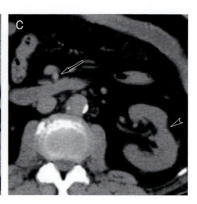

図2　単純CT

経過

造影CT動脈相（図3-A〜C）にて，第2空腸動脈の分岐部レベルのSMA本幹（図3-B；→）に造影欠損を認める．小腸壁に造影効果不良（図3-C；点線で囲った部分）を認めるが，門脈相（図3-D；点線で囲った部分）では造影され，壊死ではなく虚血と考える．発症から来院までの時間も1時間と短く，血管内治療を施行した．

血管造影（図4-A）にて，第2空腸動脈分岐部レベルで本幹が途絶していた．ウロキナーゼで血栓溶解を行った後，SMA本幹，右結腸動脈，回結腸動脈の血栓吸引を行った．その後，SMA本幹にカテーテルを留置して，ウロキナーゼを2日間持続動注した．血管造影（図4-B）にてSMA本幹，回腸枝，回結腸動脈が描出され，発症7日後の腹部造影CTでは腸管虚血を認めず，軽快退院となった．

診断
心室瘤を塞栓源とする急性上腸間膜動脈（SMA）塞栓症

解説

上腸間膜動脈（SMA）塞栓症は稀な疾患であるが，激烈な症状を呈し，致死率30〜70％ときわめて予後不良な疾患である．単純CTにて急性期の場合，塞栓子が高吸収として描出されることがある．塞栓の好発部位が，SMA起始部から3〜8cm末梢の中結腸動脈分岐後にあり，特に同部位の詳細な観察が重要である．上腸間膜静脈（superior mesenteric vein：SMV）への還流が低下すると，SMVの径がSMAより小さくなる（smaller SMV sign）．造影CTにて，塞栓されたSMAに造影欠損を認める．また，副所見として今回のように，塞栓の既往を示唆する腎梗塞，脾梗塞を認めることがある．塞栓の原因は心房細動が最も多く，そ

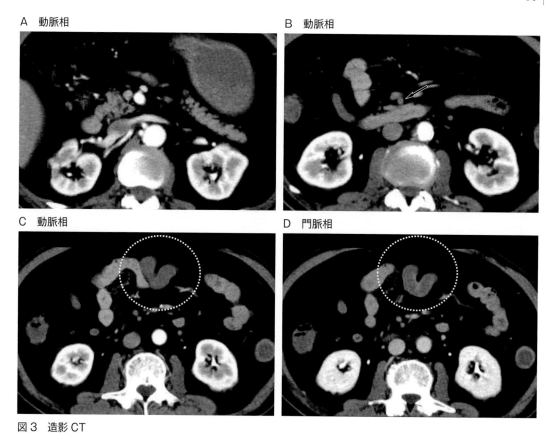

図3 造影CT
A 動脈相　B 動脈相　C 動脈相　D 門脈相

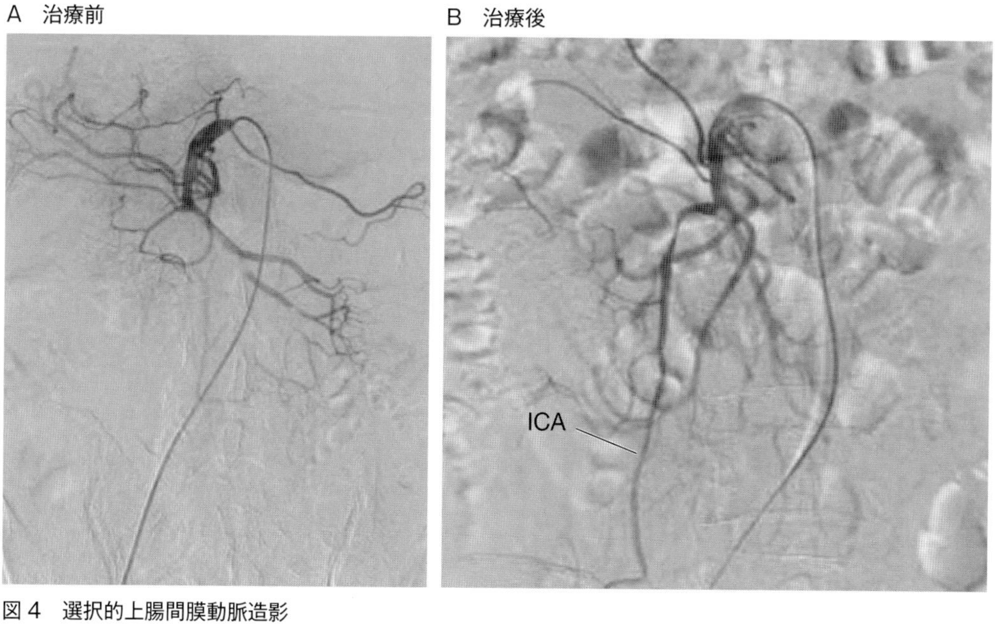

図4 選択的上腸間膜動脈造影
ICA：iliocecal artery（回結腸動脈）
A 治療前　B 治療後

の他，弁膜症，心筋梗塞，心室瘤などがある．特に救急疾患では，CT 読影の際，常日頃から心臓の形態，心筋の菲薄化，脂肪変性，造影効果を観察し，心筋梗塞の有無をチェックする習慣を身につけておくことが大事である．

治療[1)～4)]は，近年血管内治療による血栓溶解療法（ウロキナーゼなど），血栓吸引療法が有用とされる．末梢塞栓を誘発するようなパルススプレーなどの血栓破砕は行わない．また狭窄部を認めた場合，バルーンカテーテル，金属ステントによる狭窄部の拡張が行われる（図5）．腸管壊死を認めた場合は，外科的切除が必要である．腸管壊死のゴールデンタイムは中結腸動脈の分岐部より近位の SMA 塞栓では 5 時間以内，分岐部より遠位の塞栓では 10 時間以内と報告されている．しかし，虚血の状態は側副血行路の有無によって変化し，造影 CT による腸管壁への血流評価，血液所見，特に乳酸アシドーシス（乳酸値＞ 2mmol/l，ただし頻回の嘔吐によってアルカローシスに偏位することがある）も参考にすべきである．

参考症例

A　選択的上腸間膜動脈造影（治療前）　B　バルーン拡張術　C　選択的上腸間膜動脈造影（治療後）

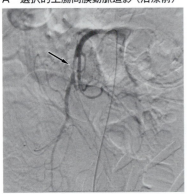 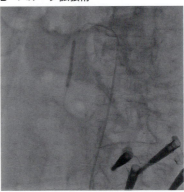 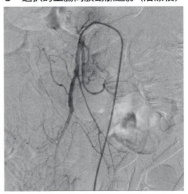

図5　上腸間膜動脈塞栓症
70 代，女性．主訴：腹痛．
造影 CT（非掲載）にて，上腸間膜動脈（SMA）の動脈硬化と一部血栓を認め，また回腸の一部に壁の濃染不良を認め，腸管壊死と考える．術前に SMA の血流改善のため，バルーン拡張を行った．
A～C：血管造影にて上腸間膜動脈に狭窄（A；→）を認め，バルーン拡張によって良好な拡張を得た（B，C）．その後，開腹にて壊死腸管の切除を行った．

参考文献

1) Schoots IG, Levi MM, Reekers JA, et al: Thrombolytic therapy for acute superior mesenteric artery occlusion. J Vasc Interv Radiol 16: 317-329, 2005.
2) Heiss P, Loewenhardt B, Manke C, et al: Primary percutaneous aspiration and thrombolysis for the treatment of acute embolic superior mesenteric artery occlusion. Eur Radiol 20: 2948-2958, 2010.
3) Ogihara S, Yamamura S, Tomono H, et al: Superior mesenteric arterial embolism: treatment by trans-catheter thrombo-aspiration. J Gastroenterol 38: 272-277, 2003.
4) Zeleňák K, Sináк I, Janík J, et al: Successful recanalization of acute superior mesenteric artery thromboembolic occlusion by a combination of intraarterial thrombolysis and mechanical thrombectomy with a carotid filter. Cardiovasc Intervent Radiol 36: 844-847, 2013.
5) Kawarada O, Sonomura T, Yokoi Y: Direct aspiration using rapid-exchange and low-profile device for acute thrombo-embolic occlusion of the superior mesenteric artery. Catheter Cardiovasc Interv 68: 862-866, 2006.

症例

基礎 17 すぐ診断に飛びつかず，論理的な読影が重要！

60代，女性．主訴：下腹部痛．

現病歴 3日前から下腹部痛が出現し，近医を救急受診した．単純CTにて骨盤内腫瘤を認め，当院に救急搬送となった．

Q さて，画像所見は？ 診断は？

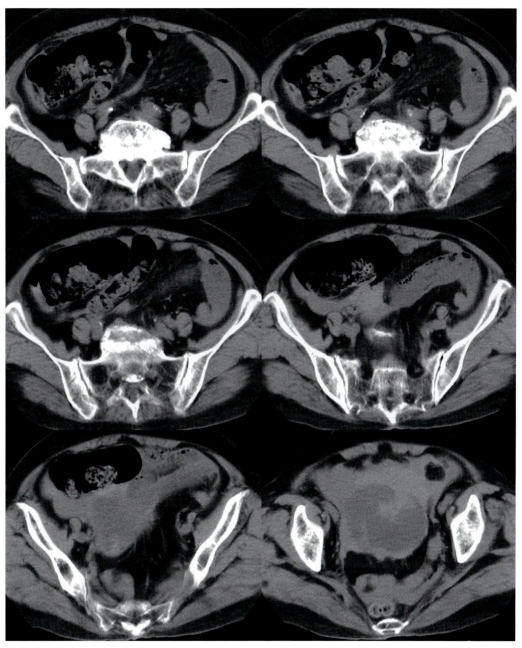

図1 単純CT

画像所見 & 診断

骨盤腔内に腫瘤性病変（図2；T）を認め，内部に低吸収域を伴い，壊死が疑われる．またDouglas窩，左傍結腸溝に高吸収な腹水を認め，血性腹水が疑われる．腫瘤（T）に向かって引き込まれる腸間膜の脂肪（➡）とくさび状の液体貯留（→）を認め，小腸あるいは腸間膜由来の腫瘍が疑われる．また，腫瘤の口側の腸管（＊）の拡張と液体貯留を認め，腫瘍による腸閉塞が疑われる．小腸あるいは腸間膜由来の腫瘍で，血性腹水・腸間膜の引き込み・腸閉塞を伴うことより，管腔内占拠や腸管圧排による腸閉塞ではなく，"**腫瘍の捻転によって小腸が捻れ，腸閉塞が起こり，さらに茎あるいは腸間膜が捻れることによって栄養血管が狭窄・途絶し，腫瘍に出血壊死・破裂が生じ，血性腹水を伴った**"と想像できる．そこで，捻転を起こしやすいくびれを有した小腸あるいは小腸間膜由来腫瘍として，管外発育型消化管間質腫瘍（gastrointesitinal stromal tumor：GIST）が最も疑われる（S：S状結腸）．

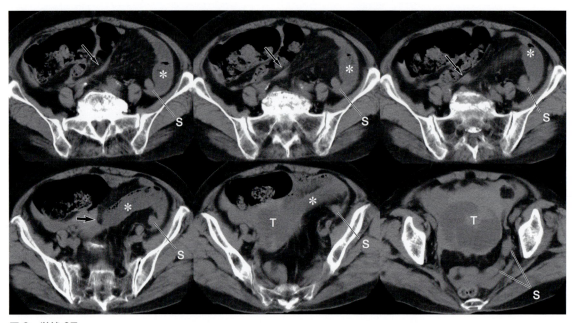

図2　単純CT

経過

造影CT（図3）にて腫瘤は濃染されず，腫瘤に引き込まれる口側腸管の拡張（＊）と肛門側腸管の虚脱（▸）を認め，小腸管外発育型GISTの捻転と診断した．開腹手術にて回腸から外方向性に発育した腫瘍の捻転を認め暗赤色を呈し，出血性梗塞が疑われ，一部破裂を認めた（図4）．病理組織にてGISTの診断を得た．

診断
①回腸由来の管外発育型消化管間質腫瘍（GIST）の捻転，② GIST の出血壊死，破裂

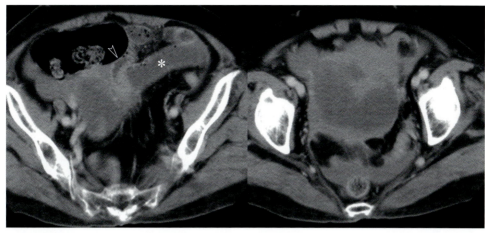

図3 造影CT

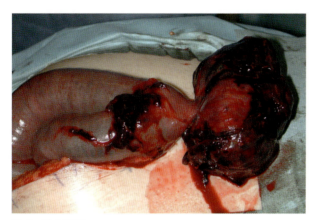

図4 術中写真

解説　消化管間質腫瘍 (GIST) は管内・管外に発育し，しばしば壊死，腫瘍内出血を伴い，腸閉塞，潰瘍・出血によって発症する．また管腔内に自壊し，壊死部分が腸管と交通することがある．合併症として管内発育型の場合，腸閉塞・腸重積・管外発育型の場合，周囲腸管圧排による腸閉塞・瘻孔・破裂・捻転を伴うことがある[1]．

　今回のように女性の急性腹症で骨盤内に腫瘤を認めた場合，卵巣腫瘍茎捻転・子宮漿膜下筋腫茎捻転などが念頭に挙がるが，GISTの出血・破裂・腸閉塞・捻転なども考慮に入れ，今回のように腸間膜の随伴する所見が，腫瘍の局在，病態を示す有力な情報になりうる．

参考文献

1) Levy AD, Remotti HE, Thompson WM, et al: Gastrointestinal stromal tumors: radiologic features with pathologic correlation. RadioGraphics 23: 283-304, 2003.

症例

基礎18 この疾患，早く診断して，治療方針を立てることが重要！

60代，男性．主訴：急激な腹痛．

血液所見 特記すべきことなし．

Q さて，画像所見は？ 診断は？

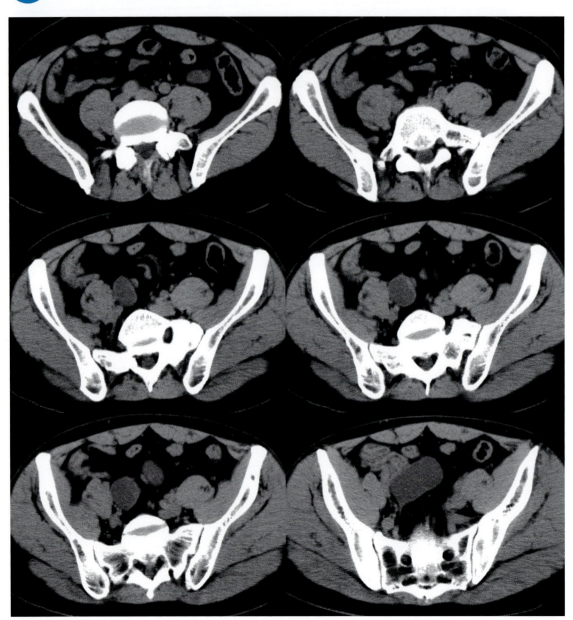

図1　単純CT

Case 18　75

画像所見 & 診断

単純CT（図2）で右側骨盤腔内に限局した回腸の拡張（＊）を認め，腸管を追跡すると，口側（→）と肛門側（▶）の同一箇所での caliber change が指摘され，closed loop obstruction と考える．

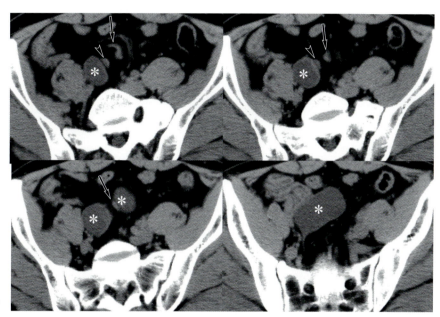

図2　単純CT

経過

MPR 画像（図3）によって，ハート型に拡張した回腸（＊）と口側（→）と肛門側（▶）の同一箇所での caliber change を明瞭に描出し，closed loop obstruction の診断が容易である．

急性虫垂炎の手術歴があり，術後癒着性バンドによる内ヘルニアが疑われた．鎮痛薬でのコントロールも不良で，絞扼性腸閉塞が疑われ，緊急手術（図4）が施行された．虫垂切除後の小腸間膜と後腹膜の癒着によって形成された約1cmのヘルニア門を介し，約15cmの回腸が嵌頓し，回腸は暗赤色に出血性壊死に陥り，小腸部分切除が行われた．

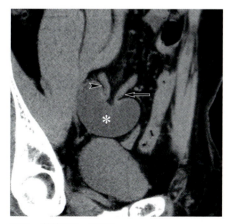

図3　単純CT，MPR

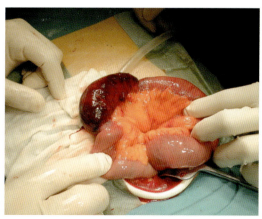

図4　術中写真

診断
術後癒着性バンドによる回腸の内ヘルニア，closed loop obstruction，絞扼性腸閉塞

解説　機械性腸閉塞には，血行障害を伴わない単純性腸閉塞と，血行障害を伴う絞扼性腸閉塞に分類される．絞扼性腸閉塞の原因として外ヘルニア，腸重積，内ヘルニア，軸捻転などがある．ここでは，内ヘルニア，closed loop obstruction，絞扼性腸閉塞について解説する．

1）closed loop obstruction，絞扼性腸閉塞および内ヘルニア

closed loop obstructionとは，腸管がヘルニア門への嵌入などによって，口側，肛門側の2か所が同一箇所で通過障害を来してループ状の閉鎖腔（closed loop）を形成する状態をいう（図5）．closed loop obstructionのうち腸間膜の血管が圧迫され，循環障害が生じた場合，絞扼性腸閉塞となる（図5）．つまり，closed loop obstructionは必ずしも絞扼性腸閉塞を意味するわけではない．そこで，わかりやすいようにclosed loop obstructionの進行過程を4段階に分けて説明する（図5）．

stage 1：腸管がヘルニア門に嵌入するが，まだ循環障害の乏しい段階（≒非絞扼性closed loop obstruction），

stage 2：ヘルニア門によって腸間膜の静脈が絞扼され，静脈がうっ滞し，腸間膜の浮腫および腸管の虚血が生じた段階（≒可逆性腸管虚血），

stage 3：静脈のうっ滞が進行し，静脈性梗塞が生じた段階．

stage 4：動脈も絞扼され，動脈性梗塞が生じた段階．

この過程ではstage 2以降のclosed loop obstructionが絞扼性イレウスになる．

stageごとの治療方針（図6）は，stage 1の非絞扼性closed loop obstructionでは減圧などによる保存的加療あるいは腹腔鏡下での絞扼解除，stage 2では拡張腸管の程度が軽く，腹腔鏡下での操作が可能な場合は腹腔鏡下で絞扼を解除するのみで済むが，stage 3，4では開腹手術にて壊死腸管を切除する必要がある．

内ヘルニアは，腸間膜，大網の裂孔部，陥凹部や癒着性バンドによるヘルニア門を介して，腹腔内臓器が侵入した状態をいう．よってヘルニア門が大きければclosed loop obstructionにならず，基本，治療の対象とはならない．

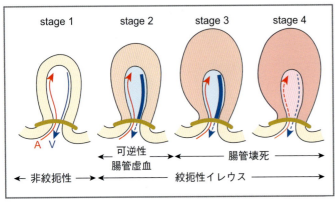

図5　closed loop obstructionの進行過程
stage 1：腸管がヘルニア門に嵌入するが，まだ循環障害の乏しい段階（≒非絞扼性closed loop obstruction），
stage 2：ヘルニア門によって腸間膜の静脈が絞扼され，静脈がうっ滞し，腸間膜の浮腫および腸管の虚血が生じた段階（≒可逆性腸管虚血），
stage 3：静脈のうっ滞が進行し，静脈性梗塞が生じた段階，
stage 4：動脈も絞扼され，動脈性梗塞が生じた段階，
に分ける．この過程ではstage 2以降のclosed loop obstructionが絞扼性イレウスになる．A：腸間膜動脈，V：腸間膜静脈
（文献1）より転載）

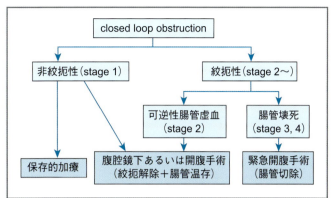

図6 closed loop obstruction の治療方針
stage 1 の非絞扼性 closed loop obstruction では，減圧などによる保存的加療あるいは腹腔鏡下での絞扼解除，stage 2 では拡張腸管の程度が軽く，腹腔鏡下での操作が可能な場合は腹腔鏡下で絞扼を解除するのみで済むが，stage 3, 4 では開腹手術にて壊死腸管を切除する必要がある．
（文献1）より転載）

2) 絞扼性腸閉塞の診断

絞扼性腸閉塞に対する診断は，臨床症状（腹痛，嘔吐など），理学的所見（腹膜刺激症状，腸雑音の低下・消失など），血液所見および画像所見によって総合的になされる．血液検査では，血液濃縮（ヘモグロビン，ヘマトクリット，BUN 上昇），白血球，CRP の高値，電解質異常などが見られる．腸管壊死によって血清 CPK, LDH 上昇を認めるが，非特異的である．腸管壊死を来すと壊死細胞から嫌気性代謝による乳酸が発生するため，代謝性アシドーシスになる．代謝性アシドーシスでは，動脈血ガス分析でpHの低下とHCO_3の減少を示し，代償性に$PaCO_2$低下を認めることが多い．また base excess（塩基過剰）は低下し，アニオンギャップは上昇する．

絞扼性腸閉塞は急激に病態が悪化し，時に腹膜炎，エンドトキシン血症，播種性血管内凝固症候群（disseminated intravascular coagulation：DIC），ショック，多臓器不全（multiple organ failure：MOF）を起こすことがあり，死亡率も高い．

よって，われわれは絞扼性腸閉塞になる前段階の colosed loop obstruction を早期に見つけるように努めなくてはならない．

① CT 撮影プロトコール

単純 CT，造影 CT 2 相を基本とし，造影 2 相は，総ヨード使用量 450〜600mgI/kg を 30 秒注入して，動脈相 40 秒，門脈相 70〜90 秒を撮影する．単純 CT によって closed loop obstruction は診断可能で，また CT 所見や臨床症状，血液所見から絞扼性腸閉塞を診断できる場合もある．しかし，closed loop obstruction を見た場合，造影 CT を撮影することによって絞扼の有無を評価し，特に 2 相を撮影することによって動脈相で早期の腸管虚血，門脈相で腸管壊死を評価すべきと考える（図 7）．

② CT 所見

絞扼性腸閉塞の CT 所見は，絞扼性腸閉塞の発症からの時間，絞扼の程度によりさまざまな所見を呈する．今回は，治療方針に則し，① closed loop obstruction ⇒② 絞扼性腸閉塞⇒③ 腸管壊死の CT 所見の順に述べる．

a. closed loop obstruction の CT 所見（表，図 7〜9）：

ループ状に走行する腸管，腸液の増加および小腸ループの口側と肛門側の同一箇所での caliber change（beak sign）が見られる．またU字，C字状，渦巻き状に走行する，ある

は放射状に分布する腸管拡張や腸間膜の集中像，さらに捻転すると腸管，腸間膜の渦巻き状の走行（whirl sign）が見られる．時間が経つと closed loop の範囲が広がり，closed loop の口側腸管は単純性腸閉塞によって拡張する．

よって，気になる限局した小腸の拡張を見たら，丹念に腸管の走行を追跡し，頭の中で立体構築しながら closed loop か否かを判断し，MPR 画像で確認すべきである．また進行し，closed loop の口側腸管が拡張してきた場合，closed loop と口側腸管を区別して評価することが重要である．

b．絞扼性腸閉塞の CT 所見（表，図 7 〜 9）：

腸間膜静脈の絞扼によって，closed loop obstruction の部位に静脈還流障害が生じ，腸管壁の浮腫性肥厚，腸間膜の浮腫（dirty fat sign），腸間膜静脈の拡張（venous engorgement），腹水，腸管気腫，造影早期相での腸管壁の造影効果低下が見られる．

さらに高吸収あるいは fluid-fluid レベルの腹水を見た場合は血性が疑われ，充満した腸液が高吸収な場合は，粘膜の破綻による出血が疑われ，虚血の進行が疑われる．

表　closed loop obstruction，絞扼性腸閉塞，腸管壊死の CT 所見

closed loop obstruction	1）拡張した閉鎖ループの口側と肛門側の同一箇所での caliber change（beak sign）：つまり同一箇所での 2 部位の caliber change 2）U 字，C 字状，渦巻き状（whirl sign）に走行する，あるは放射状に分布する腸管拡張 3）腸間膜の集中像，渦巻き状の捻転（whirl sign）
絞扼性腸閉塞	1）腸管壁の浮腫性肥厚 2）腸間膜の浮腫（dirty fat sign） 3）腸間膜静脈の拡張（venous engorgement） 4）腹水：特に血性 5）腸管気腫 6）closed loop 内の充満した腸液が高吸収 7）造影早期相での濃染不良
腸管壊死	1）単純 CT で高吸収な腸管壁 2）造影後期相での濃染不良

参考症例

A　造影 CT（動脈相）　　　　　B　造影 CT（門脈相）

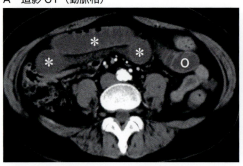
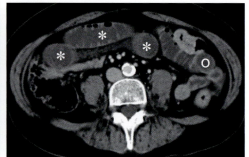

図 7　絞扼性腸閉塞（可逆性腸管虚血）
50 代，女性　主訴：急激な腹痛．
小腸の closed loop（＊）と腸間膜の浮腫（dirty fat sign）を認め，closed loop の腸管壁は，動脈相（A）にて口側の拡張腸管（O）と比較し造影効果の低下を示すが，門脈相（B）では同等な造影効果を有し，可逆性の腸管虚血を疑う．

c. 腸管壊死のCT所見（表，図8，9）：
単純CTにて小腸ループの腸管壁が高吸収な場合は，腸管壁の出血性梗塞が疑われる．また，造影門脈相にて腸管壁に造影効果を認めない場合は，腸管壊死と考える．

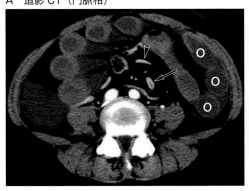
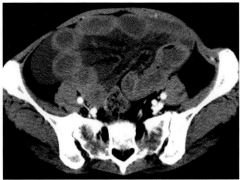

図8 絞扼性腸閉塞（腸管壊死）
40代，女性．主訴：急激な心窩部痛．
腸液で充満し，放射状に走行する小腸の拡張を認める．腸管壁の肥厚，腸間膜の集中像，浮腫（dirty fat sign），腸間膜静脈の拡張（venous engorgement），高吸収の腸液，高吸収の腸管壁，腸管壁の造影効果不良，腹水を認め，口側（→）と肛門側（▶）の同一箇所でのcaliber changeも認め，絞扼性イレウスによる腸管壊死と考える．
O：口側腸管の拡張

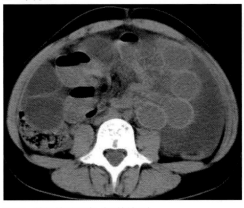
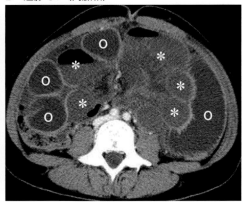

図9 絞扼性腸閉塞（腸管壊死）
20代，女性．主訴：急激な腹痛．
A：腹部中央部に腸液によって充満，拡張した小腸が放射状に走行し，腸間膜の浮腫（dirty fat sign）も認め，さらに高吸収の腸管壁および高吸収の腸液より腸管壁の出血性梗塞と腸内出血の合併が疑われ，絞扼性イレウスによる腸管壊死と診断できる．
B：closed loop（＊）が，口側の拡張腸管（O）より造影効果不良で，腸管壊死と確診できる．

参考文献
1）松木 充，日高正二朗，任 誠雲・他：消化管閉塞 - 3. 絞扼性腸閉塞 -．画像診断 32: 1417-1428, 2012.

ちょっと豆知識 腸管壊死に対する動脈血ガス分析の見方

　腸管壊死を来すと，壊死細胞から嫌気性代謝による乳酸が発生するため代謝性アシドーシスになる（**図1**）．代謝性アシドーシスでは，動脈血ガス分析でpHの低下とHCO_3の減少を示し，代償性に$PaCO_2$低下を認めることが多い．$PaCO_2$の低下が進むと逆にpHが上昇し，代償性の呼吸性アルカローシスの状態になる（**図1**）．そのような場合，base excessをチェックする必要がある．base excessは，PCO_2 40mmHg，37℃のもとで，pH7.4に戻すのに必要な酸の量（正常値：－3.3～2.3mEq/l）をいい，代謝性アシドーシスでは低下する．よって，呼吸性アルカローシスでbase excessが低下している場合，代謝性アシドーシスに対する代償であることを示唆する．また，アニオンギャップは，その計算式はNa－（Cl＋HCO_3）で（正常値：10～14mEq/l），つまり細胞外液中の陽イオン（ナトリウム）と，測定された陰イオン（クロライドおよび重炭酸イオン）との差によって，未測定の陰イオン濃度（ケトン，乳酸，リン酸など）の推定に用いられる．腸管壊死した場合，未測定の陰イオンである乳酸の増加によって，アニオンギャップが上昇する．

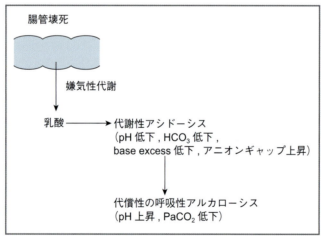

図1　腸管壊死に対する動脈血ガス分析

症例

基礎 19　この疾患を認識して詳細に読影すると，見えてくる

70代，女性．主訴：肉眼的血尿，排尿困難．

現病歴	以前より肉眼的血尿が見られていたが，経過観察されてきた．今回も誘因なく血尿が見られ，排尿困難となり，救急受診した．
既往歴	特記すべきことなし．
血液所見	特記すべきことなし．

Q さて，画像所見は？ 診断は？

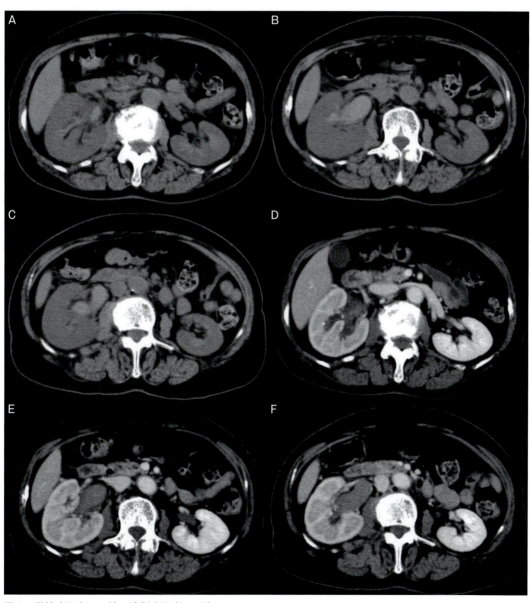

図1　単純CT（A～C），造影CT（D～F）

画像所見＆診断

単純CTにて，拡張した右腎盂は高吸収に描出され（図2-A；→），腎盂内血腫と考えられる．しかし，腎結石，腎腫瘍など通常の腎出血の原因となる病変は認めない．造影CTにて右腎実質の造影不良を認め，腎後性腎機能低下を示唆する．詳細に観察すると，腎盂に接して拡張，蛇行した血管を認める（図2-B；▶）．よって，腎動静脈奇形を疑う．

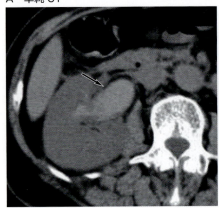

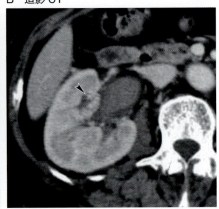

図2　CT

経過

腹部超音波検査にて，カラードプラ（図3-A）で右腎実質にhigh flowを示す明るい色調の異常血管の集簇像を認める．またパルスドプラ（図3-B）で，腎動脈のresistive index（RI）＝［V_{max}（収縮期血流速度）－V_{min}（拡張期血流速度）］／V_{max}（正常値＝約0.7）は0.38と非常に低値で，末梢血管抵抗の低下が示唆され，動静脈短絡路が疑われる．さらに，ダイナミックCT動脈相で腎盂近傍に数珠状に拡張した異常血管（図4-A；→）を認め，また，3D-CTA（MIP表示）では右腎葉間動脈レベルに異常血管の集簇像（図4-B；→）と早期静脈還流（図4-B；▶）が指摘される．

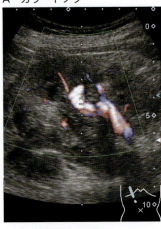

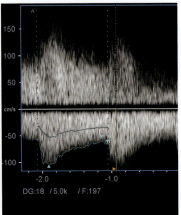

図3　腹部超音波検査

A ダイナミック造影 CT（動脈相）　　B 3D-CTA（MIP 表示）

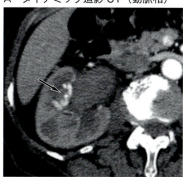
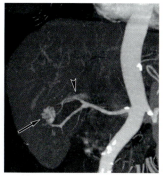

図4　CT

診断
腎動静脈奇形（arteriovenous malformation：AVM，cirsoid type）

治療
血管造影で，右腎動脈腹側枝，背側枝から複数の栄養血管を有する cirsoid type の AVM が確認され（図5-A，C），まずエタノールで塞栓したが，塞栓力が弱いためバルーン閉塞下でヒストアクリルを投与し［バルーン閉塞下ヒストアクリル塞栓術（balloon-occluded histoacryl glue embolization：B-glue）］，良好な塞栓を得ることができた（図5-B，D）．

A 右腎動脈腹側枝造影　　B B-glue 後

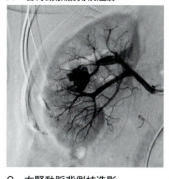
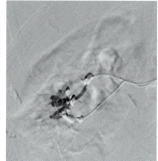

C 右腎動脈背側枝造影　　D B-glue 後

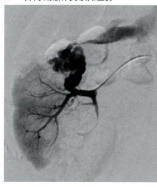
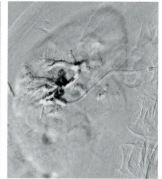

図5　血管造影

解説
腎臓の動静脈短絡は，動静脈瘻（arteriovenous fistula：AVF）と動静脈奇形（AVM）に分けられる．AVF は通常短絡路が1本で，外傷，生検，術後，腫瘍などによる後天性である．一方，AVM は複数の短絡路を有し，通常先天性である．AVM は，さらに屈曲蛇行した小血管群で

短絡を形成する cirsoid type と，動脈瘤様に拡張した血管と短絡路を形成する aneurysmal type に分類される．今回の症例は，cirsoid type の AVM に相当する．AVM は，腎杯近傍の動静脈瘻による静脈圧により薄い静脈壁が破綻し，大量血尿を引き起こす．

画像所見[1]について，シャント血流が多ければ，単純 CT でも異常に拡張した腎静脈によって疑うことができる．通常の造影 CT（平衡相）では，腎実質，腎洞部に異常血管を見つけることができるが，血尿の原因として本疾患を認識し，詳細に読影する必要がある．確定診断には腹部超音波検査（カラードプラ，パルスドプラ），ダイナミック CT が有用である．カラードプラでは，高速レンジに調整することで，AVM を色調の明るい高速の異常血管集簇として認識できる．パルスドプラの RI は血管抵抗を表し，AVM ではシャントのため腎動脈の末梢血管抵抗が低下，拡張期流速が増加し，RI は低値となる．MR angiography では拡張した異常血管が描出され，ダイナミック CT，MRI は異常血管と早期静脈還流の描出に有用である．

腎 AVM，AVF の治療は，動脈塞栓術（transcatheter arterial embolization：TAE）が一般的である．塞栓物質には，金属コイルと液状塞栓物質［エタノール，ヒストアクリル（NBCA：n-butyl-2-cyanoacrylate）を主成分とする］がある．AVM の塞栓の場合，複数の流入動脈，異常血管の集簇を同時に塞栓する必要があり，エタノール，ヒストアクリルなどの液状塞栓物質が選択される．最近，B-glue が有用であると報告されている[2]．ヒストアクリルは，生体用接着剤で Na と接触して重合・固着するが，B-glue ではバルーン閉塞により血液混入を防ぐことで薬剤注入中ヒストアクリルの重合・固着が起こらないため，関与する複雑な血管を十分な時間をかけて塞栓できる．一方，AVF の塞栓の場合，通常 1 本の短絡路を塞栓するため金属コイルが選択される（図 6）．

参考症例

A dynamic CT（動脈相）の 3D-CTA（MIP 表示）

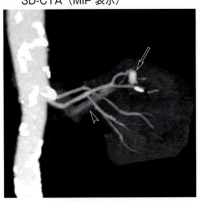

B 血管造影

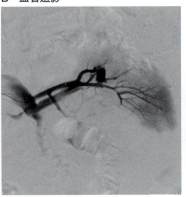

C 血管造影（コイル塞栓術後）

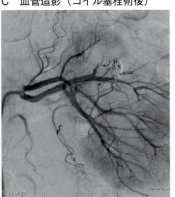

図 6　腎部分切除後の腎動静脈瘻を伴った仮性動脈瘤
dynamic CT 動脈相の 3D-CTA（A）にて仮性動脈瘤（→）と早期静脈還流（▶）を認め，腎静脈瘻を伴った仮性動脈瘤と診断する．血管造影（B）にて 1 本の流入血管と仮性動脈瘤，早期静脈還流を認め，流入血管と瘤をコイル塞栓し，造影（C）にて短絡路は描出されず，良好な塞栓を得ることができた．

参考文献
1) Muraoka N, Sakai T, Kimura H, et al: Rare causes of hematuria associated with various vascular diseases involving the upper urinary tract. RadioGraphics 28: 855-867, 2008.
2) 岡田大樹，荒木拓次，木村一史・他：バルーン閉塞下での NBCA による血管塞栓術の検討．臨床放射線 60: 1751-1755, 2015.

症例

基礎 20 早く診断して，次に何を行うべきか？

50代，男性．主訴：腹痛．

現病歴	19時頃より突然下腹部の鈍痛を自覚し，その後も症状が持続するため近医を受診した．血液検査で特記すべき所見はなかったが，腹痛が増強し，救急受診となった．
既往歴	特記すべきことなし．
血圧	156/104mmHg．

Q さて，画像所見は？ 診断は？

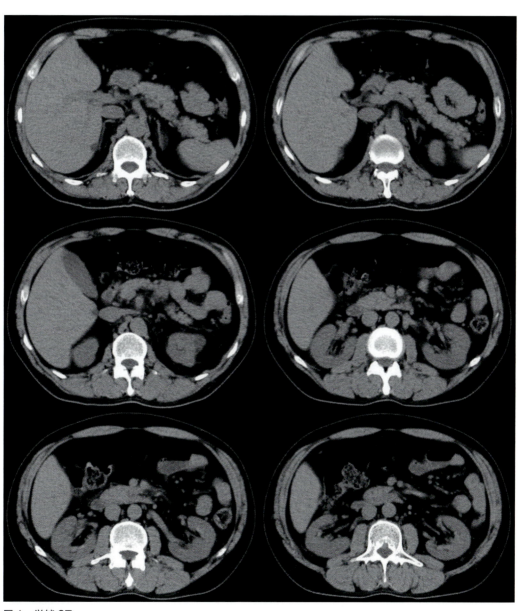

図1 単純CT

画像所見 & 診断

上腸間膜動脈本幹の軽度拡張と周囲脂肪濃度の上昇を認める（図2；→）．さらに内腔に剥離内膜（intimal flap）と思われる低吸収域を認める．よって急性期解離を疑う．

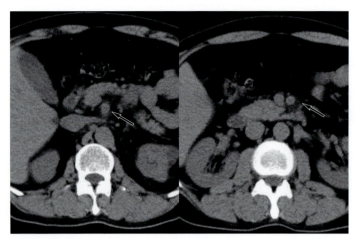

図2　単純CT

経過

腹部超音波検査Bモード（図3-A）にて上腸間膜動脈本幹にintimal flapを認め，偽腔に高エコーな領域（→）が指摘され，血栓形成が疑われた．カラードプラ法（図3-B）では解離腔の狭小化が良好に描出された．造影CTにて血栓形成を伴った偽腔を認め（図4；→），CPR，VR表示では拡張した偽腔内の血栓形成に潰瘍様突出像（ulcer-like projection：ULP）を認め（図5；→），孤立性上腸間膜動脈解離（Sakamotoらの分類：type Ⅲ，図6）と診断した．

A　Bモード　　B　カラードプラ法

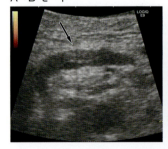 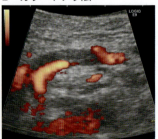 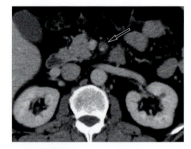

図3　腹部超音波検査（心窩部縦走査）　　　　　　　図4　造影CT

診断

孤立性上腸間膜動脈解離（急性期）（Sakamotoらの分類：type Ⅲ）

保存的に経過観察されていたが，入院3日後に腹痛が増悪したため，造影CTを撮像した．MIP表示（図7）にて解離腔の拡大と，さらなる真腔の狭小化が見られた．血管造影（図8-A）にて同様の所見を認め，self-expandable stentを2本留置し，狭窄部の拡張，偽腔の消失を確認した（図8-B）．その後，1年間再発なく，腹部超音波検査，造影CTで経過観察しているが，真腔の拡張は良好である．

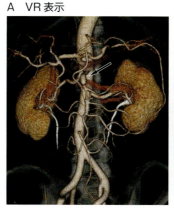

図5 造影CT A VR表示 B CPR表示

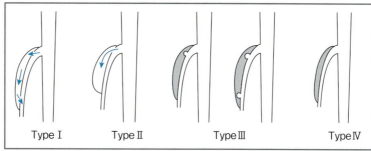

図6 Sakamotoらによる孤立性上腸間膜動脈解離の形態分類
（文献3）より転載）

Type I　Type II　Type III　Type IV

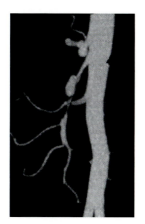

図7 造影CT（MIP表示）

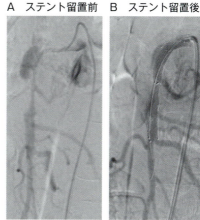

A ステント留置前　B ステント留置後

図8 血管造影

解説

　孤立性上腸間膜動脈解離は稀な疾患とされていたが，CTなどの普及によって発見されることが多くなってきている．腹痛で発症することが多いが，無症候性で偶然発見されることもある．中高齢男性に好発する．危険因子は，高血圧，動脈硬化，嚢胞性中膜壊死，分節性動脈中膜融解（segmental arterial mediolysis：SAM），弾性線維異常（Marfan症候群，Ehlers-Danlos症候群），外傷，妊娠などが挙げられている[1]．entryは通常上腸間膜動脈起始部から1.5〜3cmとされ，その機序として膵臓に固定されている部位から可動する腸間膜根部への移行部で，シェアストレスが生じるためと考えられている[2]．解離の形態について，Sakamotoら[3]は4つに分類し，

　type I：解離腔，真腔とも開存し，entry，re-entryとも認める例，

type Ⅱ：解離腔は開存しているが，re-entry は認めない例，
　　　type Ⅲ：血栓化した解離腔に潰瘍様突出像（ULP）を認める例，
　　　type Ⅳ：ULP のない完全に血栓化した解離腔を認める例，
としている．しかし，その形態と臨床経過に関して，現在のところ関連性は不明である[4]．

　治療には，保存的治療，血管内治療，外科的治療があるが，その治療方針は現在定まっていない．保存的加療について，抗凝固療法の使用は定まっておらず，血栓形成に効果的とする意見，一方解離腔の閉塞を妨げ，瘤の破裂の危険性があるとする意見がある[4]．血管内治療は，近年ステント留置例が増加し，有用とされている[5]．また外科的治療には，内膜切除，内膜固定，パッチ形成，動脈瘤縫縮，バイパス術などがある．Min ら[6]は治療アルゴリズムを提唱し（図9），腸管虚血，動脈瘤破裂は外科的治療の絶対適応とされている．さらに腸管虚血の疑い，あるいは真腔の圧排が 80% を超える場合，瘤が 2cm を超える場合，血管内治療が選択される．保存的治療が選択され，症状の増悪・瘤の拡大・解離が進行した場合，血管内治療が選択される．血管内治療が困難な場合は，外科的治療が選択される．

　孤立性上腸間膜動脈解離の単純 CT の所見[7]として，血管の拡張，血管内腔の濃度上昇，剥離内膜（intimal flap）が挙げられ，急性期の場合，重要な所見として急性解離に伴う血管周囲浮腫を反映した血管周囲の濃度上昇が挙げられる．これらの所見は軽微なことが多く，特に中高年男性に腹痛を認めた場合，腹腔動脈解離，上腸間膜動脈解離を意識して詳細に読影する必要がある．

　造影 CT では intimal flap や解離腔を容易に確認することができる．さらに MPR，CPR による多断面評価，MIP，VR による 3 次元画像を追加することによって診断の感度が上がり，治療戦略に役立てることができる．腹部超音波検査は非侵襲的に解離を描出し，特にカラードプラ法は血流評価に優れており，経過観察に有用である．

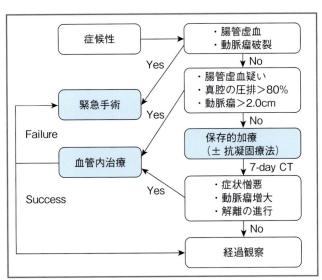

図9　Min らによる孤立性上腸間膜動脈解離の治療アルゴリズム
（文献 6）より改変して転載）

参考文献

1) 鈴木敬麿，幕内晴朗，小林俊也・他：孤立性腹部内臓動脈解離症例の検討：本邦 165 既報告例を含めて．日血管外会誌 21: 773-780, 2012.
2) Park YJ, Park CW, Park KB, et al: Inference from clinical and fluid dynamic studies about underlying cause of spontaneous isolated superior mesenteric artery dissection. J Vasc Surg 53: 80-86, 2011.
3) Sakamoto I, Ogawa Y, Sueyoshi E, et al: Imaging appearances and management of isolated spontaneous dissection of the superior mesenteric artery. Eur J Radiol 64: 103-110, 2007.
4) Katsura M, Mototake H, Takara H, et al: Management of spontaneous isolated dissection of the superior mesenteric artery: Case report and literature review. World J Emerg Surg 6: 16, 2011.
5) Yoshida Rde A, Yoshida WB, Kolvenbach R, et al: Spontaneous isolated dissection of the superior mesenteric artery-which is the best therapeutic choice? J Vasc Bras 12: 34-39, 2013.
6) Min SI, Yoon KC, Min SK, et al: Current strategy for the treatment of symptomatic spontaneous isolated dissection of superior mesenteric artery. J Vasc Surg 54: 461-466, 2011.
7) Suzuki S, Furui S, Kohtake H, et al: Isolated dissection of the superior mesenteric artery: CT findings in six cases. Abdom Imaging 29: 153-157, 2004.

症例

画像から再度問診して，正確な診断に至る

基礎21 12歳，男性．主訴：右側腹部痛，嘔気，嘔吐．

現病歴 昨日，体育祭の練習を終え，帰宅後に右側腹部痛を自覚した．その後改善せず，嘔気，嘔吐も出現し，救急外来を受診した．急性腹症が疑われ，緊急で腹部超音波検査を依頼された．

Q さて，画像所見は？ 診断は？

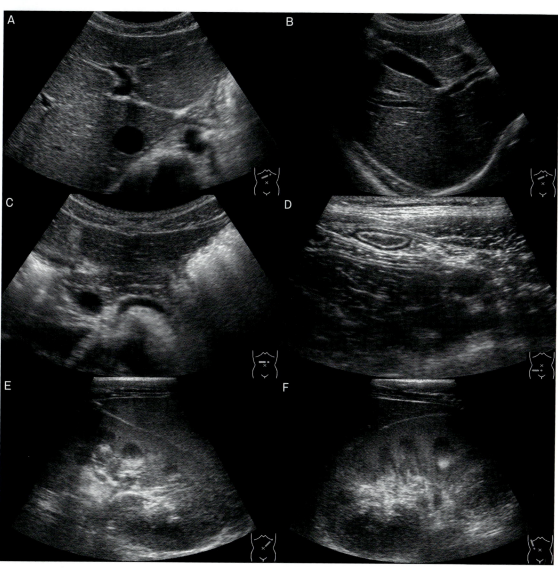

図1 腹部超音波検査

画像所見 & 診断

　肝胆道系，膵臓に異常なく，虫垂腫大も認めなかった．しかし，両腎腫大を認め，肝と比較して腎皮質輝度は上昇し，髄質とのコントラストが目立つ（図1-E，F）．よって，急性腎障害が示唆された．

　パルスドプラにて葉間動脈の血管抵抗指数（resistive index：RI）は 0.76（正常値 0.61 前後）と上昇し，腎血管抵抗増加を示唆し，腎障害と合致していた（非掲載）．

疑う疾患

　体育祭の後に発症した急性腎障害として，運動誘発性急性腎不全を疑い，問診にて"昨日，体育祭の練習で，200mを数回全速力で走った"ことがわかった．その後，血液所見，尿検査の結果が判明した．

血液所見

　Na 143mEq/l，AST（GOT）18U/l，CPK 174U/l，LDH 234U/l，Cr 1.22mg/dl ↑，BUN 22.1mg/dl ↑，CRP 1.0mg/dl ↓．

尿検査

　尿色は淡黄色．乏尿は認めず，潜血は（1＋），尿沈渣では赤血球が 5〜9/HPF であった．

Q 追加すべき血液検査，画像検査は？

①血液検査：血清尿酸値 1.1mg/dl（基準値：3.0〜7.5mg/dl）．

②画像検査：ヨード造影剤注入 24 時間後の単純 CT（図2）で，両側腎にくさび状の造影剤排出遅延を認めた．本所見は右腎の方が目立ち，症状に合致する．

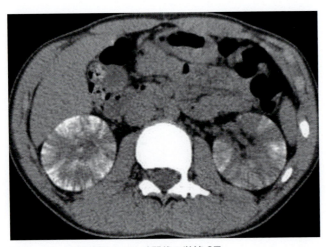

図2　ヨード造影剤注入 24 時間後の単純 CT

Q 最終診断は？

経過
補液のみで，入院翌日には右側腹部痛は改善し，4日目で消失した．11日目の超音波検査では高輝度を呈した腎皮質は正常化し，腎腫大も改善した．2週間後には血清Cr値が正常化した．

診断
運動後急性腎不全（acute renal failure with severe loin pain and patchy renal ischemia after anaerobic exercise：ALPE）

解説
運動によって誘発される急性腎不全（運動誘発性急性腎不全）には，ミオグロビン尿性急性腎不全（myoglobin-induced acute renal failure）と運動後急性腎不全（ALPE）がある[1]（表1）．ミオグロビン尿性急性腎不全は，マラソン，登山などの長い有酸素運動によって横紋筋融解症が起こり，筋細胞からミオグロビンが逸脱し，血中に流れ，急性腎不全を合併する．急性腎不全の原因として，

①腎内血管の収縮（vasoconstriction），
②ミオグロビンによる直接的な尿細管細胞毒性（近位尿細管），
③フリーラジカルによる尿細管の障害，
④尿細管閉塞（遠位尿細管），

などが挙げられる．乏尿の頻度が多く，尿の色は暗赤色を呈し（ミオグロビン尿），血清CPK値は4～5桁と著明な高値を示す．

一方，ALPEは短距離走などの無酸素運動（例えば200m走や運動会の徒競走など）の後に発症する非ミオグロビン尿性の急性腎不全をいう．若年男性に好発し，運動3～12時間後に強い腰背部痛，嘔吐，嘔気で発症する．発生機序として，無酸素運動の際に使われる筋肉のタイプ2筋線維の障害により腎血管が攣縮（vasospasm）するという説がある．腎性低尿酸血症は約半数に見られ，ALPEのリスクファクターと考えられ，尿酸トランスポーター*URAT1*遺伝子異常の関与が報告されている[2]．

表1　運動誘発性急性腎不全

	運動後急性腎不全（ALPE）	ミオグロビン尿性急性腎不全
運動量	無酸素運動（短距離走など）	有酸素運動（マラソン，登山など）
症状	腰背部痛，嘔吐など	筋肉痛，脱力感など
血清CPK値	正常～やや上昇	著明に上昇
血清ミオグロビン値	正常	上昇あり
ミオグロビン尿（暗赤色）	なし	あり
乏尿	低頻度	高頻度

CT所見はvasospasmによる区域性の虚血を反映して，ヨード造影剤40m*l*投与直後は両側腎にくさび状の造影不良域を認め，24時間後の単純CTでは，くさび状の領域に一致して特徴的な造影剤排泄遅延を認める．血清Cr 1.5〜3.0mg/d*l*の間で撮影をすれば，ほぼ全例で観察される[1]．乏尿の頻度は少なく，大半は予後良好であるが，透析が必要となる重症例の報告もあり，日常臨床ではヨード造影剤投与がためらわれるケースがしばしばある．そのような場合，超音波検査，MRI，骨シンチグラフィが診断に有用である[3〜6]（**表2**）．

表2 運動後急性腎不全（ALPE）に関する画像の報告（CTを除く）

超音波検査	・Bモードにてくさび状の病変 ・パルスドプラ法にて腎血流障害 ・造影超音波検査にて腎の斑な濃染
MRI	・腎内の斑な信号異常 ・拡散強調像で腎内にくさび状の拡散低下
骨シンチグラフィ	・腎内に斑状集積

参考文献

1) Ishikawa I: Acute renal failure with severe loin pain and patchy renal ischemia after anaerobic exercise in patients with or without renal hypouricemia. Nephron 91: 559-570, 2002.
2) Dinour D, Gray NK, Campbell S, et al: Homozygous SLC2A9 mutations cause sever renal hypouricemia. J Am Soc Nephrol 21: 64-72, 2010.
3) Kim SH, Han MC, Han JS, et al: Exercise-induced acute renal failure and patchy renal vasoconstriction: CT and MR findings. J Comput Assist Tomogr 15: 985-988, 1991.
4) Izumi M, Yokoyama K, Yamauchi A, et al: A young man with acute renal failure and severe loin pain. Nephron 76: 215-217, 1997.
5) Ohta K, Yokoyama T, Shimizu M, et al: Diffusion-weighted MRI of exercise-induced acute renal failure (ALPE). Pediatr Nephrol 26: 1321-1324, 2011.
6) Han JS, Kim YG, Kim S, et al: Bone scintigraphy in acute renal failure with severe loin pain and patchy renal vasoconstriction. Nephron 59: 254-260, 1991.

症例
基礎22

画像から○○をチェックして，正確な診断に至る

60代，男性．主訴：前胸部，心窩部圧迫感．

現病歴	夕食後に根昆布を食べた後に突然，前胸部痛，心窩部圧迫感を自覚し，救急搬送された．
既往歴	11年前糖尿病，高血圧，9年前心房細動，6年前小脳梗塞，4年前冠動脈ステント留置，2年前小脳出血．
血液一般・生化学所見：著変なし．	

（住友病院放射線科　山本浩詞先生のご厚意による）

Q さて，画像所見は？ 診断は？

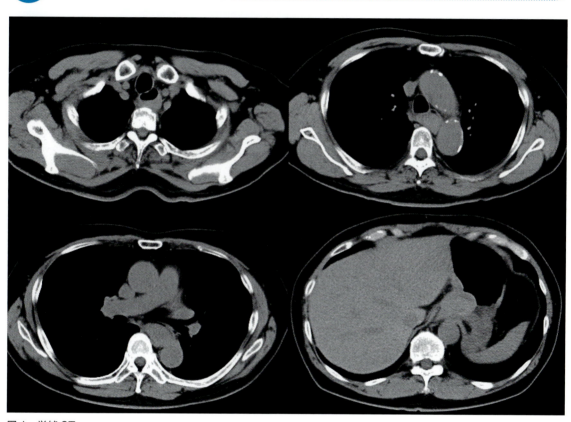

図1　単純CT

画像所見 & 診断

頸部食道から食道胃接合部にかけて後壁優位に凸レンズ状の隆起性病変を認め（図2-A；→），食道胃接合部から胃内腔に突出し（図2-B；→），食道全域に及ぶ粘膜下病変を疑う．また，食道壁より軽度高吸収を呈し，粘膜下血腫を疑う．

経過

造影CT矢状断像にて食道粘膜下病変は造影効果を示さなかった．以上より，食道粘膜下血腫を疑い，上部内視鏡を施行した．

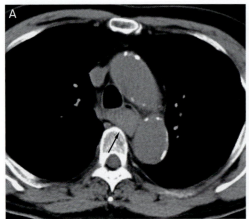 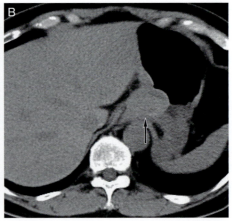

図2 単純CT

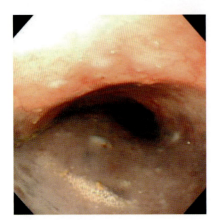

図3 上部内視鏡

上部内視鏡（図3）にて食道後壁になだらかな隆起を認め，粘膜下が暗赤色を呈し，食道粘膜下血腫と診断した．心房細動に対し抗凝固療法（ワーファリン），抗血小板療法（アスピリン）投与中で，PT-INR (prothrombin time-international normalized ratio) 1.65の高値を認め，それらの投与を中止した．

8日後の内視鏡にて，粘膜下血腫の消失を確認した．

診断
抗凝固療法による線溶系亢進で発症した食道粘膜下血腫

解説

食道粘膜下血腫は，食道粘膜下が剥離して血腫が貯留した状態で，特発性と外傷性に分けられる[1]．特発性は，嘔吐や食事などによる食道内圧上昇あるいは基礎疾患（抗凝固療法，血友病，慢性腎不全）が原因となる出血が挙げられ，外傷性は，外傷，異物誤嚥，蘇生時の胸骨圧迫などによる機械的損傷が挙げられる．特に近年，今回のように脳血管，心血管疾患に対する抗凝固療法中に発症した特発性が多く報告されている[1]．

症状は，吐血，胸痛，心窩部痛などが見られる．単純CTで食道の内腔に凸レンズ状あるいは三日月状を呈した偏心性の隆起を認め，粘膜面は平滑で，長軸方向に長く連続した所見が特徴とされ，内部濃度は血腫を反映して等～高吸収を呈し，造影CTでは造影効果を有さない．内視鏡所見は巨木型あるいは平坦で，立ち上がりがなだらかな長軸方向に連続した隆起で，暗赤色から赤紫色の色調を呈する．

治療は保存的加療で，抗凝固療法が原因の場合は投与を中止し，多くは1～2週間後に自覚症状や血腫は消失する．

参考文献

1) 木下和郎, 岸田 修, 藤本 敬・他：特発性食道・胃粘膜下血腫の1例. Gastroenterol Endosc 54: 1490-1491, 2012.

症例

病変の部位はどこでしょう？ まずそこから

基礎 23　30代，男性．主訴：腹痛，背部痛．

既往歴	特記すべきことなし．
現病歴	一昨日自宅でパソコン作業中に突然の腹痛と腹部膨満感を自覚した．自宅安静にて様子を見ていたが症状改善せず，背部に激痛も伴ってきたため救急受診した．
血液一般・生化学所見	特記すべきことなし．

Q さて，画像所見は？ 診断は？（図1：受診当日，図2：翌日）

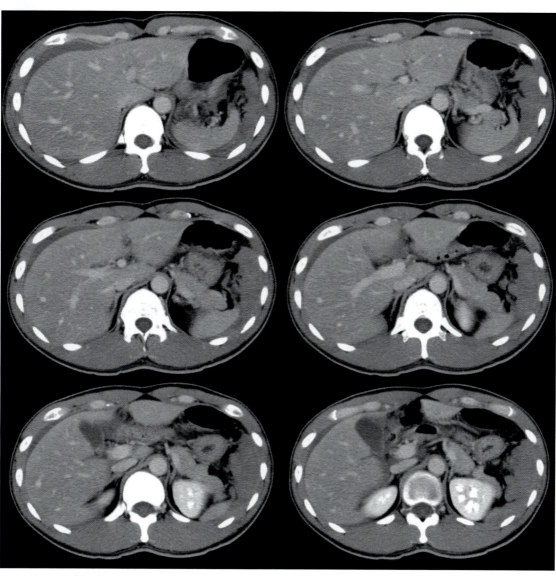

図1　造影CT（当日）

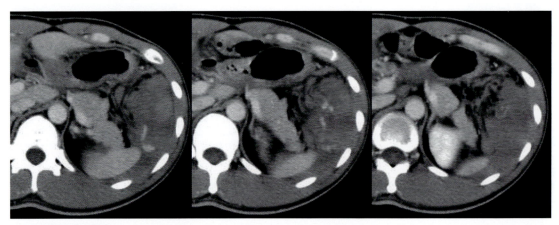

図2　造影CT（翌日）

画像所見＆診断

　当日の造影CT（図3）にて脾臓の腹側，胃体部の外側に占拠性病変（＊）を認め，内部に脂肪濃度を含み（▶），大網由来が疑われた．軽度高吸収の血性腹水も指摘され（→），血腫と考えられた．しかし，血管外漏出像は認めず，経過観察となった．

　翌日，貧血の進行（Hb 13.9 → 11.8g/dl）を認め，再度造影CTが撮影された（図4）．血腫と思われる占拠性病変に造影剤の血管外漏出像（→）が指摘され，大網からの再出血と考えられた．

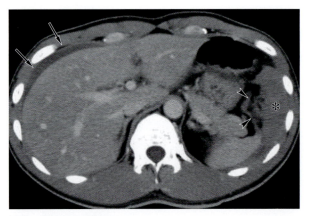

図3　造影CT（当日）

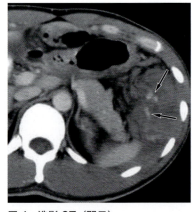

図4　造影CT（翌日）

経過

　緊急血管造影が施行された．右胃大網動脈の選択造影では血管外漏出像は認めなかった．続いて脾動脈下極枝から分岐する左胃大網動脈の選択造影にて血管外漏出像を認めた（図5；→）．明らかな腫瘍濃染，動脈瘤，狭窄病変，血管奇形などは認めなかった．出血部位は左胃大網動脈末梢枝が複数関与し，各々は細く，選択は困難であった．

　側副血行路の存在から液状塞栓物質NBCA（n-butyl-2-cyanoacrylate）による塞栓術を選択した．塞栓後の左胃大網動脈，右胃大網動脈，腹腔動脈造影にて血管外漏出像を認めず，手技を終えた．

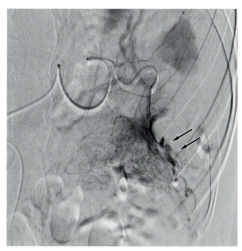

図5 血管造影：左胃大網動脈選択造影

その後再出血を認めず，術後1週間で退院となった．

原因

大網出血の原因としては，①外傷，②大網捻転，③抗凝固療法，④血管炎：全身性エリテマトーデス（systemic lupus erythematosus：SLE），多発血管炎性肉芽腫症（granulomatosis with polyangiitis：GPA，旧名 Wegener 肉芽腫症），④血管性病変：大網動脈瘤，大網静脈瘤，segmental arterial mediolysis（SAM），出血性梗塞，⑤結合組織疾患：Ehlers-Danlos 症候群，線維筋性異形成（fibromuscular dysplasia：FMD），⑥腫瘍：血管外皮腫（hemangiopericytoma），消化管間質腫瘍（gastrointestinal stromal tumor：GIST），⑦多血症，⑧大網妊娠，⑨特発性，などが挙げられる．

今回は，既往歴，身体学的所見，血液所見，画像所見より原因となる所見を認めず，特発性と診断した．

診断

特発性大網出血（受診当日は血腫による圧迫で一時的に止血されたと考える）

解説

特発性大網出血は男性に圧倒的に多く，青年や老年に好発する[1]．大網出血の単純CT所見は，大網と思われる部位に血腫を反映した高吸収な占拠性病変を認め，内部に大網の一部である脂肪濃度を含むことが特徴とされる[2]（図3, 6）．

造影CTにて活動性出血が血管外漏出像として認めることがある．治療は，今まで大網部分切除術などの外科的切除が行われてきたが，近年，経カテーテル的動脈塞栓術（transcatheter arterial embolization：TAE）によって治療された報告例を散見する．

大網動脈枝は大網以外の臓器に主に供血を行わないので，TAEに伴う合併症のリスクは高くないと考えられる．中枢側の塞栓は，側副血行路を介しての再出血の可能性があるため，注意が必要である[3)4)]．そのためコイル塞栓では，出血部位の遠位側にマイクロカテーテルを進めて isolation を行うことが理想的である．しかしながら，細い末梢血管からの出血の場合，出血部位までマイクロカテーテルを進めることができないことがある．この場合，液体の永久

塞栓物質であるNBCA（N-butyl-2-cyanoacrylate）が用いられる．NBCAに適切な割合のリピオドール（lipiodol）を加えて使用することで，マイクロカテーテルが到達できないような細い責任血管を塞栓することが可能である．塞栓後は胃大網動脈の選択的血管造影による止血確認のみならず，腹腔動脈根部からの血管造影を行い，側副血行路を介しての出血の有無を確認する必要がある[4]．

大網出血のほとんどが大網動脈の末梢枝からの出血で，今回のように血腫による圧迫で一時的に止血されることがあり，保存的加療の場合，厳重な経過観察が必要である．

参考症例

造影CT

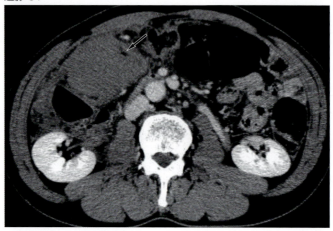

図6　特発性大網出血
50代，男性．主訴：腹痛．
右腹壁直下に占拠性病変を認め，内部に脂肪濃度（→）を含み，大網出血と考えられ，保存的加療で消失した．

参考文献
1) 蒔田勝見, 緑川武正, 八木秀文・他：術前診断しえた大網出血の1例．日消外会誌 42: 1466-1471, 2009.
2) 澤崎　翔, 石川善啓, 藤井慶太・他：特発性大網出血の1例．日臨外会誌 69: 2382-2386, 2008.
3) Matsumoto T, Yamagami T, Morishita H, et al: Transcatheter arterial embolization for spontaneous rupture of the omental artery. Cardiovasc Intervent Radiol 34: S142-145, 2011.
4) Takahashi M, Matsuoka Y, Yasutake T, et al: Spontaneous rupture of the omental artery treated by transcatheter arterial embolization. Case Rep Radiol 2012: 273027, 2012.

症例

基礎 24 一度見たら忘れられないこの病態

70代,女性.主訴:腹痛,嘔吐.

現病歴 突然の心窩部痛を自覚し,嘔吐も伴うようになり救急外来を受診した.

Q さて,画像所見は? 診断は?

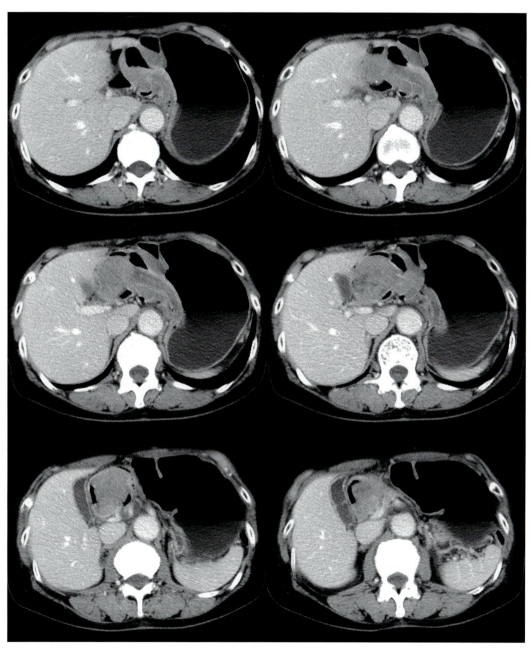

図1 造影CT

画像所見 & 診断

造影CT（図2）にて，十二指腸球部（B）に均一に濃染する腫瘤性病変（T）を認め，穹窿部から連続する茎状の構造物（▶）が指摘される．よって穹窿部発生の腫瘤が幽門輪（P）を超えて十二指腸球部に脱出したと考えられる．腫瘤は辺縁整であるが，先端部（→）には陥凹を認め，潰瘍形成が疑われる．リンパ節腫大は認めない．以上より，胃穹窿部発生腫瘍（特にgastrointestinal stromal tumor：GIST）の十二指腸球部脱出（Ball valve症候群）を疑う．

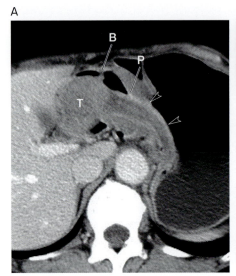 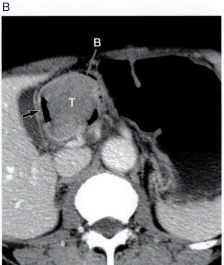

図2　造影CT

経過
術前にBall valve症候群を解除するため，全身麻酔後下で内視鏡（図3）を施行した．胃穹窿部の粘膜が茎のように伸びて，幽門輪へ引き込まれているのを確認できる（図3-A，B）．その茎の裏へチューブを通し，牽引した．球部に脱出した腫瘤が幽門輪から引き出され，嵌頓が解除された（図3-C，D）．腫瘤は，胃穹窿部大弯に占拠する径5cm大の亜有茎性の粘膜下腫瘍であった．その後，開腹にて胃部分切除を行い，病理組織にて消化管間質腫瘍（GIST）と診断された．

診断
胃穹窿部発生消化管間質腫瘍（GIST）の十二指腸球部脱出（Ball valve症候群）

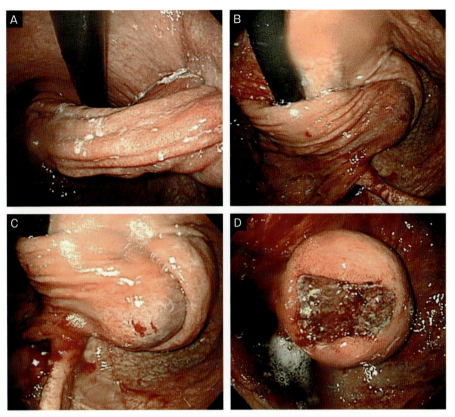

図3 内視鏡

解説　Ball valve 症候群は，胃腫瘍が十二指腸に脱出し，腹痛，嘔吐を来す病態をいう[1]．胃癌，GIST の報告が多く，その他，筋原性腫瘍，過形成ポリープ，脂肪腫に見られることがある．胃腫瘍を十二指腸へ排出する蠕動運動や幽門輪の十分な弛緩が必要であり，また 70 代以上の女性に多く，加齢による胃の固定のゆるみも一因と考えられる．

　腫瘍の特徴[1]として，①サイズは比較的大きく（5～8cm），球形，②形態は有茎性あるいは亜有茎性，である．また，胃癌では亜有茎性の早期癌の頻度が多いが，進行癌でも見られることがある．幽門輪上や前庭部に位置する胃腫瘍が単に十二指腸へ脱出することは稀ではない．しかし，Ball valve 症候群として発症する場合は，胃の近位部（体部，穹窿部）大弯側に多いと報告されている．

　今回の症例は，70 代，女性で，穹窿部大弯側に発生した球形に近い亜有茎性の GIST であることは，従来の特徴に非常に合致していた．また CT は Ball valve 症候群の病態を明瞭に描出し，今回の茎状の構造物（図2；▶）は，有茎性を意味するのではなく，腫瘍の移動によって内腔に引き込まれた胃壁や胃脾間膜の浮腫性肥厚と思われる．

参考文献

1) 新田敏勝，川崎浩資，芥川　寛・他：Ball valve syndrome をきたし，内視鏡下に整復後，切除した胃穹窿部 GIST の1例．日消内誌 53: 3034-3039, 2011.

症例

これを診断してあげると，主治医にも患者さんにもありがたがられる

基礎25 60代，男性．主訴：腹痛．

現病歴	昨日より心窩部痛を自覚したが，自制内であった．約3時間前より右下腹部痛が出現し，増強するため受診した．
既往歴	特記すべきことなし．
血液所見	白血球 8800/μl，赤血球 314×10^4/μl，Hb 1.6 g/dl，CRP 7.70 mg/dl ↑．

（枚方公済病院放射線科　雑賀良典先生のご厚意による）

Q さて，画像所見は？ 診断は？

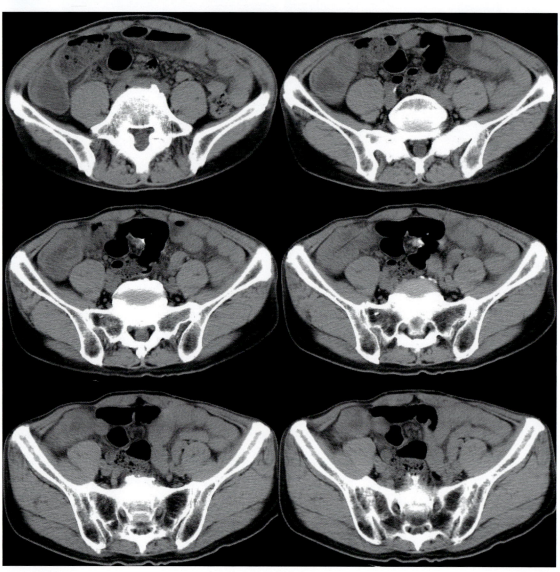

図1　単純CT

画像所見 & 診断

回盲部の全周性壁肥厚（図2-A；＊）を認め，内腔に線状の低信号域（図2-B；→）を認める．腸管外ガスは認めない．よって，爪楊枝による大腸穿孔を疑う．

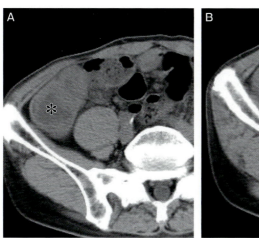
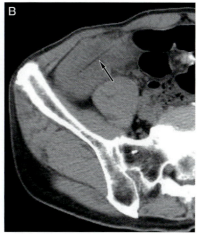

図2　単純CT

経過

至急大腸内視鏡検査が施行され，上行結腸の粘膜に刺入した爪楊枝を認め，把持鉗子で摘出した（図3-A）．摘出した爪楊枝の長さは5cm長であった（図3-B）．問診にて3日前に爪楊枝を誤飲したことが判明した．

A　大腸内視鏡検査

B　摘出した爪楊枝

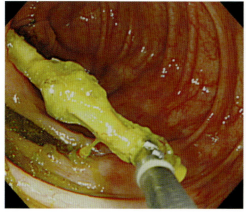
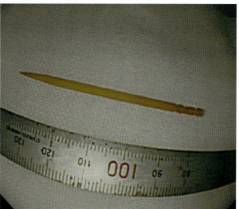

図3　内視鏡下異物摘出術

診断
爪楊枝による大腸穿孔

解説

　本邦における異物誤飲としては魚骨，義歯，ボタンなどが多く，その多くは自然排泄され，消化管穿孔・穿通を来すのは 1 〜 7 % と少ない．消化管穿孔を起こす異物は，欧米では鶏骨が多く，本邦では press through pack（PTP），魚骨が多いとされ，爪楊枝は稀である．爪楊枝の消化管穿孔について回腸が最も多く，その他上行結腸，S 状結腸，胃などに見られる．症状はほぼ全例で腹痛を認め，それ以外に発熱，悪心，嘔吐などを認める．治療は開腹手術，内視鏡的摘除があり，今回のように CT で早期に診断することにより内視鏡的摘除が可能となる．誤飲した爪楊枝の CT 所見は，今回のように当初は空気を含んだ乾燥した木片として線状の低吸収を示し，数日経過すると木片が水分や消化酵素を含み空気が抜け，密になることにより線状の高吸収（図 4）を示す[1]．

参考症例

単純 CT

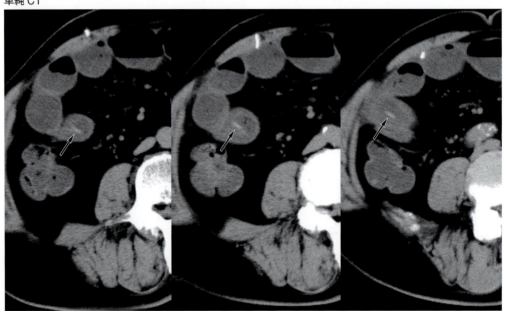

図 4　爪楊枝の誤飲
70 代，男性．主訴：腹痛，嘔吐．既往歴：くも膜下出血後水頭症に対し脳室腹腔シャント（VP シャント）．単純 CT にてシャントチューブによる単純性腸閉塞を認め，拡張した回腸内に線状の高吸収（→）が指摘され，爪楊枝の誤飲と診断した．開腹手術にてシャントチューブの挿入を変更し，術中内視鏡にて爪楊枝を摘出した．消化管穿孔は認めなかった．

参考文献

1) 福島真典 , 山川正規 , 池田幸紀・他：内視鏡的に摘除した爪楊枝による大腸穿通の 1 例．日本大腸肛門病会誌 64: 343-348, 2011.

症例

あっ！消化管穿孔だ…早く手術を！いや待てよ

基礎26　80代，男性．主訴：排尿障害，全身倦怠感．

現病歴　1週間前に膀胱癌に対して経尿道的膀胱腫瘍切除術（TUR-Bt）を実施された．退院後，排尿障害が続き，全身倦怠感も出現してきたため救急受診した．受診後，導尿にて2000m*l* の尿が得られた．

血液所見　BUN 109.3mg/d*l* ↑，Cr 16.9mg/d*l* ↑，CRP 2.3mg/d*l* ↑．

Q　さて，画像所見は？　診断は？

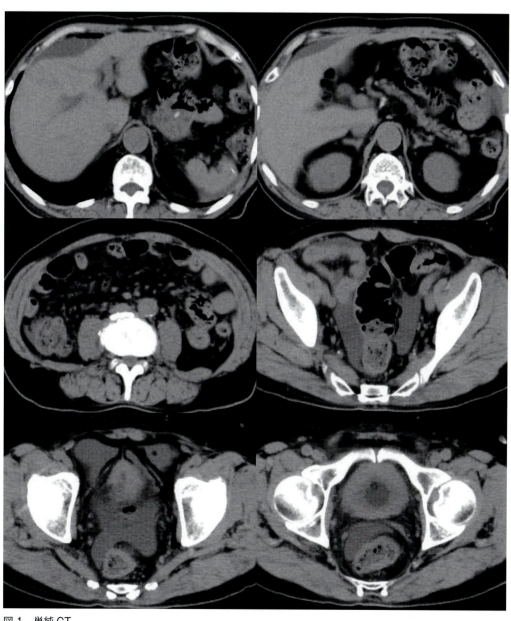

図1　単純CT

画像所見 & 診断

肝周囲, 骨盤底部に腹水が見られ, 横隔膜下に腹腔内遊離ガスを認める (図2-A; →). 膀胱内に尿道カテーテルが留置され, 膀胱は虚脱している. 膀胱頂部右後壁の菲薄化 (図2-B; ➔) を認め, 膀胱左前方の腹膜外腔に少量の液体貯留を認める (図2-B; ▻).

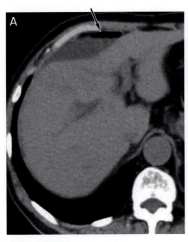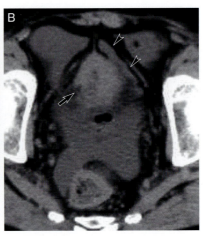

図2 単純CT

画像診断

腹腔内遊離ガスと腹水を認めた場合は, 消化管穿孔による腹膜炎をまず疑う. しかし, 腹腔内遊離ガスの原因 (表) として, ①ガスを含む臓器と腹腔内の交通, ②外気と腹腔内の交通, ③ガス産生菌による膿瘍の腹腔内破裂, ④膀胱破裂後の尿道カテーテルによる医原性膀胱内 air の腹腔内流入がある.

今回は, ① TUR-Bt 後, ②腹部症状が乏しい, ③ CT での膀胱壁の菲薄化および腹膜外腔の液体貯留, ④血中尿素窒素 (BUN), クレアチニン (Cr) 高値より TUR-Bt 後の膀胱破裂と尿道カテーテルによる医原性膀胱内 air の腹腔内流入を強く疑う. 血中尿素窒素, Cr 高値は, 膀胱破裂によって腹腔内に尿が漏れ出て, 尿中の尿素, Cr, カリウム (K) などが腹膜を介して再吸収され, 血液所見上, 急性腎不全と勘違いされる状態 (いわゆる偽性腎不全) による (3週間前の血液所見: BUN 16.4 mg/dl, Cr 1.2 mg/dl).

表 腹腔内遊離ガスの原因

1) ガスを含む臓器と腹腔内の交通
 　①消化管経由: 消化管穿孔, 腸管気腫など
 　②気道経由: 縦隔気腫, 肺気腫など
 　③子宮卵管経由: 医原性 (内診後, 子宮卵管造影後), 性交後, ウォシュレット使用など
2) 外気と腹腔内の交通: 穿通性外傷, 開腹術後など
3) ガス産生菌による膿瘍の腹腔内破裂: 子宮留膿腫破裂, 気腫性胆嚢炎破裂, 肝膿瘍破裂など
4) 膀胱破裂後の尿道カテーテルによる医原性膀胱内 air の腹腔内流入

経過

透視下で尿道カテーテルより造影剤（アミドトリゾ酸ナトリウムメグルミン：ガストログラフィン®）を 30ml 注入し，膀胱外への造影剤漏出を認めた．CT を撮影し（図3），膀胱頂部右後壁の断裂（→），および腹腔内，腹膜外腔（▻）といった膀胱外への造影剤漏出を確認した．

診断

①経尿道的膀胱腫瘍切除術（TUR-Bt）後の穿通性鋭的外傷による膀胱破裂，
②尿道カテーテルによる医原性膀胱内 air の腹腔内流入，
③偽性腎不全

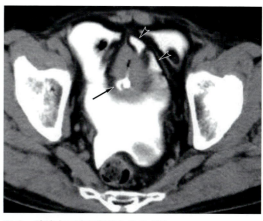

図3　膀胱内に造影剤注入後の CT

解説

腹腔内遊離ガスに遭遇した場合，膀胱破裂後の尿道カテーテルによる医原性膀胱内 air の腹腔内流入の可能性を考慮に入れ，読影を行い，細菌尿が腹腔内に流入した場合（図1，4），消化管穿孔に伴う汎発性腹膜炎と鑑別が難しく，詳細な読影が要求される．

膀胱破裂の原因[1]として，

1) 外傷性破裂：①鈍的外傷：交通事故，打撲，転落など，②穿通性鋭的外傷：医原性（膀胱鏡，TUR，腹腔鏡，術中損傷，尿道カテーテルなど），刺傷など，
2) 自然破裂：放射線膀胱炎，結核性膀胱炎，前立腺肥大や神経因性膀胱による膀胱過伸展状態，間欠的導尿，膀胱拡大術後，特発性，

などが挙げられ，特発性自然破裂は稀である．

また破裂様式により腹腔内破裂，腹腔外破裂，腹腔内外破裂に分けられ，成人では腹膜外が多く（50～63%），小児では思春期前にて膀胱の大部分が腹腔内に膨隆しているため，腹腔内が多い（77%）[1]．鈍的外傷破裂では，膀胱充満時に下腹部に鈍的外傷が加わって，急激な膀胱内圧上昇により最も抵抗の少ない膀胱頂部腹膜付着付近に発生する．よって，飲酒により膀胱に尿が貯まり，膀胱内圧が上昇し，かつ転倒などによって下腹部を打撲して，膀胱破裂した報告を散見する（図5）．また放射線膀胱炎では，放射線治療後 10 年以上経過しても発症することがあり（図4），既往歴の把握が重要である[2,3]．

膀胱破裂の CT 所見として，

①膀胱壁の断裂，局所的な菲薄化：最も重要な直接所見で膀胱頂部が好発とされ，MPR での評価が有用とされる[4]（図5-C）．
②腹水の急な増加，減少：尿の腹腔内流入により，経時的に増加する．また尿道カテーテルによって急激な腹水の減少は膀胱破裂を支持する所見とされる．
③膀胱周囲の腹膜外腔の液体貯留，
④尿道カテーテルによる医原性膀胱内 air の腹腔内流入（腹腔内遊離ガス），
⑤膀胱内の血腫，凝血塊，

などがある．そのほか，腹水穿刺を行い，腹水中の尿素，Cr，K が血中より高値であるという点が診断に役立つ．

確定診断として，逆行性膀胱造影あるいは膀胱造影後の CT によって腹腔内あるいは膀胱周囲の腹膜外腔への造影剤の漏出（図 5-B）の検出があり，経静脈的造影 CT にて他臓器の外傷

参考症例

A 単純 CT

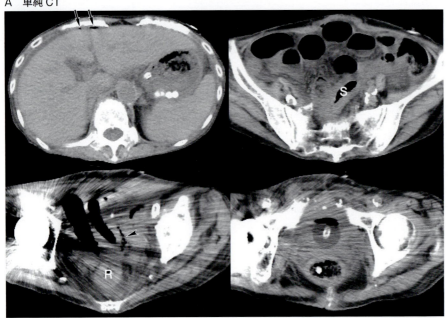

B 横断像の拡大

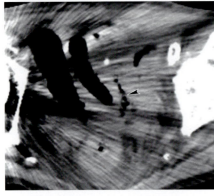

C MPR 像

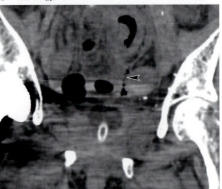

図 4　放射線膀胱炎による膀胱自然破裂
80 代，女性．19 年前に子宮頸癌に対し広汎子宮全摘と術後放射線治療を行った．2 日前から発熱が出現し，腹痛も発症したため受診となった．
血液所見：BUN 20mg/dl↑，Cr 0.4mg/dl↑，CRP 7.0mg/dl↑．尿検査所見：白血球≧100/毎，細菌 3+．
腹水貯留を認め，肝表面に腹腔内遊離ガスを伴い，さらに小腸のびまん性拡張を認め，腹膜炎による麻痺性イレウスと考えられ，まず消化管穿孔が疑われた．直腸（R），S 状結腸（S）の壁肥厚を認め，放射線性腸炎を疑う．膀胱内に尿道カテーテルが留置され，膀胱は虚脱している．詳細に評価すると，膀胱頂部から腹腔内に漏れ出す air bubbles（B，C；▶）を認め，放射線治療後の膀胱自然破裂および尿道カテーテルによる医原性膀胱内 air の腹腔内流入，細菌尿による腹膜炎と考える．

を評価した後，排泄相（造影10〜15分後）を追加することによって膀胱断裂部（図5-B），造影剤の漏出を確認することも有用である．

　膀胱破裂の治療は，手術による破裂部の修復が原則とされるが，破裂部が小さい場合や腹腔外破裂の場合，保存的加療で治癒されることがある．

A　単純CT（初診時）

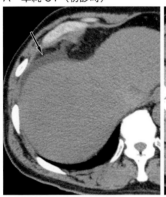
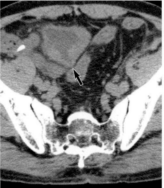
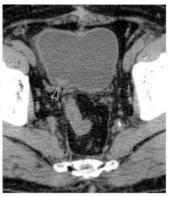

B，C　初診より8時間後
B　単純CT

C　経静脈的造影CT（10分後），MPR像

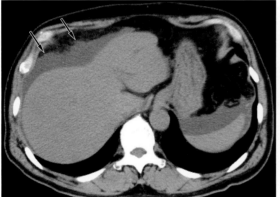
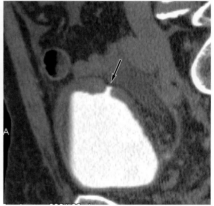

図5　外傷性膀胱破裂（鈍的外傷）
50代，男性．夜中，飲酒後の酩酊状態で自転車を運転中，転倒し，下腹部をポールに打ちつけ，受診した．初診時の血液所見は著変なし．
A：肝表面に腹水（→）を認め，膀胱頂部の壁肥厚に部分的な菲薄化（➡）が指摘され，さらに膀胱内背側に血腫と思われる軟部影（▶）を認める．
外傷性膀胱破裂が疑われたが，一旦帰宅した．帰宅後，血尿が続き，再度受診し，CTが撮影された．
B，C：腹水の増加（B；→）を認め，造影CT排泄相MPR像にて膀胱頂部に壁の断裂（C；→）を認め，外傷性膀胱破裂と診断した．
血液所見にてBUN 22mg/dl↑，Cr 4.1mg/dl↑を認め，偽性腎不全と考えられた．

参考文献

1) 野村威雄，三股浩光：膀胱損傷．臨床泌尿器 61: 1057-1060, 2007.
2) 鈴木範宜，佐藤隆志，丸田　浩：子宮頸癌放射線治療後13年を経て発症した再発性膀胱自然破裂の1例．泌尿器外科 9: 219-222, 1996.
3) 鈴木貴久，宇佐美彰久，篠田昌孝・他：子宮頸癌に対する放射線治療後17年で発症した膀胱自然破裂の1例．日消誌 108: 1437-1440, 2011.
4) Chan DP, Abujudeh HH, Cushing GL Jr, et al: CT cystography with multiplanar reformation for suspected bladder rupture: experience in 234 cases. AJR 187: 1296-1302, 2006.

症例

基礎27　へ〜．○○って，こんなところにも行くんだ！

70代，女性．主訴：右鼠径部膨瘤．

現病歴	肺炎にて入院中，10日前より右鼠径部膨瘤を自覚し，徒手整復を受けたが痛みが強く，還納しなかった．その後，膨瘤が増大し，歩行時の痛みも増強し，外科受診となった．
既往歴	糖尿病，高血圧．
血液所見	白血球 10400/μl↑，Glu 132mg/dl↑，CRP 2.08mg/dl，それ以外は正常値内．

Q　さて，画像所見は？　診断は？

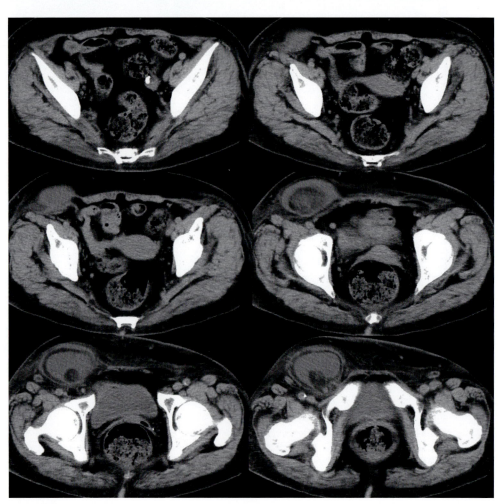

図1　単純CT

画像所見＆診断

　　　　右鼠径部に液体貯留を認め，外ヘルニアが疑われ，ヘルニア内容を詳細に観察すると，盲腸（図2-A，B；Ce）から連続する虫垂（図2-C〜F；A）を認める．ヘルニア門では右大腿静脈（図2-E；FV）が圧排され，大腿ヘルニアを示唆する．虫垂周囲の脂肪織は虫垂間膜（図2-E；M）で，その周囲はヘルニア嚢（腹膜）内の液体貯留が示唆され，その周囲の脂肪織は腹膜外脂肪

織（図2-E；EF），さらに，その周囲の液体貯留は横筋筋膜，腹膜前筋膜下の液体貯留と考える．よって，虫垂をヘルニア内容とする大腿ヘルニアと考える．

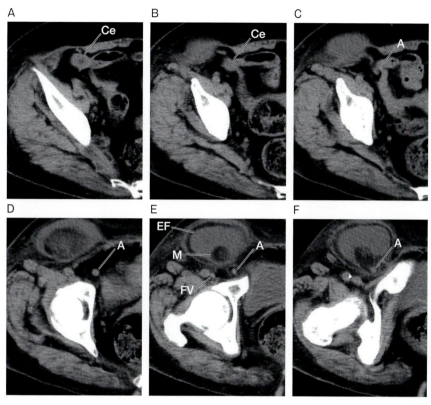

図2　単純CT
A：虫垂，Ce：盲腸，EF：腹膜外脂肪識，FV：右大腿静脈，M：虫垂間膜

経過
鼠径法にてヘルニア嚢を開放し，虫垂を摘出した後，ヘルニア門を修復した．病理にて，蜂窩織炎性虫垂炎と診断された．

診断
虫垂をヘルニア内容とする大腿ヘルニア（de Garengeot ヘルニア）

解説
1731年に，Garengeotらが虫垂をヘルニア内容とする大腿ヘルニアを，1736年，Amyandらが虫垂をヘルニア内容とする鼠径ヘルニアを最初に報告して以降，それぞれde Garengeotヘルニア，Amyandヘルニアと呼ばれるようになった．

大腿ヘルニアは高齢女性に好発し，約30〜50％に嵌頓を伴う．大腿ヘルニアの内容は小腸，大網がほとんどで，虫垂は0.49％と非常に稀である．右鼠径部腫瘤で発症し，高率（85％）に虫垂炎を合併する[1]．虫垂炎を併発する機序として，①虫垂内腔の閉塞により粘膜側から炎症が生じる，あるいは，②虚血による梗塞性変化によって漿膜側から炎症が生じると考えられる．診断にはCTが有用で，ヘルニア内容である虫垂を同定し，ヘルニア門レベルで右大腿静脈の圧排を認める．治療は大腿ヘルニア修復と虫垂合併切除である．

参考文献
1) 野々山敬介，早川哲史，中村謙一・他：De Garengeot herniaの2例．日臨外会誌 75: 2903-2908, 2014.

> ちょっと豆知識

大腿ヘルニア，外鼠径ヘルニア，内鼠径ヘルニア

大腿ヘルニア：ヘルニア嚢が，鼠径靱帯の内側下方で大腿静脈の内側にある大腿輪から大腿管を通って，伏在裂孔に突出する（**図1**，A）．大腿管は疎性結合織からなり，腹腔内とは1枚の腹膜で接しているため，外ヘルニアになりやすい．ヘルニア内容は，小腸，大網が多く，高齢女性に多く嵌頓しやすい．鼠径靱帯の下方の鼠径溝内側に腫脹を認める（**図2**）．CT所見（**図3**）は，腸管，大網などが大腿静脈内側のヘルニア門（大腿輪）を通るため，ヘルニア門レベルで大腿静脈が圧排される．

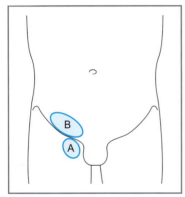

図1 外ヘルニアの体表所見
A：大腿ヘルニア，B：鼠径ヘルニア

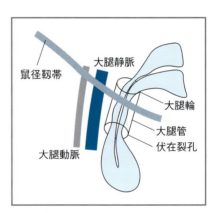

図2 大腿ヘルニアのシェーマ

単純CT

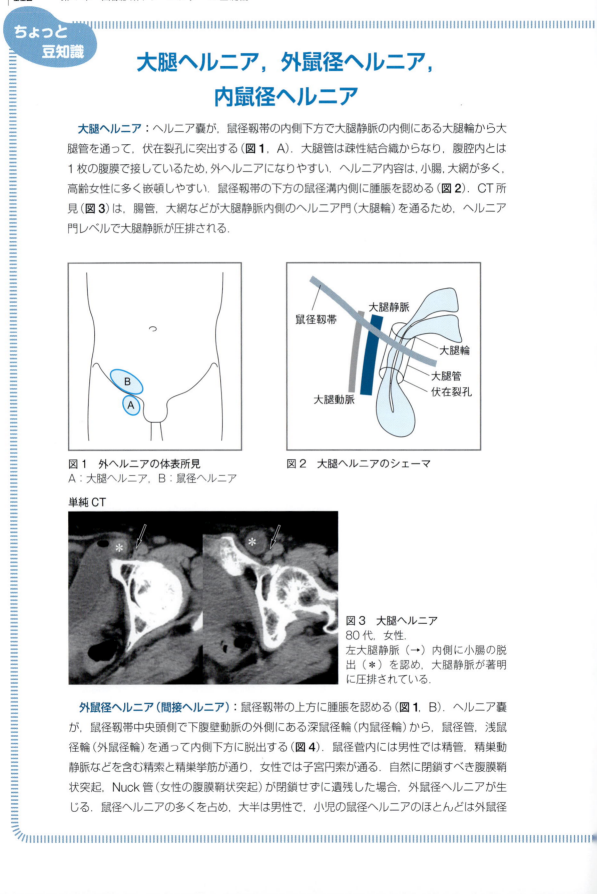

図3 大腿ヘルニア
80代，女性．
左大腿静脈（→）内側に小腸の脱出（＊）を認め，大腿静脈が著明に圧排されている．

外鼠径ヘルニア（間接ヘルニア）：鼠径靱帯の上方に腫脹を認める（**図1**，B）．ヘルニア嚢が，鼠径靱帯中央頭側で下腹壁動脈の外側にある深鼠径輪（内鼠径輪）から，鼠径管，浅鼠径輪（外鼠径輪）を通って内側下方に脱出する（**図4**）．鼠径管内には男性では精管，精巣動静脈などを含む精索と精巣挙筋が通り，女性では子宮円索が通る．自然に閉鎖すべき腹膜鞘状突起，Nuck管（女性の腹膜鞘状突起）が閉鎖せずに遺残した場合，外鼠径ヘルニアが生じる．鼠径ヘルニアの多くを占め，大半は男性で，小児の鼠径ヘルニアのほとんどは外鼠径

ヘルニアである．CT所見（図5）は鼠径部に腸管，大網などを認め，ヘルニア門は下腹壁動脈の外側に位置する．

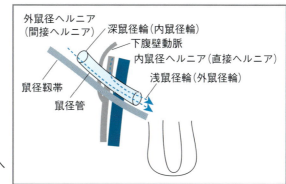

図4 外鼠径ヘルニア，内鼠径ヘルニアのシェーマ

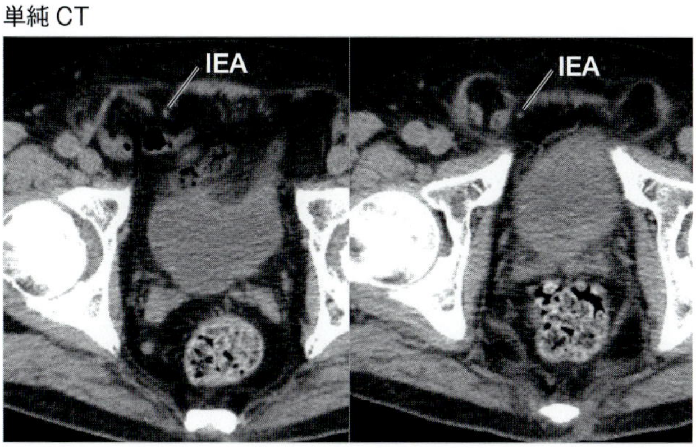

単純CT

図5 外鼠径ヘルニア（間接ヘルニア）
80代，男性．
右鼠径部に小腸と腸間膜を認め，下腹壁動脈（inferior epigastric artery：IEA）の外側に位置している．

内鼠径ヘルニア（直接ヘルニア）：ヘルニア鼠径靱帯の内側頭側で，鼠径管後壁の脆弱部位，下腹壁動脈の内側から浅鼠径輪（外鼠径輪）に直接脱出する．加齢により腹壁が脆弱となる中年以降の男性に多い．CT所見（図6）は，鼠径部に腸管，大網などを認め，ヘルニア門は下腹壁動脈の内側に位置する．また，鼠径管内の脂肪，血管を，三日月状に外側に圧排する．

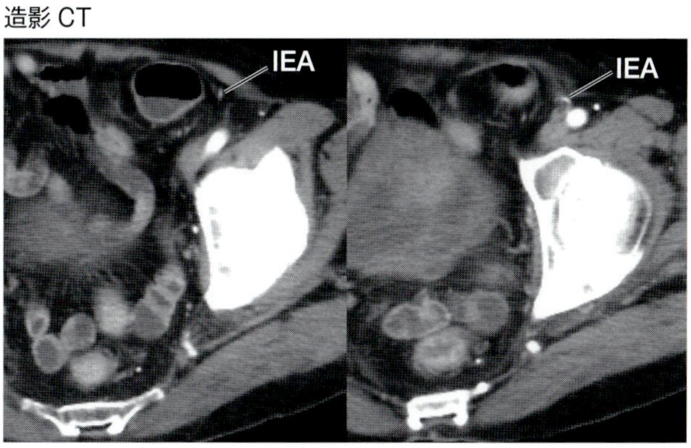

造影CT

図6 内鼠径ヘルニア（直接ヘルニア）
70代，男性．
左鼠径部に小腸と腸間膜を認め，下腹壁動脈（IEA）の内側に位置している．

症例

基礎 28 これは，意外とよくある病態…一撃診断！

80代，女性．主訴：右上腹部痛．

血液一般，生化学　　白血球 13600/μl↑，CRP 0.2mg/dl．

> **Q** さて，画像所見は？ 診断は？

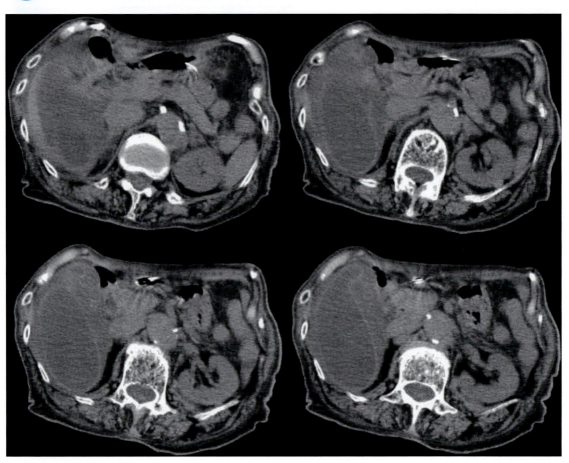

図1　単純CT

📷 像所見 & 診断

　　胆嚢は下方に偏移し，胆嚢の著明な腫大と高度な漿膜下浮腫を認める．また，体部が緊満感をもって腫大しているにもかかわらず，胆嚢頸部（図2；→）は急激に狭小化している．よって，胆嚢捻転症を疑う．

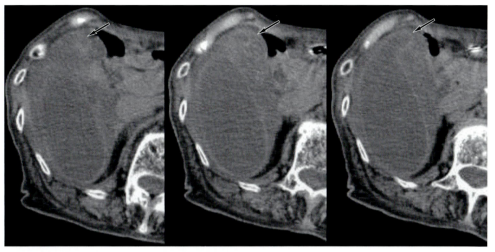

図2　単純CT

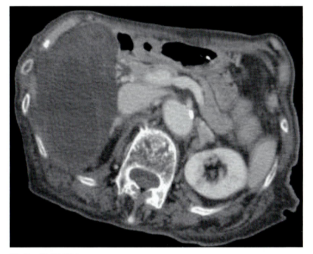

図3　造影CT

経過

造影CT（図3）にて，胆嚢壁に造影効果を認めず，捻転による胆嚢壁の壊死と考える．

緊急手術が施行され，胆嚢は，肝床と固定が見られない遊走胆嚢（floating gallbladder）の状態であった．胆嚢頸部に捻転が見られ，緊満した胆嚢壁は黒く変色し，血性胆汁を伴い，出血性壊死の所見であった．

診断
胆嚢捻転症による胆嚢の出血性壊死

解説　胆嚢は，通常肝床に間膜で固定され，かつ下面は腹膜に覆われるという非常に固定の良い臓器である．遊走胆嚢は胆嚢全体が腹膜に包まれ，肝十二指腸間膜に胆嚢管と胆嚢動静脈のみで吊るされる状態であるので，非常に捻れやすく，隣り合う胃や結腸の蠕動運動にも影響を受けやすい．胃の蠕動により時計回りに，結腸の蠕動により反時計回りに捻転することが多いとされている[1]．胆嚢が捻転すると，捻転茎となる胆嚢動静脈に血行障害が生じ，胆嚢壁が壊死に陥るため緊急手術を要する．60歳以上の高齢者女性に多いとされ，また無石性のものが多い[2]．

捻転を来す後天的因子には，内臓下垂，老人性亀背，痩せ型の体型などがある．この疾患は全身状態不良な高齢者に多く，診断，治療が遅れがちで，しばしば致命的となるため，画像による早期診断が重要である．

胆嚢捻転症のCT所見として，①遊走胆嚢：胆嚢の胆嚢床との接触面の狭小あるいは遊離，胆嚢の正中側または下方への偏移，②胆嚢腫大，③胆嚢壁の漿膜下浮腫，④胆嚢頸部の急激な

狭小化，捻転，⑤胆嚢動脈の捻転（whirl sign，図 4-B），⑥単純 CT にて出血壊死を反映した高吸収な胆嚢壁（図 4-A），⑦造影 CT にて造影効果不良な胆嚢壁，が挙げられる．MRI では，出血壊死を反映して胆嚢壁が T1 強調像で高信号を呈し，MRCP にて捻転軸に総胆管が牽引されることがある[3]．

参考症例

A 単純 CT

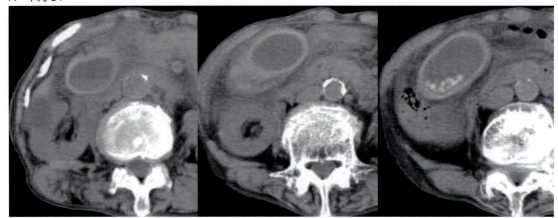

B 造影 CT

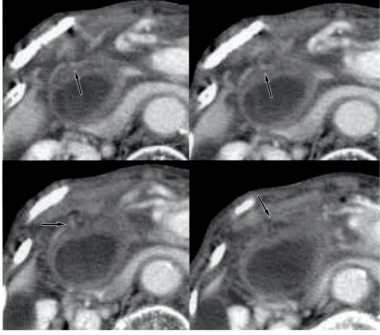

図 4　胆嚢捻転症
80 代，女性．主訴：右季肋部痛．
A：胆嚢の下方偏移，腫大，壁の肥厚と結石を認め，また胆嚢壁が高吸収を呈し，出血性梗塞が疑われる．
B：胆嚢壁に造影効果を認めず，胆嚢動脈の捻転（whirl sign）が疑われ（→），胆嚢捻転症と考えられる．

参考文献

1) Nakao A, Matsuda T, Funabiki S, et al: Gallbladder torsion: case report and review of 245 cases reported in Japanese literature. J Hepatobiliary Pancreat Surg 6: 418-421, 1999.
2) Garciavilla PC, Alvarez JF, Uzqueda GV: Diagnosis and laparoscopic approach to gallbladder torsion and cholelithiasis. JSLS 14: 147-151, 2010.
3) Fukuchi M, Nakazato K, Shoji H, et al: Torsion of the gallbladder diagnosed by magnetic resonance cholangiopancreatography. Int Surg 97: 235-238, 2012.

症例

基礎29 頭で立体的に考えれば，この疾患にたどり着ける

5歳，男児．主訴：嘔吐．

現病歴 突然の嘔吐が出現し，近医を受診した．胃腸炎の診断のもと点滴加療を受けるが，症状は改善せず，腹部 CT にて著明な胃の拡張と腹水貯留を認めたため紹介となった．

血液所見 特記すべき所見なし．

Q さて，画像所見は？ 診断は？

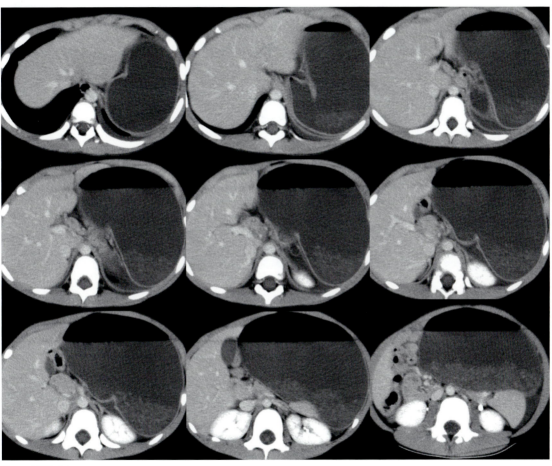

図1　造影 CT

画像所見&診断

造影CT(図2)にて，食道(E)から胃穹窿部(F)に移行する食道胃接合部(esophagogastric junction：EGJ)を認め，穹窿部(F)から胃体部(B)，幽門前庭部(A)は背側上方に走行し，幽門前庭部(A)はEGJより頭側に位置し，十二指腸(D)に移行する．

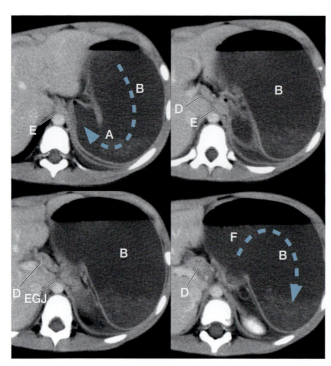

図2　造影CT
A：幽門前庭部，B：胃体部，EGJ：食道胃接合部，D：十二指腸，E：食道，F：穹窿部

経過

MPR(図3)にて，幽門前庭部(A)が食道胃接合部(EGJ)より上方に位置しているのが明瞭にわかる．以上，間膜軸性胃軸捻転症の診断のもと内視鏡による整復を試みた．内視鏡を挿入すると，その挿入形態は特徴的な逆α型を呈する(図4)．内視鏡によって整復でき(図4)，内視鏡的胃壁固定術を施行した．

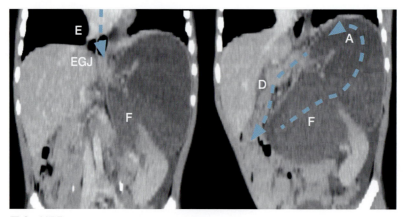

図3　MPR
A：幽門前庭部，E：食道，EGJ：食道胃接合部，D：十二指腸，F：穹窿部

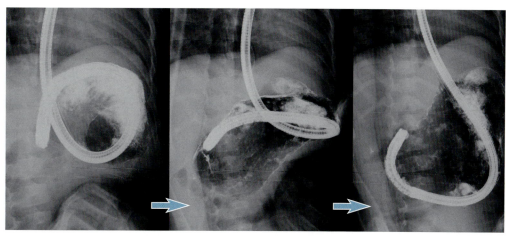

図4 内視鏡（整復）

診断
間膜軸性胃軸捻転症

解説　胃軸捻転症は，胃が生理的範囲を超えて回転した状態をいう．その回転軸によって，臓器軸性（長軸性）と間膜軸性（短軸性）および両軸性（混合性）に分類される．臓器軸性は噴門部と幽門部を結ぶ長軸に対して直角方向に捻転するタイプで（図5-A），間膜軸性は小弯中央と大弯中央を結ぶ短軸に対して直角に捻転するタイプである（図5-B）．臓器軸性は全体の2/3を占め，外傷後，食道裂孔ヘルニアに合併し，通過障害を来すことは少ない（図6）．一方，間膜軸性では幽門前庭部が食道胃接合部（EGJ）より上方に変位し，逆α型の形態を示し，通過障害を来しやすい．

　発症機序により特発性と続発性に分類され，小児例では特発性が多く，成人例では続発性が多い．特発性のうち新生児，乳児例は胃やその固定間膜の発育過程で生じる一時的現象で自然治癒が多いのに対し，今回のように2歳以上の幼児期以降発症例では，固定間膜の弛緩，欠損が原因と考えられている．成人例では，胃の固定が不良という条件下で胃周囲より胃を押し上げる力や引き上げる力，胃自体の回転する力が原因となる続発性のものが多く，ヘルニアを含む横隔膜疾患などが誘因となる．

　間膜軸性（短軸性）胃軸捻転の症状には，上腹部痛，嘔気，嘔吐などがあり，Borchardtの3徴として，①吐物なき嘔気発作，②上腹部痛，③胃管挿入困難が挙げられる．治療は，胃管による減圧および内視鏡による整復が行われる．内視鏡の挿入困難例や，出血，虚血，穿孔を来した場合は手術適応となり，捻転解除および胃固定術が施行される．最近では，自験例のように低侵襲な内視鏡的胃壁固定術が選択される場合がある．

　画像所見は，腹部単純X線写真にて胃の拡張とガス充満，閉塞部遠位のガス消失を認める．上部消化管造影にて，幽門前庭部が食道胃接合部（EGJ）より上方に位置する逆α型の形態を示す．CT[1]は食道，胃，十二指腸の連続性を追うのに有用で，造影CTは胃壁の虚血，壊死，穿孔の検出に有用である．また，MPRは逆α型の形態を明瞭に描出する．

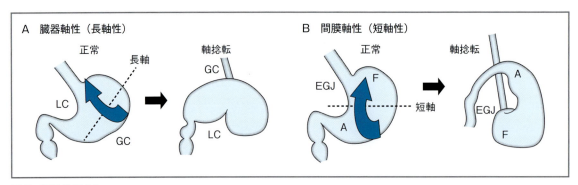

図5 胃軸捻転のシェーマ
A：臓器軸性（長軸性）：噴門部と幽門部を結ぶ長軸に対して直角方向に捻転し，大弯（GC）が頭側に小弯（LC）が尾側に変位する．
B：間膜軸性（短軸性）：小弯中央と大弯中央を結ぶ短軸に対して直角に捻転し，幽門前庭部（A）が穹窿部（F），食道胃接合部（EGJ）より上方に変位し，逆α型の形態を示す．

参考症例

A 上部消化管造影

B 造影CT，MPR像

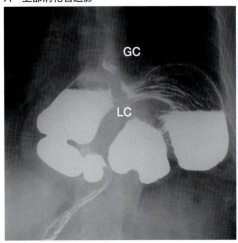
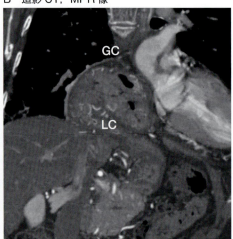

図6 臓器軸性胃軸捻転症
60代，男性．無症状．
A，B：食道裂孔ヘルニアに大弯（GC）が頭側に小弯（LC）が尾側に変位した臓器軸性胃軸捻転を認め，軸捻転した胃の大部分が縦隔内に脱出した，いわゆる"upside down stomach"を認める．

参考文献

1) Peterson CM, Anderson JS, Hara AK, et al: Volvulus of the gastrointestinal tract: appearances at multimodality imaging. RadioGraphics 29: 1281-1293, 2009.

症例

基礎 30 40代，男性…しばしば経験するこの疾患

40代，男性．主訴：心窩部痛．

現病歴 昨夜に突然，心窩部痛を自覚し，救急搬送された．救急担当医は，消化管疾患の精査目的で単純 CT を依頼した．夜中，種々の鎮痛薬を投与するが除痛効果は乏しかった．翌朝，放射線科医に CT 所見を聞きに来た．

入院時検査所見 血圧 180/100mmHg，SpO_2 91％．

入院時血液所見 AST（GOT）12IU/l，ALT（GPT）10IU/l，LDH 177IU/l，CPK 103IU/l，BUN 16mg/dl，Cr 0.92mg/dl．

Q さて，画像所見は？ 診断は？

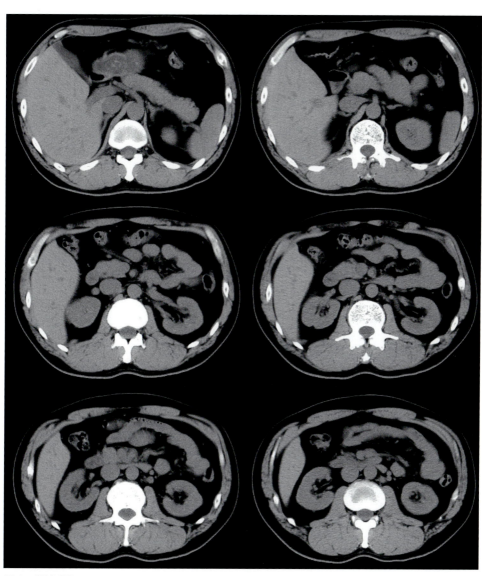

図1　単純 CT

画像所見 & 診断

上腸間膜動脈の拡張と内腔に剥離内膜（intimal flap）と思われる低吸収域，さらに周囲脂肪濃度の上昇を認め（図2；→），急性期上腸間膜動脈解離を疑う．よって，造影CTをすすめる．

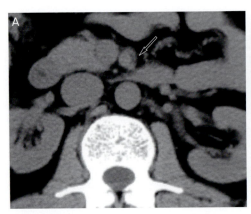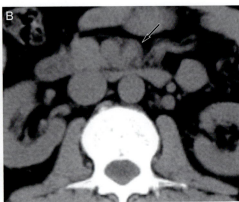

図2　単純CT

今朝の採血結果

AST（GOT）74IU/*l*，ALT（GPT）51IU/*l*，LDH 681IU/*l*↑，CPK 125IU/*l*，BUN 27mg/d*l*↑，Cr 3.47mg/d*l*↑．腎機能は悪化し，担当医は造影CTの撮影を躊躇した．

Q 続いて，診断するため何を指示するか？

急激な腎機能低下より，大動脈解離による上腸間膜動脈と腎動脈の灌流障害（malperfusion）を強く疑った．非侵襲的に大動脈解離を評価するため，超音波検査，MRIをすすめた．今回はMRIで評価した．T1強調像（in phase）にて大動脈解離と真腔のflow related enhancementを認めた（図3；→）．

よって，心臓血管外科医と相談のもと治療方針決定のため，患者，家族に説明し同意を得た上で造影CTを撮影した．造影CTにてStanford B型の解離（図4-C）と上腸間膜動脈解離（図4-A，C；→），右腎動脈解離（図4-B；▶）と血栓形成および右腎実質の虚血が指摘された．その後，降圧剤にて保存的加療を行い，腎機能は改善し，退院した．

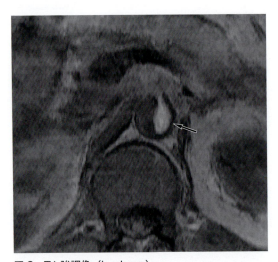

図3　T1強調像（in phase）

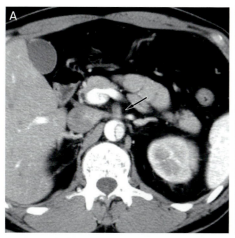
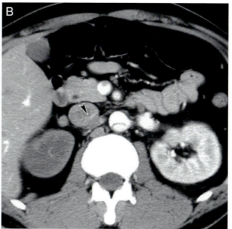
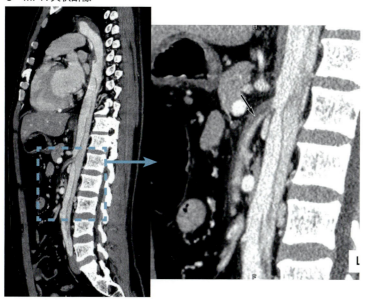

図4 造影CT

診断
大動脈解離(Stanford B型)による上腸間膜動脈解離,右腎動脈解離

解説

大動脈解離は,大動脈壁が中膜のレベルで2層に剥離し,2腔になった状態をいう.剥離したフラップ(intimal flap)は,通常1~数個の裂口を持ち,これにより真腔と偽腔が交通する(偽腔開存型大動脈解離).偽腔開存型大動脈解離の急性期では,症状の発症から1時間あたり1~2%の致死率があるとされ,特に48時間以内の死亡率が高く,早期診断,早期加療が必要である.

合併症として,①心タンポナーデ,②大動脈弁閉鎖不全,③冠不全,心筋梗塞,④脳梗塞,⑤破裂(free rupture),⑥灌流障害(malperfusion)がある.多くは突然の激しい胸部痛,背部痛で発症するが,その他,心不全症状,失神,麻痺,腹痛,下肢痛などで発症することもある.

男女比は2:1,好発年齢は50~70歳とされるが,注意すべきことは,40代,男性は決

して稀でないということである.

多くのリスクファクター（表）が挙げられるが，高血圧の合併率はきわめて高い（94%）．しかし，急性大動脈解離，特にStanford A型の場合，来院時血圧は正常または低い場合があり（図5），診断には注意を要する.

単純CTによる大動脈解離の診断は，粥状硬化による内膜の石灰化を認める場合は，石灰化内膜の内側偏位によって可能であるが，内膜に石灰化がない場合は診断困難である．そのような場合も腹腔動脈，上腸間膜動脈，腎動脈といった主要分枝に解離が及んでいる場合は，単純CTで主要分枝の拡張，周囲脂肪濃度上昇を指摘することが大動脈解離の診断の手掛かりとなりうる．

表　大動脈解離のリスクファクター

1. 高血圧	4. 炎症性・感染性疾患
2. 遺伝性結合織疾患	・巨細胞動脈炎
・Marfan症候群	・大動脈炎症候群
・Ehlers-Danlos症候群	・Behçet病
・Loeys-Dietz症候群	・梅毒
・家族性大動脈解離	5. 妊娠
3. 先天性大動脈疾患	6. 動脈硬化
・大動脈縮窄症	7. 外傷
・大動脈二尖弁	8. 医原性

参考症例

A　単純CT

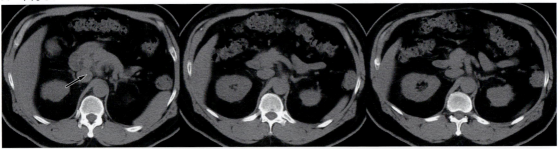

B　造影CT

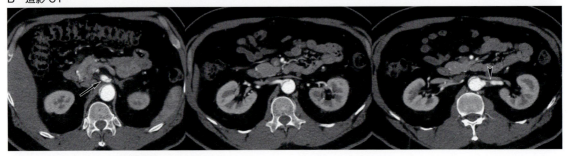

図5　Stanford A型大動脈解離
40代，男性．主訴：全身倦怠感，急性腎不全．入院時血圧110/80mmHg.
単純CTにて腹腔動脈幹の拡張と周囲脂肪濃度上昇を認め（A；→），腹腔動脈解離が疑われる．造影CTにて大動脈解離を認め，真腔から分岐する腹腔動脈幹に解離を伴う（B；→）．また，偽腔から分岐する左腎動脈に血栓形成を認める（B；▶）．

症例

基礎31 稀だけど有名なこの疾患．国家試験にも出るよ！

30代，女性．主訴：腹痛．

妊娠歴	2経妊2経産（2回帝王切開）．
現病歴	帝切後妊娠の既往のため，前医で妊娠37週6日に予定帝王切開術を施行．術後8時間後より血圧上昇，心窩部痛を認めた．その後も症状が持続し，術後22時間後に腹部超音波検査で腹腔内に出血を認め，ショックバイタルになり救急搬送となった．

（大阪医科大学症例）

Q さて，画像所見は？ 診断は？

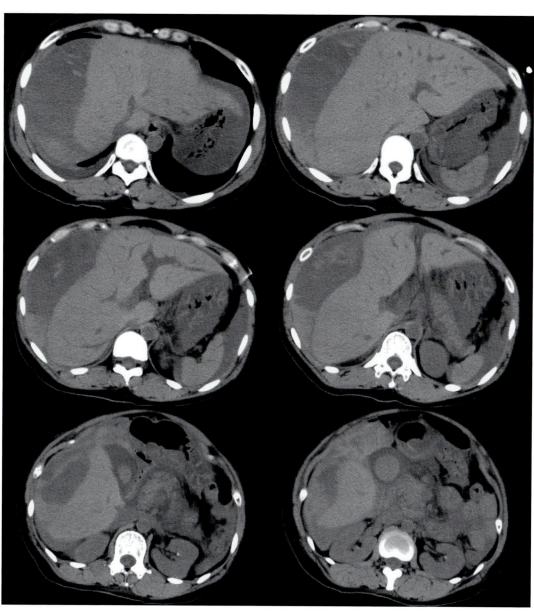

図1　単純CT

画像所見＆診断

肝実質を圧排するレンズ型の肝被膜下血腫（図2；＊）を認め，血性腹水（図2；▶）を伴う．脾臓（Sp）の萎縮を認め，乏血性ショック（hypovolemic shock）による脾血流の低下が示唆される．胆嚢（G），胃（S）の漿膜下浮腫，右胸水を認め，血管透過性亢進を疑う．以上よりHELLP症候群を疑う．溶血（T-Bil 2.1mg/dl ↑，LDH 671U/ml ↑），肝酵素上昇［AST（GOT）654U/ml ↑，LDH 671U/ml ↑］，血小板減少（Plt $39 \times 10^3 / \mu l$ ↓）を認め，HELLP症候群と診断される．

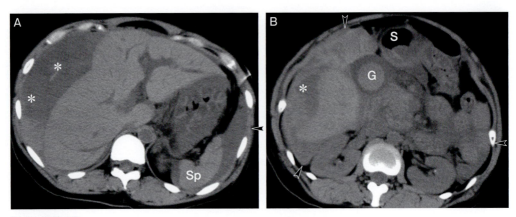

図2　単純CT

経過

造影CT（図3）にて肝被膜下血腫に造影剤の血管外漏出（extravasation）を認めた（→）．また肝両葉に不均一な造影不良域を認め，虚血が疑われる．

総肝動脈造影（図4-A）にて右肝動脈末梢に実質外への血管外漏出を認め（→），右肝動脈からゼラチンスポンジで肝動脈塞栓（transcatheter arterial embolization：TAE）を施行し，血管外漏出の消失を認めた（図4-B）．

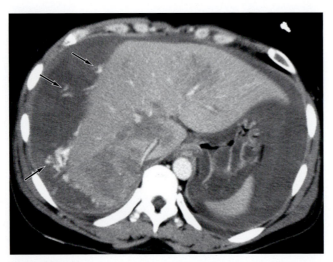

図3　造影CT

A TAE前 B TAE後

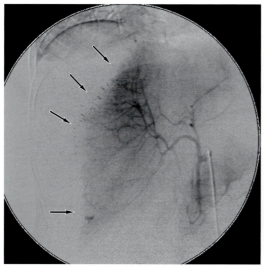

図4 総肝動脈造影

診断
HELLP症候群による肝被膜下血腫

HELLP症候群は，妊産褥婦が溶血（Hemolysis），肝酵素上昇（Elevated Liver enzymes）および血小板減少（Low Platelet count）を来す疾患で，妊娠高血圧症候群の一病型とされている．詳細な病因は不明であるが，血管内皮細胞機能不全と考えられ，それによって以下の病態が生じると考えられている．

① 血管透過性亢進：循環血液量減少，肺水腫，脳浮腫，腹水など，
② 血管攣縮：高血圧，reversible posterior leukoencephalopathy syndrome（RPLS），臓器循環不全など，
③ 血小板凝集亢進：血小板減少，脳出血，溶血，凝固系亢進，線溶系亢進など．

HELLP症候群の診断は，一般的にSibaiの診断基準（表）[1]が用いられるが，溶血，肝機能障害に関する基準は一定しておらず，蛋白尿を認めず，正常血圧でも10～20%に発症する．症状は，全身倦怠感（90%），心窩部痛，右上腹部痛（65%），嘔気，嘔吐（36%）などがある．発症時期は，60～70%は分娩前（特に27週以降）で，残りは産褥期とされる．稀に肝被膜下血腫（0.9～2%），肝破裂（1.8%），肝梗塞を合併することがある．

表　Sibaiの診断基準

溶血	血清間接ビリルビン値 > 1.2mg/dl， 血清LDH > 600U/l，病的赤血球の出現
肝機能	血清AST（GOT）> 70U/l，血清LDH > 600U/l
血小板減少	血小板 < 100000/mm^3

（文献1）より一部改変して転載）

治療は早期に児を娩出し,集中治療が必要になる.肝被膜下血腫,肝破裂に対しては保存的加療あるいは外科的治療,TAE が行われる.

参考文献
1) Sibai BM, Ramadan MK, Usta I, et al: Maternal morbidity and mortality in 442 pregnancies with hemolysis, elevated liver enzymes, and low platelets (HELLP syndrome). Am J Obstet Gynecol 169: 1000-1006, 1993.

症例

基礎32 ちょっと前の症例を思い出せばわかるよね！

90代，女性．主訴：腹痛．

血液所見 白血球 16900/μl↑，CRP 41mg/dl↑．

Q さて，画像所見は？ 診断は？

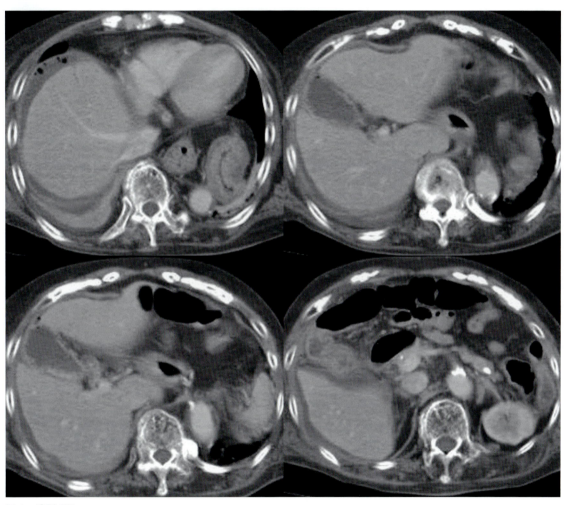

図1 造影CT

画像所見＆診断

右横隔膜下に腹水と腹腔内遊離ガス（図2-A；➡）を認める．胆囊結石（図2-C；⇨）と胆囊壁の不整な肥厚があり，胆囊周囲の脂肪織濃度が上昇している．また，胆囊内，外に air bubbles（図2-B，C；内：→，外：➤）を認める．気腫性胆囊炎の穿孔を疑う．

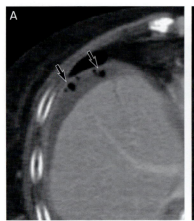
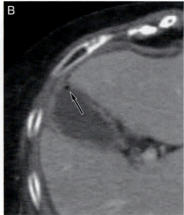
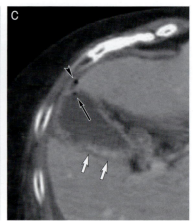

図2　造影CT

経過

緊急開腹にて胆囊摘出術が施行された．手術にて胆囊壁に穿孔部が確認され，病理にて壊疽性胆囊炎の診断を得た．胆汁培養にて嫌気性菌である *Clostridium perfringens* が検出された．

診断

嫌気性菌による気腫性胆囊炎の穿孔

解説

気腫性胆囊炎は，胆囊壁の虚血にガス産生菌感染を合併した状態で，緊急胆囊摘出術を要する疾患のひとつである．通常の胆囊炎に比べて無石性であることが多く，糖尿病の合併率が高い[1]．病態は，動脈硬化による胆囊壁の虚血性変化と，ガス産生菌（高血糖状態では嫌気下でグルコースの発酵により CO_2 が発生し，ガス産生の要因となる）の感染によって起こる[1]．また，糖尿病性神経障害による胆汁排泄障害も原因となりうると報告されている．原因菌として，大腸菌と嫌気性菌であるクロストリジウム属が多い．

胆囊穿孔の頻度が高く（約20％），穿孔した場合，今回のように腹腔内遊離ガスを伴うことがある（腹腔内遊離ガスの原因については，基礎26，p.106表参照）．また，穿孔を伴わずに胆囊壁内のガスが，腸管気腫の場合のように腹腔内に漏出し，腹腔内遊離ガスを生じた報告を見る[2]．気腫性胆囊炎の画像に関して，単純X線写真（図3-A，B）で胆囊壁に沿ったガス像（→），内腔のガス像（＊）を認める．単純CT（図3-C）はガス像を明瞭に描出し，胆囊穿孔を示唆する壁外のガス像の検出に有用である（→）．

参考症例

A 腹部単純X線写真

B Aの拡大

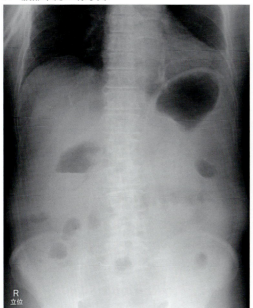
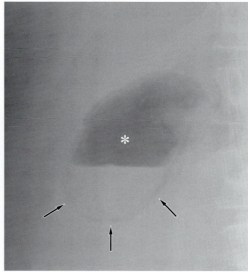

C 単純CT

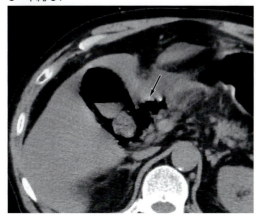

図3 気腫性胆囊炎の穿孔
60代,女性.主訴:腹痛,発熱.
腹部単純X線写真(A, B)にて胆囊内のガス像(B;＊),胆囊壁に沿ったガス像(B;→)を認め,気腫性胆囊炎が疑われた.単純CTで,胆囊内,胆囊壁のガス像以外に周囲脂肪組織の濃度上昇,壁外のガス像(C;→)を認め,胆囊穿孔と考える.

参考文献

1) 吉田瑛子,比嘉眞里子,土井綾乃・他:著明な高血糖と急性気腫性胆囊炎を合併した2型糖尿病の1例.東邦医会誌 60: 276-281, 2013.
2) 板倉由幸,香川幸司,山本悦孝・他:臨床・研究腹腔内遊離ガス像を認めた急性気腫性胆囊炎の1例.島根医学 32: 38-42, 2012.

ちょっと豆知識

これって血性腹水？ 膿性腹水？

> 60代，女性．他院にて絞扼性腸閉塞が疑われ，単純CT（図1）と造影CTが撮影された．CTでは腹水貯留を認めるのみで，腸閉塞・腸管虚血の所見は見られず，精査目的で紹介となった．入院加療にて腹部症状は改善し，血液所見にて炎症所見は認めなかった．

初回CT撮影の2日後に，再度単純CT（図2）が撮影され，腹水の吸収値上昇が見られた．

「え！血性腹水？膿性腹水？この方，腹部症状も炎症所見もないのに…」

念のため腹水穿刺を行ったが，腹水は水様性透明で漏出性であった．

本症例の血液所見は血清クレアチニン2.9mg/dl，eGFR値（推算糸球体濾過量）は13.5ml/min/1.73m^2 と高度な腎機能低下を示していた．

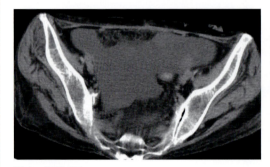

図1 単純CT

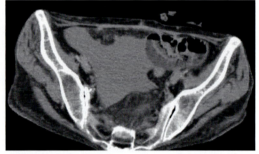

図2 単純CT（初回造影CTの2日後）

Benedettiら[1]は，造影CTを撮影して7日以内に2回以上CTを撮影した132症例の腹水のCT値の比較を行った．その結果，腹水のCT値が10HU以上上昇した症例を15例（13%）で認め，その上昇は平均16HU（10〜25HU）であった．CT値上昇は，初回造影CTから2回目の撮影期間が短い方が出現しやすく，すべて2日以内に見られた．また腎機能低下症例に優位に見られ，血清クレアチニンが1mg/dl 増加するごとに出現頻度は2倍の比率で増加する．腹水のCT値上昇を来す機序は明らかでなく，何らかの腹部疾患や外傷によって腹膜の血管透過性が亢進し，さらに腎機能低下によって体内に水溶性ヨード造影剤が停滞したことによると考えられている．

以上，「**特に腎機能低下症例に造影CTを撮影し，2日以内に再度CTを行った場合，腹水のCT値が上昇することがある**」ことを常に頭に入れて読影することが，過度の検査，治療を回避させることができる．

参考文献

1) Benedetti N, Aslam R, Wang ZJ, et al: Delayed enhancement of ascites after i.v. contrast material administration at CT: time course and clinical correlation. AJR 193: 732-737, 2009.

症例 基礎33

解剖の知識があれば，診断にたどり着ける

40代，女性．主訴：急激な心窩部痛．

現病歴	就寝前に急激な心窩部痛を自覚し，救急搬送された．
既往歴	特記すべきことなし．
血液所見	（血液一般）白血球 13800/μl↑，それ以外は正常値内． （血液生化学）CPK，LDH，BUN とも正常値内．
動脈血ガス分析	pH7.58↑（正常値 7.35〜7.45），$PaCO_2$ 12.3mmHg↓（正常値 35〜45），PaO_2 143.1mmHg↑（正常値 75〜100），HCO_3 11.6mEq/l↓（正常値 20〜26），base excess −10.3mEq/l↓（正常値 −3〜+3），アニオンギャップ 25.7↑（正常値 10〜14）．

（住友病院放射線科 山本浩詞先生のご厚意による）

Q さて，画像所見は？ 診断は？

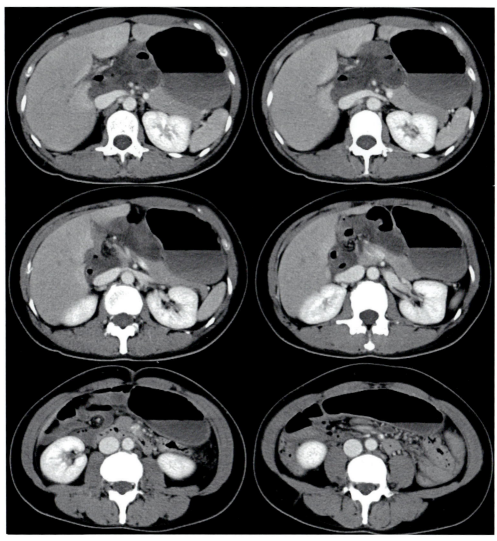

図1 造影CT

画像所見＆診断

胃体部に内側，膵臓の腹側つまり網嚢内に air-fluid レベルを有した小腸の集簇（図2-A；＊）を認め，腸間膜の浮腫を伴い，絞扼性腸閉塞を疑う．さらに小腸の集簇は，下大静脈（IVC）と門脈（PV）との間（WF：Winslow 孔）に続き（図2-A；→），腸間膜脂肪織の血管が上腸間膜動静脈まで連続するのを確認できる（図2-B，C；→）．以上より，Winslow 孔ヘルニアと考える．

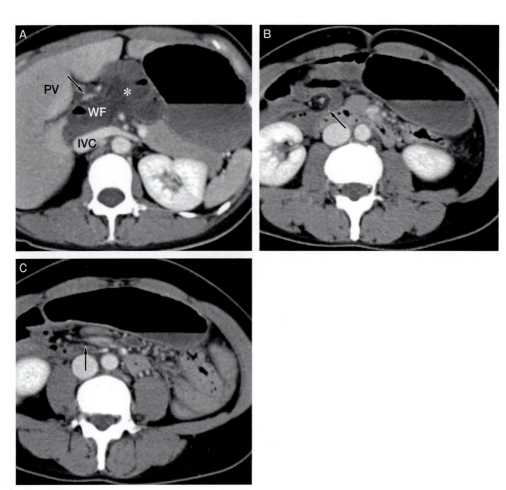

図2 造影 CT

術中所見
開腹にて約 90cm の小腸の Winslow 孔への嵌頓を認め，嵌頓した小腸は暗赤色に壊死していたため，切除術を行った．

診断
Winslow 孔ヘルニアによる絞扼性腸閉塞

解説

① **網嚢の解剖（図3，4）**：網嚢は，前壁は胃および小網［肝胃間膜（HGL），肝十二指腸間膜（HDL）］，胃結腸間膜，胃脾間膜，後壁は膵臓，腎臓，副腎の前面を覆う壁側腹膜からなる空間で，下大静脈，門脈本幹（PV）の間のWinslow孔（網嚢孔）で腹腔内と連続する．

② **Winslow孔ヘルニア（図3[3]，4）**：Winslow孔を介した網嚢内への内ヘルニアで，内容は小腸が60〜70%を占め，それ以外に終末回腸，盲腸，上行結腸がある．稀に横行結腸，大網，胆嚢の報告を認める．症状は，腹痛，嘔吐，嘔気などのイレウス症状がほとんどで，特徴的ではない．CT所見[1]〜[3]は，以下の通りである．

1) 網嚢内にair-fluidレベルを伴った腸管の集簇を認め，胃を腹左外側に圧排する．
2) 網嚢内の腸管の集簇，腸間膜脂肪織が門脈と下大静脈間に向かって収束する．
3) 門脈と下大静脈の間に腸管と腸間膜脂肪織，血管群を認め，腹腔内に連続する．

治療は外科手術による脱出腸管の整復で，壊死腸管を認める場合には切除が必要である．また，Winslow孔を縫縮することもある．

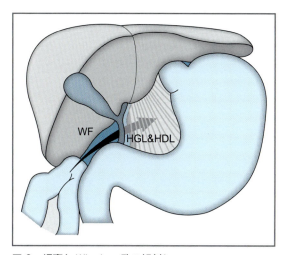

図3　網嚢とWinslow孔の解剖シェーマ
HDL：肝十二指腸間膜，HGL：肝胃間膜，WF：Winslow孔
（文献3）より改変して転載）

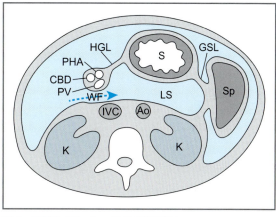

図4　網嚢とWinslow孔の横断面のシェーマ
Ao：大動脈，CBD：総胆管，GSL：胃脾間膜，HGL：肝胃間膜，IVC：下大静脈，K：腎臓，PHA：固有肝動脈，PV：門脈，S：胃，Sp：脾臓，WF：Winslow孔

参考文献

1) Takeyama N, Gokan T, Ohgiya Y, et al: CT of internal hernias. RadioGraphics 25: 997-1015, 2005.
2) Doishita S, Takeshita T, Uchima Y, et al: Internal hernias in the era of multidetector CT: correlation of imaging and surgical findings. RadioGraphics 36: 88-106, 2016.
3) Martin LC, Merkle EM, Thompson WM: Review of internal hernias: radiographic and clinical findings. AJR 186: 703-717, 2006.

消えた胆石!?

> 5歳，女児．肝胆道系酵素上昇のため腹部超音波検査（図1-A）を行うと，胆囊内に結石を2個認めた（→）．23日後に超音波検査（図1-B）を行うと，それらの結石が消失していた．なぜ？

A 受診当日

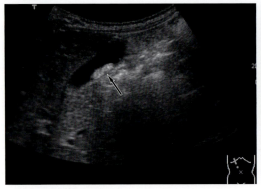

B Aの23日後

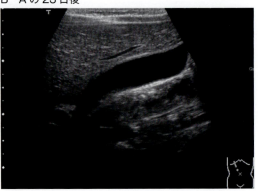

図1 腹部超音波検査

　病歴をチェックすると，1回目の超音波検査の1か月前に炎症反応高値のためセフトリアキソンナトリウム（ceftriaxone sodium：CTRX．商品名：ロセフィン®）を20日間投与されていた．したがって，CTRXによる偽胆石症と考える．

　CTRXは，血中においてその約90％が血清アルブミンと結合して組織へ移行する．残りの55％が腎から，45％が胆汁から排泄される．CTRXはカルシウムイオンとの親和性が高く，胆囊内でCTRXの濃度が高くなるとカルシウムイオンと結合して沈殿し，カルシウム結石を形成し，偽胆石と呼ばれる[1]．ほとんどは無症状であるが，腹痛を生じることがあり，さらには総胆管への嵌頓，急性壊死性胆囊炎，急性膵炎を合併した報告を見る．小児例がほとんどであるが，成人にも起こりうる．投与中止により，自然排石あるいは消失するとされている．

　超音波検査では音響陰影を伴う高エコーとして描出され，単純CTでは高吸収域として描出されるため，通常の胆囊結石との区別は困難である．特に小児に胆囊結石を見た場合，CTRXの投薬をチェックすることが重要である[1]．

参考文献

1) 絹卷暁子, 新井勝大, 小田切邦雄：セフトリアキソンナトリウム（CTRX）に起因した偽胆石．小児科臨床 61: 1091-1094, 2008.

症例

> この怖い疾患．症状が非特異的で，画像診断が重要

基礎34 60代，男性．主訴：腰背部痛，発熱．

現病歴 腰背部痛，発熱を主訴に受診され，尿管結石および尿路感染症の疑いのもと，単純CTが依頼された．

血液所見 白血球 11800/μl↑，CRP 20.2mg/dl↑．

（大阪医科大学症例）

Q さて，画像所見は？ 診断は？

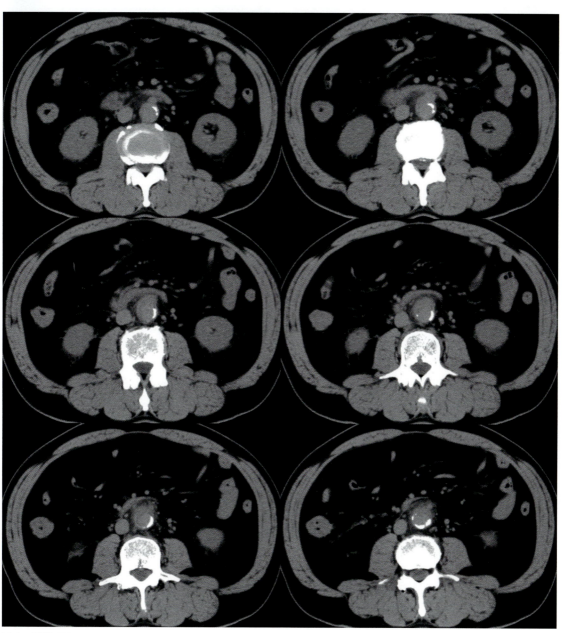

図1 単純CT

画像所見 & 診断

十二指腸 3rd portion レベルの腹部大動脈腹側に軟部影を認め（図2；→），周囲脂肪濃度の上昇を伴い，感染性大動脈瘤が疑われる．造影 CT にて瘤に血栓形成を認める（図3；→）．

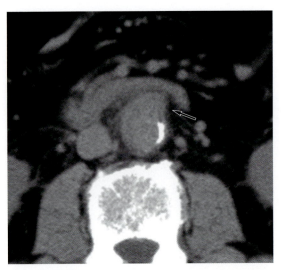

図2　単純 CT

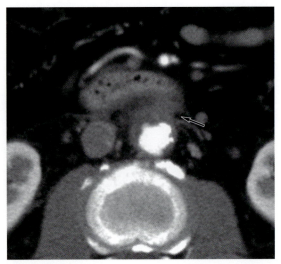

図3　造影 CT

経過

緊急入院によって抗生剤の点滴を開始し，炎症所見は改善してきた（図4）．しかし，画像上，感染性大動脈瘤の潰瘍様突出像（ulcer-like projection：ULP）は日単位で大きくなり（図5），入院 11 日目に人工血管置換術が施行された．

診断

感染性大動脈瘤

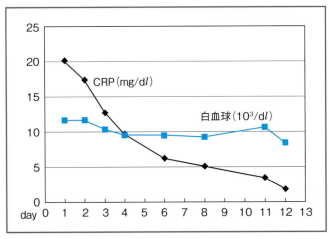

図4　白血球，CRP 値の推移

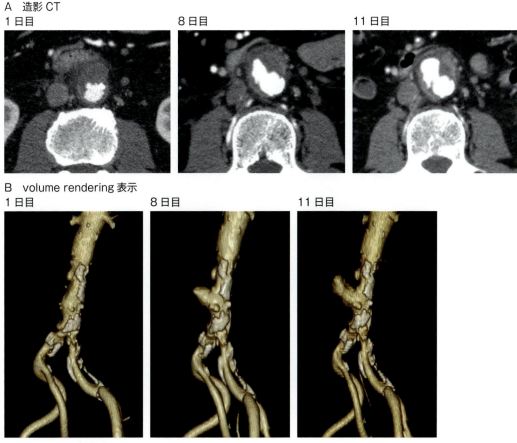

図5 造影CT所見の推移

解説　感染性大動脈瘤は，感染により動脈壁構造が破壊されて生じる瘤で，大動脈瘤全体の0.7〜2.6%を占める．原因として，感染性心内膜炎，菌血症，隣接する感染巣からの波及，交通外傷，医原性などがあり，危険因子として糖尿病，悪性腫瘍，免疫抑制剤，ステロイド投与などが挙げられる．起因菌は，グラム陽性球菌（ブドウ球菌など），グラム陰性桿菌（サルモネラ菌など），結核菌，真菌などがある．本症が疑われた場合，抗菌スペクトラムの広い抗生剤が投与される．

　血液所見では炎症反応上昇を認め，血液培養によって起炎菌を同定するが，約26%で陰性である．症状は，発熱，腹痛，背部痛などが非特異的である．画像所見は，限局した囊状瘤で周囲脂肪濃度の上昇を認める．膿瘍形成やガス産生を認めたり，椎体への炎症波及による骨髄炎，消化管への炎症波及による穿破（図6）を認めることがある．治療は，抗生剤投与によって感染が沈静化してから，速やかに人工血管置換術を行うのが一般的である．

　最近では，ステントグラフト内挿術を行った報告を散見するが，感染性大動脈瘤に対して相対的禁忌で，外科的血行再建術の適応のない全身状態不良例や外科手術前の緊急避難的暫定処置として施行されることがある．症状は非特異的で，抗生剤投与にて炎症反応は沈静化するが，感染性瘤は脆弱であるため拡大，破裂，穿破することがあり，画像による早期診断，早期治療および厳重な経過観察が重要である．

参考症例

A 単純CT（初回）
a 十二指腸水平脚レベル

b aの直尾側レベル

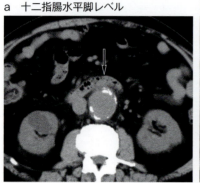
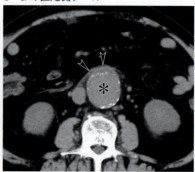

B 造影CT（入院49日目）
a 十二指腸水平脚レベル

b aの直尾側レベル

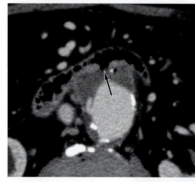
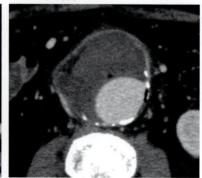

C MPR矢状断像

D Cの拡大

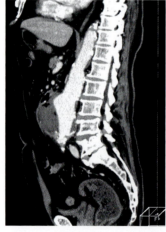
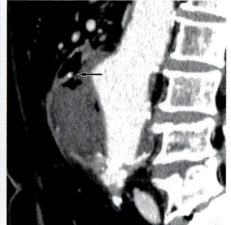

図6 十二指腸に穿破した感染性大動脈瘤
70代，男性．主訴：発熱，腹痛，腰痛．血液所見：白血球 17690/μl ↑，CRP 26.5mg/dl ↑．
初回のCT（A）で，十二指腸水平脚（Aa；→）レベルに腹部大動脈瘤（Ab；＊）を認め，腹側の周囲脂肪濃度の上昇および後腹膜の肥厚を伴い（Ab；▶），感染性大動脈瘤と考える．血液培養にてカンピロバクター（*Campylobacter fetus*）が検出され，抗生剤投与を行った．炎症反応は沈静化したが，瘤の拡大を認め，手術が予定されていた．入院49日目に突然の吐血を認め，造影CT（B）が撮影され，MPR矢状断像（C）が作成された．壁在血栓を有した瘤の拡大を認め，血栓内にairを伴う．また，瘤の十二指腸3rd portionへの穿破（Ba, D；→）を認め，吐血の原因と考えられた．

症例 基礎35

若い子に好発するこの疾患…今回は中身が特徴的

15歳，女性．主訴：左下腹部痛．

現病歴	朝から嘔気と左下腹部痛が出現し，受診した．
既往歴	特記事項なし．
血液一般・生化学所見	特記すべき異常なし．

Q さて，画像所見は？ 診断は？

A　T1強調像

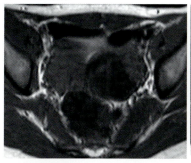 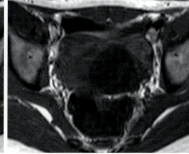 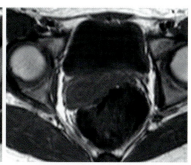

B　T2強調像

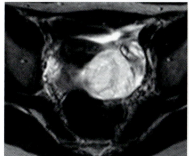 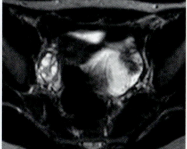 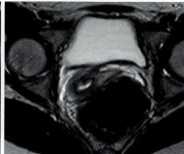

C　T2強調冠状断像

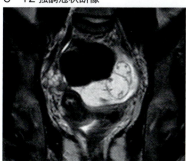 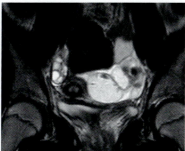 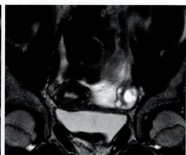

図1　MRI

D 造影T1強調冠状断像

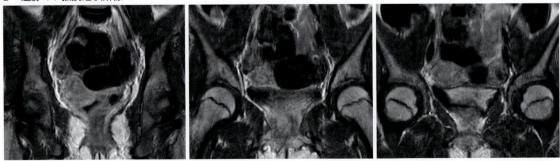

図1　MRI（続き）

画像所見＆診断

　　子宮左側に囊胞性病変を認め，内容液はT1強調像で尿と比較し軽度高信号，T2強調像でほぼ等信号を呈する（図1-A, B）．T2強調冠状断像にて，囊胞性病変は蛇行した管状構造物として描出され，外側に低信号域を認める（図2-A；→）．また，管状構造物の内腔には特徴的なヒダ（図2-A；▶）を認める．造影T1強調冠状断像（図2-B）では管状構造物の壁の濃染が乏しい．T2強調像での低信号域に一致して一部濃染を認める（図2-B；→）．左卵巣は良好に濃染

A　T2強調冠状断像

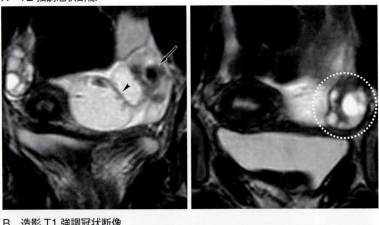

B　造影T1強調冠状断像

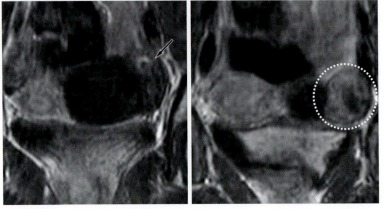

図2　MRI

する（図2：⋯で囲った部分）．

読影

骨盤内の囊胞性病変に遭遇した場合，卵巣囊腫，卵巣由来囊胞性腫瘍，卵管留水腫，留膿腫，留血腫，Meckel憩室，重複囊胞，虫垂由来粘液囊腫などが鑑別に挙がる．

そこで冠状断像では，囊胞性病変は管状構造として描出され，内部に特徴的なヒダを認める．よって卵管が疑われ，囊胞性病変は卵管留水腫と考える．

さらに造影T1強調像にて卵管留水腫と思われる管状構造物の壁の濃染が不良で，正常卵巣は良好に濃染し，卵管留水腫の単独捻転が強く疑われる．

経過

左卵管留水腫の単独捻転の診断のもと緊急手術となった．手術所見（図3）では，女子手拳大に腫大した左卵管留水腫を認めた（＊）．赤紫色を呈し，卵管峡部で反時計回りに720°捻転していた（→）．卵管采は4cm大に腫大し，暗赤色に変色した出血性変化を認め（▶），同部位がT2強調像での低信号域を反映していると思われた（図2-A；→）．左正常卵巣，淡黄色の腹水を認めた．

以上より，左卵管留水腫の単独捻転によって卵管が壊死に陥ったと診断し，左卵管切除術を施行した．卵管の内容液は淡血性であった．

診断

左卵管留水腫の単独捻転

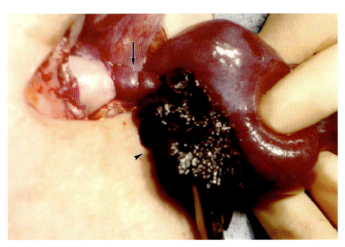

図3　手術所見

解説

卵管単独捻転は卵管のみが捻転した状態（図4）で，きわめて稀で，その発症頻度は150万人に1人程度とされている[1]．生殖可能年齢の女性に発症し，12～15歳に最も多いとされている[2]．発症原因は十分に明らかにされていないが，卵管自体の原因として卵管の過長，蛇行といった解剖学的異常や卵管留水腫など，また卵管外の原因として骨盤内炎症，妊娠，傍卵管囊胞などが挙げられている．このなかでも，今回のように卵管留水腫が卵管捻転の原因とされる場合が最も多い[3]．

若年女性の卵管留水腫の原因は不明であるが，先天的な異常や無症候性の骨盤内炎症などが考えられる．右卵管に多く（89.5％），その理由として左卵管がS状結腸間膜によって可動性に制限が加わることなどが挙げられる[4]．症状は主に患側の下腹部痛であるが，悪心，嘔吐など消化管症状を伴うことが多く，特異性に欠ける．治療は，卵管が壊死に陥ったため卵管切除術が施行された報告が多いが，稀に卵管捻転解除，卵管開口術によって卵管を温存した報告を見る．そのため，早期診断，早期手術が要求される[3]．

超音波検査では，卵管留水腫を示唆する特徴的な卵管ヒダを有した嚢胞あるいは管状構造物を認め，捻転した場合，捻転部にくちばし状の局所的な内腔の狭小化を認める．CTでは，捻転卵管は嚢胞構造あるいは拡張した管状構造として認められる．子宮の捻転側への偏位を認めることがある．MRIでは，拡張，蛇行した管状構造として認識され，今回のように管状構造内に卵管ヒダを認めれば，診断は容易である．しかし，高齢者では卵管ヒダが菲薄化して検出できないことがある．捻転した場合，捻転部のくびれ，捻じれを認め，卵管内の出血や卵管壁の造影効果不良を認めることがある．そこで注意すべき点として，卵管は子宮および卵巣動脈の二重支配であり（図4），卵管根部で捻転しても卵巣動脈から血流を受けることがあるため，カラードプラ超音波検査での卵管壁の血流や造影T1強調像での壁の造影効果は，必ずしも捻転を否定する根拠にはならない[2]．

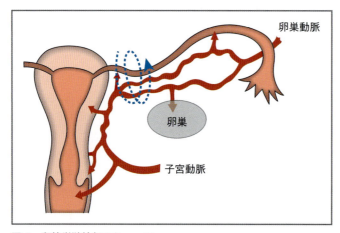

図4　卵管単独捻転のシェーマ
卵管は子宮および卵巣動脈の二重支配であり，卵管根部で捻転し子宮動脈が途絶しても卵巣動脈からの血流を受ける．

参考文献

1) Hansen OH: Isolated torsion of fallopian tube. Acta Obstet Gynecol Scand 49: 3-6, 1970.
2) 山田隆之, 風間理郎, 仁尾正記・他：Isolated fallopian tube torsionの1例．臨床放射線 56: 1889-1893, 2011.
3) 福田篤久, 江角元史郎, 竜田恭介・他：思春期に発症した卵管捻転の1例．日小外会誌 48: 229-235, 2012.
4) Origoni M, Cavoretto P, Conti E, et al: lsolated tubal torsion in pregnancy. Eur J Obstet Gynecol Reprod Biol 146: 116-120, 2009.

症例

基礎36 60代，男性．主訴：心窩部痛．

この疾患，診断と同時に原因も考えよう

既往歴	真性多血症．
血液所見	赤血球 5.92×10^6↑，Hb 16.5g/dl↑ 血小板 25.8×10^4/μl，白血球 5400/μl，D-dimer 1.29μg/ml↑，FDP-B 4.7μg/ml．

Q さて，画像所見は？ 診断は？

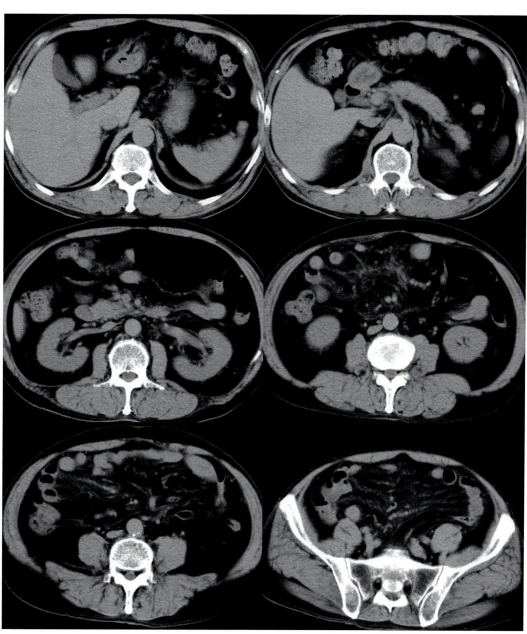

図1 単純CT

画像所見＆診断

腸間膜の浮腫，腸間膜内の静脈枝の拡張（venous engorgement，図2-B）を認め，小腸の壁肥厚（図2-B；→）が指摘される．また上腸間膜静脈（superior mesenteric vein：SMV）内に低吸収域を認め（図2-A；→），血栓が疑われ，SMV血栓症と考える．

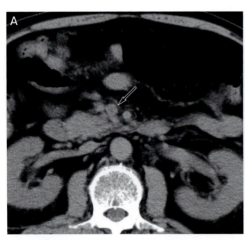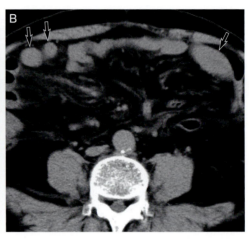

図2 単純CT

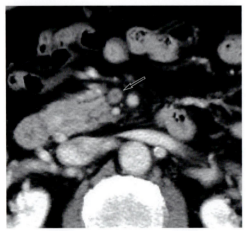

図3 造影CT

経過

造影CT（図3）にて静脈壁が濃染し，内腔に欠損（central lucent sign；→）を認め，SMV血栓症と診断される．SMV血栓症と診断された場合，特発性か，2次性か，また2次性であればその原因を検索する必要がある．今回は真性多血症の既往があり，2次性SMV血栓症と診断された．ヘパリンによる抗凝固療法を開始し，症状は消失し，血栓の進展は認めなかった．

診断

真性多血症による2次性上腸間膜静脈（SMV）血栓症

解説

上腸間膜静脈（SMV）血栓症は比較的稀な疾患で，特発性，2次性に分類される．2次性は約80％を占め，その原因（表1）は肝硬変，門脈圧亢進症，腹部手術，炎症，外傷，凝固阻止因子欠乏症などがある．腹部手術では脾臓摘出後に門脈・上腸間膜静脈血栓を生じることがあり，その原因として，①一過性の血小板増多，②門脈血流量，圧低下，③脾静脈stumpの血流停滞，が挙げられている．症状は腹痛，嘔気，嘔吐，下痢，下血など非特異的で，診断にて画像の担う役割が大きい．血液所見にてD-dimerの上昇が補助的診断として役立つ．血栓は通常，腸間膜内の静脈アーケード（venous arcade）に形成され，中枢側，末梢側に進展すると考えられている．静脈アーケードは吻合しているため，血栓が形成されても側副血行路が発達しやすいが，進

展し直静脈から壁内静脈に血栓が形成されると腸管に出血性壊死が生じる．よって，早期診断，早期治療が必要となる．

単純CTにて，①SMV内の低吸収域あるいは高吸収域（急性期血栓；図2，4），②SMV周囲の脂肪濃度上昇（図4），③腸管壁肥厚あるいは浮腫性壁肥厚（図2，5，6），④air-fluidレベルあるいは液体による腸管拡張（図5，6），⑤腸間膜浮腫，腸間膜内の静脈枝拡張（venous engorgement；図2，5，6），⑥腸管壁内気腫（図6），門脈ガス，⑦腹水貯留（図5，6），⑧腹腔内遊離ガス（free air）が挙げられる．SMV血栓症は緩徐な経過をたどるため，腹部CTの読影の際，SMV内の濃度を注意深く観察する必要がある．

造影CTでは，上腸間膜静脈内に造影欠損（図2，4～6）を認める．また，静脈壁が濃染し，内腔が欠損するcentral lucent sign（図2，4，6）を認めることがある．central lucent signに見られる静脈壁の肥厚，濃染の原因として，静脈血栓症によって炎症性サイトカイン（interleukin-6など）が増加し，それによって白血球が誘導され，血管壁の栄養血管であるvasa vasorumの拡張と透過性亢進が生じたことによると考えられる[1)2)]．また腸管の静脈うっ滞を反映して，全層性濃染を伴った腸管壁肥厚（図6），ターゲットサインを伴った浮腫性肥厚（図5，6）

表1　上腸間膜静脈（SMV）血栓症の分類

・特発性
・2次性
1. 肝硬変，門脈圧亢進症
2. 腹部手術：脾臓摘出など
3. 炎症：急性膵炎，憩室炎，虫垂炎，炎症性腸疾患，敗血症など
4. 外傷
5. 凝固阻止因子欠乏症：プロテインC，S，アンチトロンビンⅢ欠損
6. 線溶系機能低下：プラスミノゲン異常症
7. 抗リン脂質抗体症候群：ループスアンチコアグラント，カルジオリピン抗体
8. 凝固異常：フィブリノゲン異常症
9. 骨髄増殖性疾患：真性多血症など
10. 悪性腫瘍
11. 妊娠
12. 経口避妊薬
13. フィブリノゲン製剤
14. 腸閉塞：軸捻転，腸重積など

表2　上腸間膜静脈（SMV）血栓症のCT所見

① SMV内の血栓	a. 単純CTにてSMV内の低吸収域あるいは高吸収域（急性期血栓）
	b. SMV内の造影欠損，静脈壁の濃染（central lucent sign）
② 静脈還流障害	
1）腸管，腸間膜の血流うっ滞	a. SMV周囲の脂肪濃度上昇
	b. 腸間膜浮腫，腸間膜内の静脈枝拡張（venous engorgement）
	c. 腸管壁肥厚（全層性濃染）あるいは浮腫性壁肥厚（target sign）
	d. 腹水貯留
2）腸管への酸素供給が低下し，腸管蠕動運動低下（麻痺性腸閉塞）	air-fluidレベルあるいは液体による腸管拡張
3）腸管虚血	a. 腸管壁内気腫，門脈ガス，b. 腸管壁の造影不良
4）腸管壊死	a. 腸管壁の断裂，b. 腹腔内遊離ガス（free air），c. 腸管壁の造影欠如

が見られる．さらに腸管虚血が生じると，腸管壁の造影不良域（**図5**），腸管壊死は腸管壁の断裂，腸管壁の造影欠損（**図6**）として描出され，穿孔すると腹腔内遊離ガス（free air）を認める．また晩期の合併症として腸管狭窄があり，単純性腸閉塞で発症することがある．

血管造影所見は，①動脈相の遅延，②肥厚した腸管壁への造影剤の停滞，③側副血行路の描出，④静脈相の静脈枝の欠如，⑤静脈内の透亮像，がある．

門脈・上腸間膜静脈血栓症の治療として，①抗凝固療法：ヘパリン，ワーファリン，②血栓溶解療法（全身投与，上腸間膜動脈動注療法）：ウロキナーゼ，t-PA（tissue plasminogen activator），③経皮経肝的門脈・腸間膜静脈血栓溶解・除去，④小開腹下経回結腸静脈的門脈・腸間膜静脈血溶解療法・血栓除去術，⑤ TIPS（transjugular intrahepatic portosystemic shunt）ルートによる門脈・腸間膜静脈内の血栓溶解，吸引が挙げられる．腸管虚血，壊死を回避するため，上腸間膜静脈の末梢まで薬剤を到達させるには，上腸間膜動脈動注による血栓溶解療法が有用とされる（**図6**）．

参考症例

A　単純CT

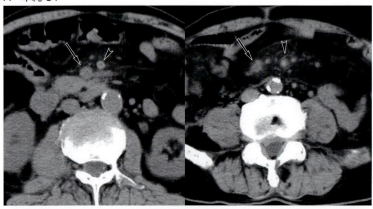

B　造影CT

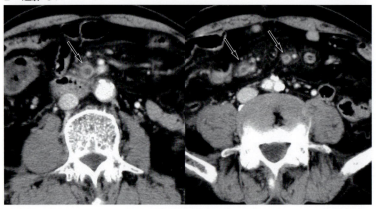

図4　特発性上腸間膜静脈血栓症
80代，男性．主訴：右下腹部痛．
A：上腸間膜静脈内に低吸収域（→），空腸静脈に高吸収域（▶）を認め，周囲に脂肪濃度上昇を伴い，上腸間膜静脈血栓症が疑われる．
B：上腸間膜静脈，空腸静脈の血管壁が濃染し，内腔が欠損する central lucent sign を認める（→）．
ヘパリンによる抗凝固療法を開始し，症状は消失し，血栓の進展は認めなかった．

Case 36   149

造影 CT

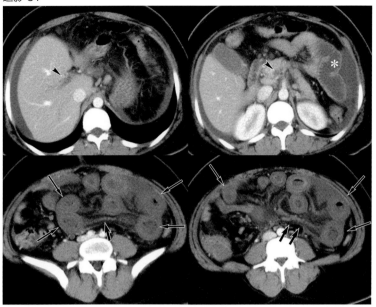

図5 先天性無フィブリノゲン血症に対するフィブリノゲン製剤投与での2次性門脈・上腸間膜静脈血栓症
19歳，男性．主訴：右下腹部痛．既往歴：8年前に脾破裂で脾臓摘出術施行．門脈，上腸間膜静脈に血栓（►）を認め，腸間膜の浮腫，腸間膜内の静脈枝の拡張（venous engorgement），造影不良（→），腹水を伴う．液体による腸管拡張（＊）を部分的に認め，麻痺性腸閉塞を疑う．小腸の浮腫性壁肥厚を認め，壁の造影不良（→）も指摘され，高度な腸管虚血あるいは腸管壊死が疑われる．
以上より，緊急開腹手術が施行され，小腸広範切除が施行された．

1 画像診断トレーニング 基礎編

A 造影CT（第1病日）

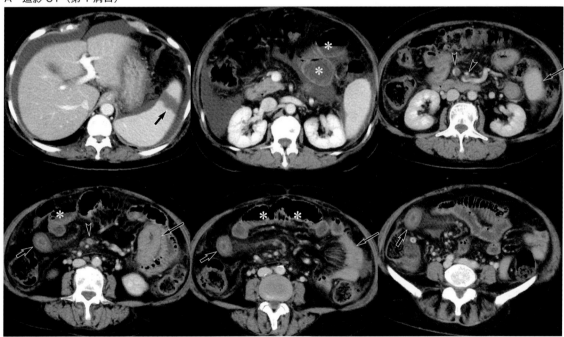

図6 C型肝硬変，抗リン脂質抗体症候群による2次性上腸間膜静脈血栓症
50代，女性．主訴：腹痛，発熱．
A：上腸間膜静脈，空腸静脈に血栓（►）を認め，腸間膜の浮腫，腸間膜内の静脈枝の拡張（venous engorgement），造影不良，腹水を伴う．air-fluid レベル，あるいは液体による腸管拡張（＊）を部分的に認め，麻痺性腸閉塞を疑う．小腸の浮腫性壁肥厚（→）を認め，腸管虚血が疑われる．脾梗塞と思われるくさび状の造影欠損（➡）を認め，門脈圧亢進が原因と考えられる．

B 造影CT（第4病日）

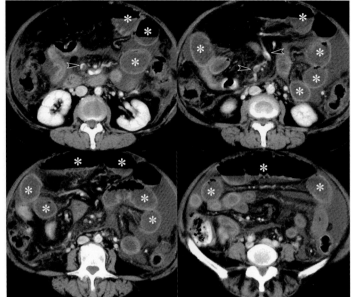

C TIPSルートからの血管造影
（第4病日）

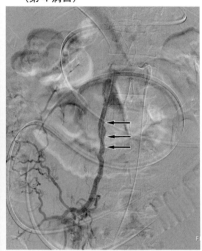

D TIPSルートからの血管造影
（第11病日）

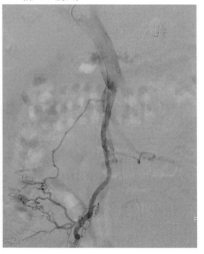

E 造影CT冠状断像（第19病日）

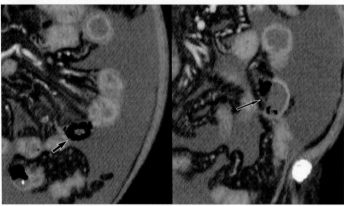

図6　続き
B：上腸間膜静脈，空腸静脈に血栓（▶）を認め，腸間膜の浮腫，腸間膜内の静脈枝の拡張（venous engorgement）が前回より増強する．また，air-fluid レベルあるいは液体による腸管拡張（＊）も広がり，麻痺性腸閉塞の増悪を示唆する．以上，腸管，腸間膜の静脈還流障害の増悪の一因として門脈圧亢進による上腸間膜静脈血栓が考えられ，TIPS（transjugular intrahepatic portosystemic shunt）によって右肝静脈－門脈右枝短絡路を形成した．
C：上腸間膜静脈の中枢に血栓による透亮像（→）を認め，末梢までカテーテルを進めて，ウロキナーゼ持続投与による血栓溶解を行った．
D：上腸間膜静脈の血栓の減少を認める．
E：腹部症状は乏しかったが，小腸の一部に腸管壁内気腫（➡），腸管壁の造影欠損（→）を認め，腸管壊死と考えられ，緊急開腹手術が施行された．Treitz 靱帯から約 130cm の部位に約 10cm の腸管壊死を認め，切除術が施行された．TIPS による上腸間膜静脈の血栓溶解によって上腸間膜静脈の血流改善はでき，広範な腸管虚血を軽快させたが，腸管壊死を回避するため，上腸間膜静脈の末梢まで薬剤を到達させるには，上腸間膜動脈動注による血栓溶解療法を併用させた方が良かったかもしれない．

参考文献
1) Diaz JA: Inflammation and acute venous thrombosis. US Oncol Hematol 7: 68-71, 2011.
2) Froehlich JB, Prince MR, Greenfield LJ, et al: "Bull's-eye" sign on gadolinium-enhanced magnetic resonance venography determines thrombus presence and age: a preliminary study. J Vasc Surg 26: 809-816, 1997.

症例

> 診断するには，腸管壁の特徴を捉えることが重要！

基礎37 30代，男性．主訴：激烈な腹痛，下痢．

現病歴 生来健康であった．2週間前に腹痛，下痢にて近医を受診し，いったん軽快した．3日前より激烈な腹痛が出現し軽快しないため，救急外来を受診した．

既往歴，家族歴 特記すべきことなし．

血液所見 白血球 8400/μl↑，CRPは陰性．その他，著変なし．

Q さて，画像所見は？ 診断は？

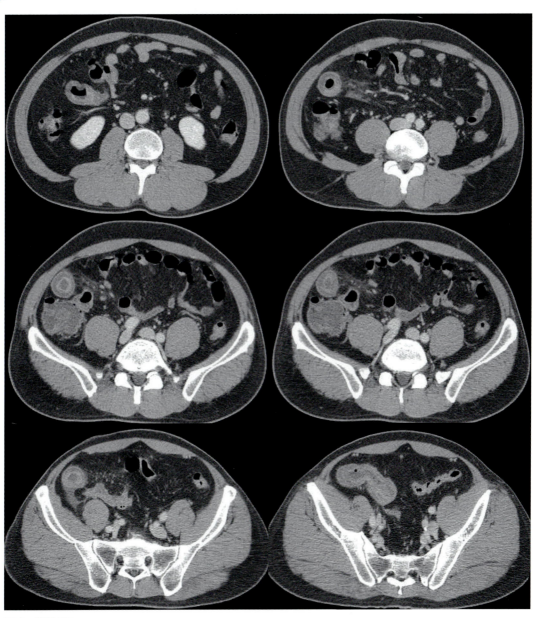

図1 造影CT

画像所見＆診断

回腸に target 状に濃染する壁肥厚を長い範囲に認め（図2；→），腸間膜の脂肪織濃度の上昇（図2-A；▻），液体貯留（図2-B；＊）を伴う．壁肥厚は，腸炎，血管炎や静脈うっ滞などの血管透過性亢進による粘膜下浮腫で見られる水に近い低吸収でなく，高吸収を呈し，腸管壁内出血が疑われる．よって，抗凝固療法，IgA 血管炎（Henoch-Schönlein 紫斑病），血友病，特発性血小板減少性紫斑病（ITP）などが疑われ，既往歴なく，血液所見で軽度白血球の上昇のみで，IgA 血管炎を最も疑った．

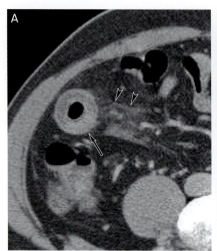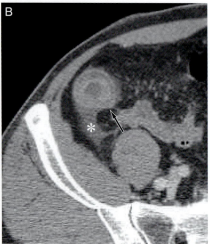

図2 造影CT

経過

受診1週間後に両下腿前面に紫斑が出現した．生検にて血管周囲の好中球浸潤とフィブリノイド変性，血管外への赤血球漏出，炎症巣周囲の白血球の核破砕像を認め，白血球破砕性血管炎と診断した．また，血中第XIII因子の活性低下を認めた．

以上より，IgA 血管炎（Henoch-Schönlein 紫斑病）と診断された．下部内視鏡（非掲載）にて回腸末端は浮腫状に肥厚し，粘膜は発赤，びらん，潰瘍が多発していた．

診断

成人発症の IgA 血管炎（Henoch-Schönlein 紫斑病）による小腸病変

解説

　IgA血管炎（Henoch-Schönlein紫斑病）は，全身の細小血管に発生するアレルギー性血管炎である．ウイルス感染，食物，薬剤など種々の外来抗原物質に対するIgA（immunoglobulin A）免疫複合体が血管壁に沈着し，これにより活性化された好中球や補体が血管壁を障害することで，血管の脆弱化，透過性亢進，出血を引き起こすと考えられている．血清IgA高値や血管壁周囲のIgA沈着を認めることがある．3～7歳の小児に好発し，成人例は少ない（5～30％）．

　症状には，紫斑（下腿伸側が好発），消化器症状，腎障害，関節症状があり，稀に痙攣発作，頭蓋内出血，陰嚢水腫，陰嚢痛[1]，びまん性肺胞障害（diffuse alveolar damage：DAD）[2]を起こすことがある．また成人例では，今回のように腹部症状が皮膚症状に先行することが10～20％に見られる[3]．

　臨床的に出血傾向を示すが，血小板数正常，血小板機能正常，PT・APTT（prothrombin time・activated partial thromboplastin time）正常を示す点が特徴的である．第XIII因子活性低下を約75％の症例に認め，ほとんどが一過性である．小児例の報告では，活性低下が高度であるほど腎炎を発症しやすい傾向にある[4]．また，長期予後は腎炎の合併に依存する．

　IgA血管炎の消化管病変の好発部位は，小腸（特に十二指腸，近位空腸，回腸末端）で，大腸，胃が続き，食道は5％と稀である．

　内視鏡所見は，びまん性発赤，浮腫，びらん，潰瘍，紫斑様病変である．

　超音波検査では，腸管のtarget状の浮腫性壁肥厚が見られ，腸管壁内出血を反映した高輝度な腸管壁を認めることがある．

　CT所見として，①比較的長い範囲の腸管のtarget状の浮腫性壁肥厚（血管透過性亢進を反映），②高吸収な腸管壁肥厚（壁内出血を反映，図3），③腸間膜浮腫，腹水（血管透過性亢進を反映）が挙げられる．また，腸重積（図4），消化管穿孔を合併することがある[5]．

参考症例

単純CT

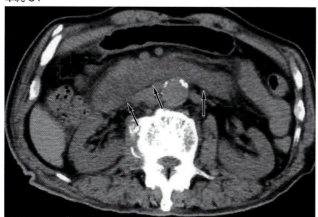

図3　IgA血管炎（Henoch-Schönlein紫斑病）による小腸病変
70代，男性．主訴：腹痛，嘔吐．
十二指腸水平脚に高吸収な全周性壁肥厚（→）を認め，周囲脂肪織に浮腫を伴う．

単純CT

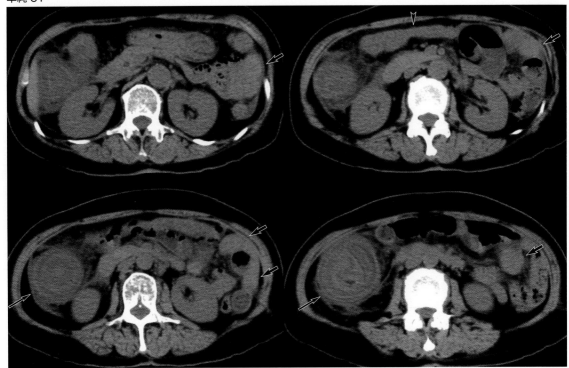

図4 IgA血管炎（Henoch-Schönlein紫斑病）による腸重積
70代，女性．主訴：腹痛，血便．
上行結腸に腸重積を示すtarget sign（→）を認め，周囲脂肪濃度の上昇を伴い，回盲部を先進部とする腸重積と考えられる．横行結腸（▶），空腸（➡）に高吸収な全周性壁肥厚を認め，周囲脂肪織に浮腫を伴う．

参考文献

1) Güneş M, Kaya C, Koca O, et al: Acute scrotum in Henoch-Schönlein purpura: fact or fiction? Turk J Pediatr 54: 194-197, 2012.
2) Nadrous HF, Yu AC, Specks U, et al: Pulmonary involvement in Henoch-Schölein purpura. Mayo Clin Proc 79: 1151-1157, 2004.
3) Chung DJ, Park YS, Huh KC, et al: Radiologic findings of gastrointestinal complications in an adult patient with Henoch-Schönlein purpura. AJR 187: W396-W398, 2006.
4) 平泉泰久，近藤富雄，浅野純一・他：Henoch-Schönlein紫斑病での血中第XIII因子活性の経時的変動と腎炎発症との関連．日小児腎臓病会誌 7: 229-232, 1994.
5) Ha HK, Lee SH, Rha SE, et al: Radiologic features of vasculitis involving the gastrointestinal tract. RadioGraphics 20: 779-794, 2000.

症例

基礎38 80代，女性．主訴：腹痛．

日常臨床でしばしば遭遇するこの疾患．画像だけに頼らないように

既往歴	高血圧症にて通院中．
現病歴	昼食後から嘔吐と腹痛が出現し，救急受診した．
血液所見	白血球 11000/μl，CRP 0.42mg/dl，LDH 221IU/l，AMY 221IU/l ↑，BUN 34mg/dl ↑，Cr 1.55mg/dl ↑．
血液ガス所見	pH 7.445，PaO$_2$ 55.4mmHg ↓，PaCO$_2$ 32.7mmHg ↓，HCO$_3^-$ 22.1mmol/l，base excess －1.2mmol/l，乳酸 2.4mmol/l．

Q さて，画像所見は？ 診断は？

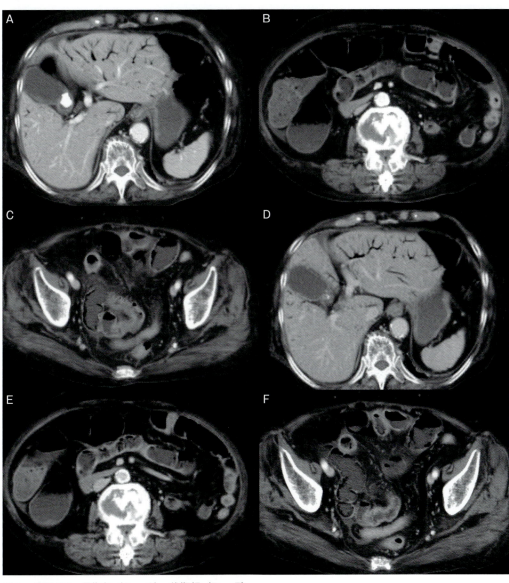

図1 造影CT 早期相（A～C），後期相（D～F）

画像所見 & 診断

　上腸間膜動脈(superior mesenteric artery：SMA，図2-B；→)本幹に明らかな血栓，狭窄を認めない．肝外側区域，前区域，尾状葉に門脈ガス(図2-A；→)を認める．また下大静脈の虚脱(図2-B；▶)を認め，脱水が疑われる．後期相では小腸の腸管気腫，腸管壁の造影不良，欠如(図3；→)を非連続性に認める．

　以上より，脱水による非閉塞性腸管虚血(non-occlusive mesenteric ischemia：NOMI)を疑う．

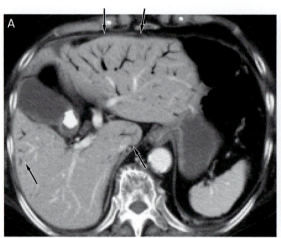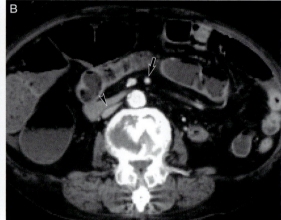

図2　造影CT（早期相）

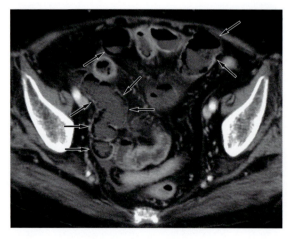

図3　造影CT（後期相）

経過

腸管壁の造影欠如より腸管壊死の可能性を挙げたが，血液所見，血液ガス所見から腸管壊死を示唆する所見を認めず，NOMIによる可逆性の腸管虚血の可能性のもと，輸液およびプロスタグランディンE1の持続静脈内大量投与を開始したところ，症状は速やかに改善した．

入院4日目に経過観察目的の腹部造影CTを撮影し，門脈ガス，腸管気腫の消失，小腸壁の造影効果を認めた．その後は経過良好で，経口摂取を再開し，入院第30日に退院となった．

診断
①脱水による非閉塞性腸管虚血(NOMI)，②可逆性の腸管虚血

解説

非閉塞性腸管虚血(NOMI)は急性腸間膜血行障害の20～30％を占めるとされ，主幹動脈[主に上腸間膜動脈(SMA)本幹]に器質的な閉塞機転は認めないが，何らかの原因で腸管に血行障害を生じ，広範囲に腸管虚血あるいは腸管壊死を来す疾患である．種々の原因による心拍出量の低下，血圧低下，脱水などによって腸管の低灌流状態が続いた場合に血管の攣縮が生じ，腸管虚血・壊死が起こる．SMA領域の発症が多く，その虚血性変化および壊死はしばしば広範囲に及び，非連続性である[1)2)]．患者の多くは高齢者で，特にICUやCCUに入院中の心臓血管手術後の患者，透析後の患者，敗血症，ショック状態の患者に発症する．腸管壊死を回避するためには早期診断，早期治療が求められる．

治療は，腸管壊死，穿孔が疑われた場合，緊急開腹による壊死腸管切除が施行される．一方，可逆性の腸管虚血と判断された場合は，①プロスタグランディンE1の静脈内大量持続投与，②SMA留置カテーテルからのパパベリン，プロスタグランディンE1，ニトログリセリンなどの血管拡張剤の持続投与が選択される．特に治療早期に末梢血管拡張作用を有するプロスタグランディンE1を経静脈的に大量持続投与することは，局所での持続動脈投与と同様の効果が期待できる．

NOMIの画像診断は，従来，腹部血管造影所見がゴールドスタンダードとされてきた．Boleyらは，NOMIにおける血管攣縮を反映した血管造影所見として，①SMAの多分枝の狭小化，②SMA分枝の拡張と狭小化の交互所見(string of sausages sign)，③腸管辺縁動脈の攣縮，④筋層内静脈の造影不良などを挙げている[3)]．

CT所見は，①SMA本幹の造影が良好で明らかな血栓，解離を認めない，②腸管壁の非連続性の造影不良域，腸管気腫が挙げられる．③腸管壁の造影欠如，菲薄化(paper thin wall)を認めた場合，腸管壊死が疑われる(図5)が，今回のように可逆性の腸管虚血の場合があり(図6)，臨床症状，理学的所見，血液所見，血液ガス所見を含めて診断することが重要である．また，④SMA領域の血流低下によって上腸間膜静脈(SMV)が虚脱し，SMVの径がSMAより細くなるsmaller SMV signも重要な所見とされるが，脱水状態や出血性ショック，高度の低蛋白血症などで認められる所見であり，注意を要する．

参考文献
1) 光吉 明，財間正純，矢内勢司・他：非閉塞性腸管虚血症(NOMI)の診断と治療．胃と腸 48：1762-1768, 2013.
2) 光吉 明，小濱和貴，竹山 治・他：MDCTによる非閉塞性腸間膜梗塞症(NOMI)の早期診断．臨外 62：283-288, 2007.
3) Boley SJ, Sprayregan S, Siegelman SS, et al: Initial results from an aggressive roentgenological and surgical approach to acute mesenteric ischemia. Surgery 82: 848-855, 1977.

参考症例

A 造影CT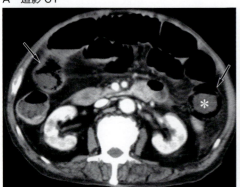

B 造影CT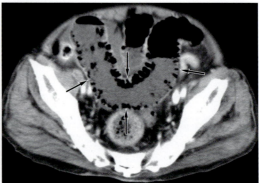

C 摘出固定標本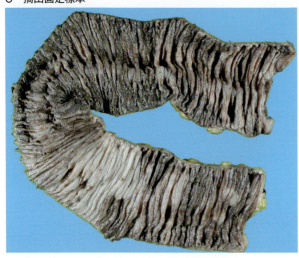

図5 腸管壊死を来した非閉塞性腸管虚血（NOMI）
80代，男性．主訴：血圧低下の後に腹痛発症．
A, B：小腸壁に非連続性の腸管気腫（→），一部腸管壁の造影不良を認め，NOMIが疑われる．また一部腸管壁の菲薄化（paper thin wall，A；＊）も指摘され，腸管壊死を疑う．
C：緊急開腹術による壊死腸管切除が施行され，摘出固定標本にて粘膜の色調が変化した出血壊死領域を非連続性，区域性に認める．

A 造影CT（発症当日）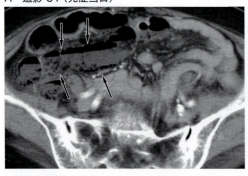

B 造影CT（第3病日）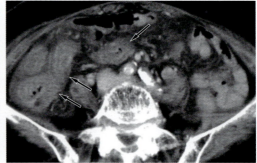

図6 可逆性腸管虚血を来した非閉塞性腸管虚血（NOMI）
70代，女性．主訴：血圧低下の後に腹痛発症．
A：回腸壁に造影欠如，腸管壁内気腫，腸管壁の菲薄化（paper thin wall）を認め（→），腸管壊死を疑う．門脈内ガスを認め，SMA本幹に閉塞起点は認めず（非掲載），NOMIによる腸管壊死が疑われたが，腹痛は鎮痛薬でコントロール可能で，腹膜刺激症状なく，血液所見，血液ガス所見でも腸管壊死を示唆する所見がないことより輸液にて経過観察した．
B：第3病日の造影CTでは，腸管壊死が疑われた回腸壁は良好に濃染され（→），浮腫性変化を伴い，血管攣縮解除後の過還流による浮腫と考える．
その後，摂食を開始し，腹部症状は認めず，第13病日に軽快退院となった．

症例

基礎 39　40代，男性．主訴：心窩部痛．

腹痛といえば，ここも必ずチェックするように！

現病歴	突然，心窩部痛を自覚し，救急受診した．
既往歴	特記すべきことなし．
血圧	147/100mmHg．
血液所見	特記すべきことなし．

Q さて，画像所見は？ 診断は？

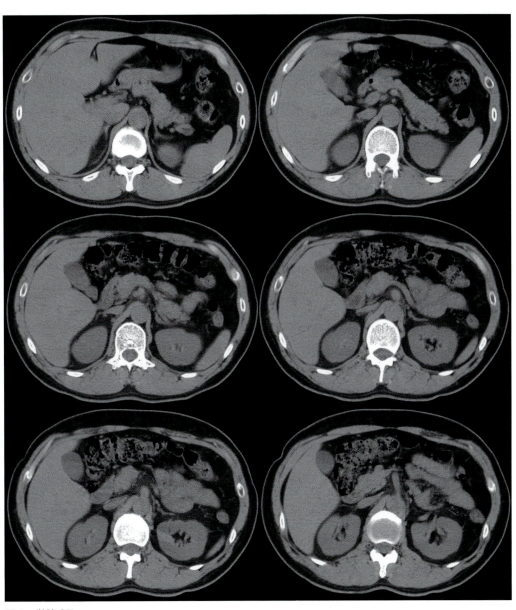

図1　単純CT

画像所見 & 診断

腹腔動脈幹の拡張，血管内腔の濃度上昇と周囲脂肪濃度の上昇を認め（図2；→），急性解離が疑われる．その他，異常所見を認めない．

経過

翌日の造影CTにて腹腔動脈幹に血栓形成を伴った偽腔（図3；→）を認め，部分的脾梗塞を合併している（非掲載）．3D-CT angiography（VR表示）により孤立性腹腔動脈解離の潰瘍様突出像（ulcer-like projection：ULP．図4；→）が明瞭に描出される．

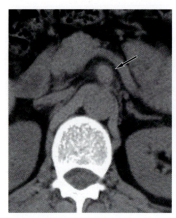 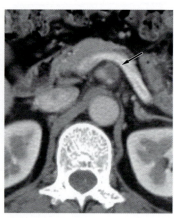 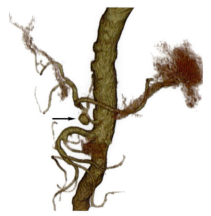

図2　単純CT　　　　図3　翌日の造影CT　　　　図4　翌日の3D-CT angiography（VR表示）

診断

孤立性腹腔動脈解離（急性期）

解説

腹腔動脈解離は非常に稀な疾患で，中高齢男性に好発し，通常腹痛で発症する．危険因子として，高血圧，動脈硬化，嚢胞性中膜壊死，分節性動脈中膜融解（segmental arterial mediolysis：SAM），弾性線維異常（Malfan症候群，Ehlers-Danlos症候群），外傷，妊娠などが挙げられるが，これらを有さない生来健康な人に発症することも稀ではない．他の内臓動脈（上腸間膜動脈，腎動脈など）の解離を合併することがある．また，今回のように塞栓によって脾梗塞を伴うことがある．

単純CTの所見[1]は，血管の拡張，血管内腔の濃度上昇，剥離内膜（intimal flap）で，特に急性期の場合，重要な所見として急性解離に伴う血管周囲浮腫を反映した血管周囲の濃度上昇が挙げられる．これらの所見は軽微なことが多く，特に中高齢男性に腹痛を認めた場合，腹腔動脈解離，上腸間膜動脈解離を意識して詳細に読影する必要がある．また，脾梗塞を見た際は，腹腔動脈幹の観察が重要である．造影CTではintimal flap，解離腔，偏在性血栓を容易に確認することができる．さらに，他の内臓動脈の解離の有無を評価する必要がある．

治療は，血圧コントロールによる保存的加療であり，塞栓症の予防のため抗血小板療法，抗凝固療法が行われることがある．保存的加療で症状が持続したり，解離が進行したりする場合は，血管内治療もしくは外科的治療が行われる．

参考文献

1) D'Ambrosio N, Friedman B, Siegel D, et al: Spontaneous isolated dissection of the celiac artery: CT findings in adults. AJR 188: 506-511, 2007.

症例 基礎40

腸管の著明な拡張といえば…これだよね

70代，男性．主訴：疲労感，胸部不快感．

現病歴 Parkinson病で通院中，一昨日より疲労感を自覚した．胸部不快感も出現し，救急受診した．

血液所見 白血球 15300/μl↑，CRP 17.9mg/dl↑．その他，特記すべきことなし．

Q さて，画像所見は？ 診断は？

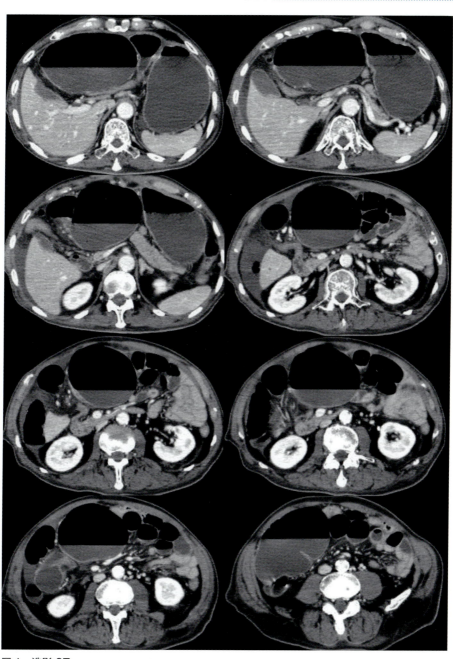

図1 造影CT

画像所見＆診断

scout view（図2）にて，右側腹部に逆C字型に著明に拡張した大腸（＊）を認め，連続して小腸（i）の拡張も認めることより，著明に拡張した大腸は盲腸，上行結腸と考えられる．盲腸

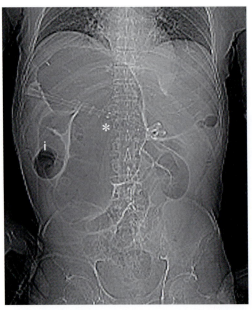

図2 scout view

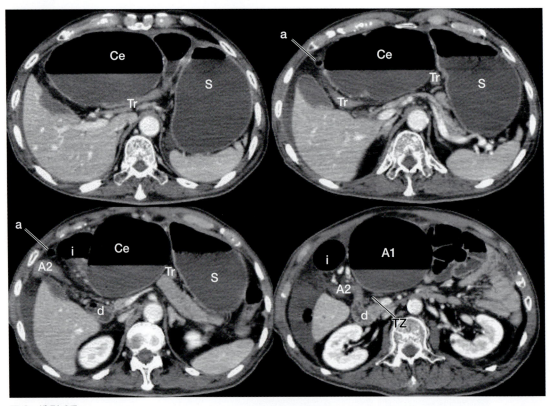

図3 造影CT

先端部は右上方で移動盲腸が疑われる．

　造影CT（図3）にて，右側腹部の著明に拡張した大腸の頭側に連続する虫垂（a），拡張した回腸末端（i）が指摘され，拡張した大腸は盲腸（Ce），上行結腸（A1）であるとわかる．拡張した大腸の肛門側では屈曲・狭小化した移行域（transition zone：TZ）を認め，それより肛門側の上行結腸（A2），横行結腸（Tr）の虚脱が指摘される（S：胃，d：十二指腸）．

経過

　MPR（図4）によって，拡張した盲腸（Ce），上行結腸（A1）と虚脱した上行結腸（A2）への移行域（TZ）に，渦巻き状に捻転した所見（whirl sign；→）を認める．

　以上の所見をシェーマ（図5）に書き，scout view（図6）になぞらえて記載すると，盲腸軸捻転が疑われる．

最終結果

　開腹にて著明に拡張した上行結腸を認め，一部黒色に変色し，壊死が疑われた．移動盲腸によって上行結腸が上方に捻れ，180°時計回りに回転していた．用手的に解除すると，上行結腸と大網，肝臓が癒着し，それが軸となって捻転したと考えられた．上行結腸の一部が壊死していたため，右半結腸切除術が施行された．

診断

盲腸軸捻転

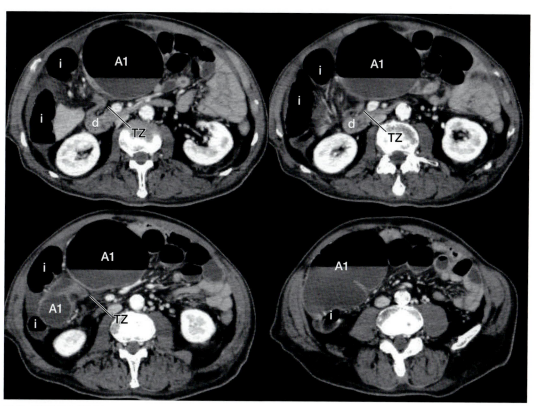

図3　造影CT（続き）

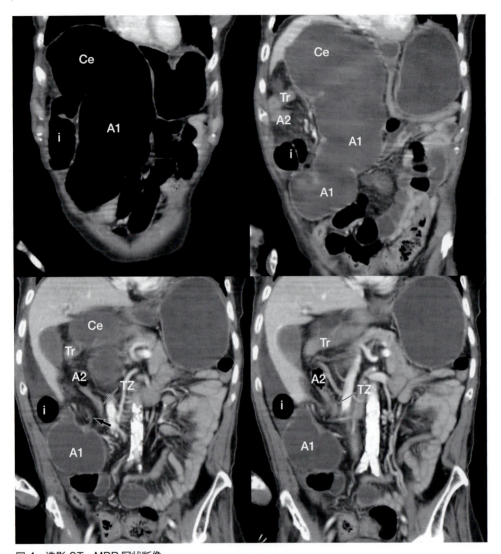

図4 造影 CT, MPR 冠状断像
A1：口側上行結腸，A2：肛門側上行結腸，Ce：盲腸，TZ：移行域

解説　盲腸軸捻転は，捻転の形式によって cecal bascule（盲腸跳ね上がり，図7）と cecal volvulus（一般的な盲腸軸捻転，図8）に分けられる．

　　cecal bascule（盲腸跳ね上がり）は，上行結腸の前方に盲腸が跳ね上がり通過障害を起こす病態で，その形態が跳ね橋に似ているため"bascule"と名付けられた．

　　cecal volvulus（一般的な盲腸軸捻転）は，腸管の長軸に沿って捻れが加わった状態をいう．盲腸軸捻転という名称は一般化されているが，通常は回腸末端から上行結腸にかけて捻転するため，右側結腸捻転症とも呼ばれる．発生原因として，今回のように移動性盲腸が挙げられ，それ以外に，
　　①癒着，索状物などによる回転軸の存在，
　　②咳嗽，嘔吐，妊娠などの移動盲腸の位置変化，
　　③便秘，長期臥床，精神疾患の合併などの盲腸内容の停滞，

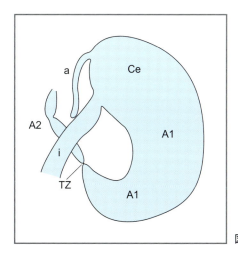

図5 術前シェーマ

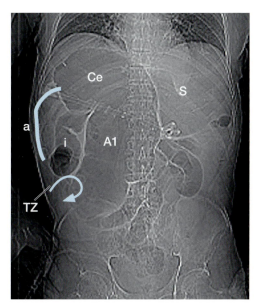

図6 scout view
a：虫垂，A1：口側上行結腸，Ce：盲腸，
i：拡張した回腸末端，S：胃，TZ：移行域

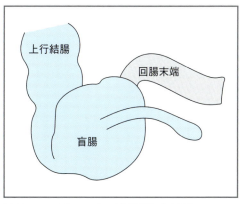

図7 cecal bascule（盲腸跳ね上がり）

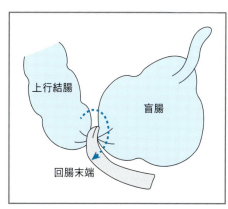

図8 cecal volvulus（盲腸軸捻転）

などが関与する.

　盲腸軸捻転の単純X線所見は，コーヒー豆様あるいは逆C字型の盲腸の著明な拡張があり，盲腸先端部が左上腹部に向いた場合は特異度が高い.

　CT所見[1]として，以下が挙げられる.

①著明に拡張した盲腸：特に径10cm以上の場合は特異度が高い.

②盲腸先端部の移動：今回は右上腹部であるが，左上腹部に向いた場合は特異度が高い.

③腸管口径の急な狭小化（移行域＝transition zone）：上行結腸の長軸に沿った捻転が移行域として描出され，捻転が進むと回腸末端部にも捻れが生じ，計2か所の移行域を認める. また，この2か所の移行域が交叉状に見えたり（X-marks-the spot sign），拡張した盲腸から二股に分かれて見えたりする（split-wall sign）. 今回は捻転が180°であったため，回腸末端に捻れを認めなかった.

④上行結腸の渦巻き状の捻れ（whirl sign）：特異度の高い所見で，今回のようにMPRでの詳細な評価が有用である.

⑤回盲部の捻れ（ileocecal twist）.

⑥小腸の拡張，遠位大腸の虚脱.

　治療は内視鏡的整復の報告も見るが，外科的処置が一般的である. 外科的処置では，捻転解除，盲腸固定術，今回のように腸管壊死，穿孔を合併した場合は，腸管切除が行われる.

参考文献

1) Rosenblat JM, Rozenblit AM, Wolf EL, et al: Findings of cecal volvulus at CT. Radiology 256: 169-175, 2010.

症例

基礎 41 ちょっと前の症例を思い出せばわかるよね！

80代，女性．主訴：意識障害，発熱，嘔吐．

現病歴	2日前に発熱，意識障害にて近医に救急搬送された．尿路感染症の診断のもと抗生剤治療がなされたが，嘔吐も出現し，紹介搬送となった．
既往歴	認知症，糖尿病．
血液一般・生化学所見	白血球 14000/μl↑，CRP 20mg/dl↑，Glu 307mg/dl↑．

Q さて，画像所見は？ 診断は？

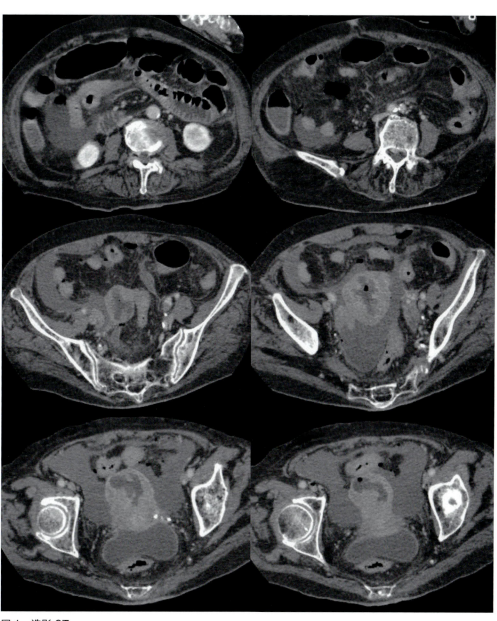

図1 造影CT

画像所見＆診断

腹水貯留を認め，前腹壁下，小腸間膜内，その他腹腔内に多数の腹腔内遊離ガスを指摘される（図2；→）．子宮内腔に液体貯留を認め（図2；＊），内部に air が指摘され（図2；▶），子宮内腔の緊満の低下，子宮底部の筋層の菲薄化を伴い（図2；➡），子宮留膿腫の破裂が疑われる．

MPR 矢状断像は，子宮留膿腫内の air（図3；▶）と底部筋層の断裂（図3；➡）を明瞭に描出する．

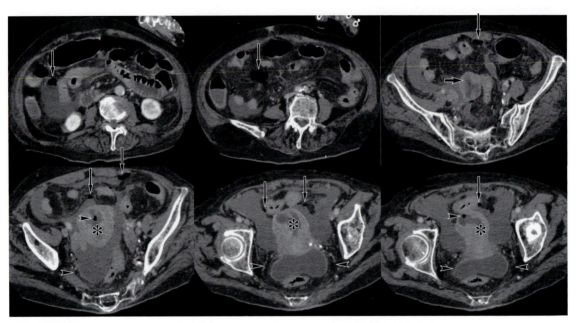

図2 造影 CT

経過

緊急で開腹術が施行され，子宮底部に1cm大の穿孔がみられ，子宮内腔に膿の貯留を認め，子宮留膿腫の破裂と診断され，子宮摘出術が施行された．子宮内容物の培養から，大腸菌，*Proteus mirabilis*（腸内細菌科に属する嫌気性グラム陰性桿菌），*Peptostreptococcus anaerobius*（女性性器や腸管で検出される嫌気性グラム陽性球菌）が検出された．これらの嫌気性ガス産生菌感染による子宮留膿腫の破裂によって腹膜炎，腹腔内遊離ガスが生じたと診断された．

診断

ガス産生菌による子宮留膿腫の破裂および腹腔内遊離ガス

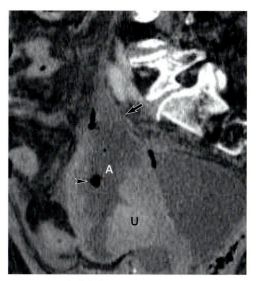

図3 MPR 矢状断像

解説

子宮留膿腫は，子宮頸部の閉塞により子宮腔内に分泌物が貯留し，それに細菌感染を起こした状態をいう．子宮頸部の閉塞の原因として，

①子宮頸癌などの腫瘍性病変，
②放射線治療による頸管炎，
③加齢に伴う子宮内膜萎縮，頸管狭窄，
④長期臥床などの日常生活動作（ADL）低下による機能的排出障害，

などが挙げられる．閉経後女性に多く，全婦人科患者の 0.01 ～ 0.5% を占める．症状は不正性器出血，膿性帯下，下腹痛，Simpson 徴候（子宮内貯留物を排出しようと子宮が収縮し，その際に起こる陣痛のような痛み）などがあるが，無症状に経過することもある[1]．

子宮留嚢腫の CT 所見は，子宮腔内に貯留した膿や壊死組織を反映して水あるいは軟部濃度を認め，大腸菌，嫌気性ガス産生菌が繁殖すると内腔に air を伴うことがある．重症化すると子宮内腔は拡張し，筋層に炎症が波及して，筋層の脆弱化，伸展，菲薄化を来す．これが破裂し，今回のように急性腹症を呈することがある．

子宮留膿腫の破裂の CT 所見は，直接所見として子宮筋層の断裂，部分的な濃染不良（図4），子宮内腔の緊満の低下が挙げられる．破裂の好発部位は子宮底部とされ[2]，MPR の評価が診断に有用である（図3）．また，間接所見として付属器への炎症波及（図4），汎発性腹膜炎を示唆する腹水貯留，小腸の全周性びまん性壁肥厚（図4），腹膜の肥厚などがある．

腹腔内遊離ガスの原因（基礎 26, p.106 表参照）として，

①ガスを含む臓器と腹腔内の交通，
②外気と腹腔内の交通，
③ガス産生菌による膿瘍の腹腔内破裂，
④膀胱破裂後の尿道カテーテルによる医原性膀胱内 air の腹腔内流入，

がある．今回のようにガス産生菌による子宮留膿腫の破裂によって腹腔内遊離ガスを認めることがあり，消化管穿孔と誤診しないように注意しなくてはならない．

参考症例

造影 CT

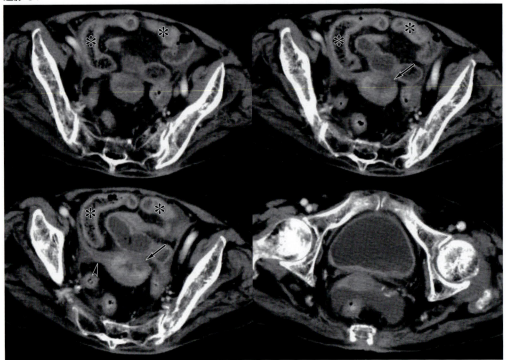

図4 子宮留膿腫の破裂
90代，女性，主訴：腹痛．血液所見：白血球 9000/μl↑，CRP 7.1mg/dl↑，Glu 151mg/dl↑．
Douglas窩に腹水を認め，小腸の全周性壁肥厚とびまん性の濃染（＊）を認め，汎発性腹膜炎が疑われる．子宮体部左前壁に部分的な筋層の濃染不良（→）を認め，子宮留膿腫の破裂が疑われる．また右子宮円靱帯の肥厚（▶）を認め，付属器への炎症波及が疑われる．
以上より，子宮留膿腫の破裂による汎発性腹膜炎，付属器炎の診断のもと緊急開腹手術が施行され，子宮留膿腫の破裂を認めた．

参考文献
1) 小山麻希子，茂田博行，望月久美・他：子宮留膿症の子宮壁破綻によって発症した重症腹膜炎の2例．日産婦関東連会報 42: 405-408, 2005.
2) Yildizhan B, Uyar E, Sismanoğlu A, et al: Spontaneous perforation of pyometra. Infect Dis Obstet Gynecol 2006; 2006: 26786.

症例 実践01

単なる腹膜炎では説明がつかない．もう少し踏み込んで…

60代，女性．主訴：悪寒，戦慄．

理学的所見 子宮体癌，右卵巣転移に対し，準広汎子宮全摘出術および骨盤リンパ節・傍大動脈リンパ節郭清を行い，術後化学療法を施行した．その後，MRSA（Methicillin-resistant *Staphylococcus aureus*）腸炎から骨盤腔内に膿瘍を形成し，悪寒，戦慄が出現した．

身体所見 血圧 74/42mmHg，体温 35.2℃．

血液所見 白血球 14900/μl↑，Hb 9.1g/dl↓，CRP 28.6mg/dl↑．

Q さて，画像所見は？ 診断は？

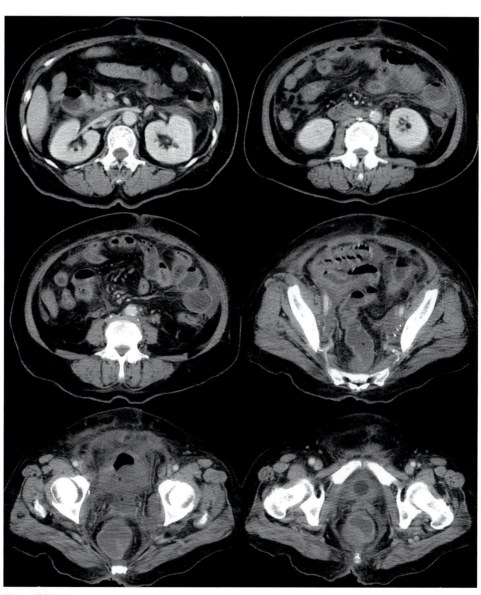

図1 造影CT

画像所見＆診断

　腹水貯留を認め，小腸の壁肥厚，腸間膜の脂肪濃度上昇を伴い，腹膜炎が疑われる．腹腔の前後径増大，下大静脈の平坦化（図2-A；▶）も認め，鼠径靱帯の頭側では大腿静脈は平坦化しているが（図2-B；→），尾側で拡張している（図2-C；→）．

　以上より，腹腔内圧（intra-abdominal pressure：IAP）の上昇が疑われ，腹部コンパートメント症候群（abdominal compartment syndrome：ACS）と考える．

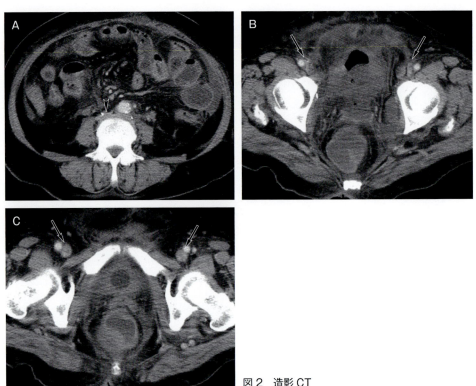

図2　造影CT

経過

　敗血症，腹膜炎に対し，持続的血液透析，エンドトキシン吸着，ショックに対する昇圧剤投与，抗生剤，抗菌剤点滴を行った．その後，循環動態が速やかに回復し，膀胱内圧も16mmHgから5mmHg以下に低下したため，減圧開腹は免れた．

診断

　術後の腹膜炎，敗血症による血管透過性亢進によって腸間膜が腫脹し，腹腔内圧（IAP）が上昇したことによる腹部コンパートメント症候群（ACS）

解説

　腹部コンパートメント症候群（ACS）とは，腹腔内圧（IAP）の急激な上昇によって，呼吸・循環障害を生じる病態の総称である．病態としては，①下大静脈圧排による静脈還流障害，②血管圧迫による全身の動脈抵抗上昇，③心拍出量低下，④腹部臓器への血流減少，⑤腎実質，腎静脈圧排による腎機能低下，⑥横隔膜挙上による呼吸障害などが挙げられる（図3）．

　ACSの原因として，重症の腹部外傷，急性膵炎，腹部大動脈瘤破裂，汎発性腹膜炎などによる出血，液体貯留，炎症波及が挙げられる．また，出血性ショック，敗血症性ショックに対する大量輸液によって，腸管，腸間膜に著しい浮腫が生じ，ACSが起こることがある．

　ACSのCT所見[1]は，①下大静脈の圧排・平坦化：脱水状態や循環血液量減少性ショック（hypovolemic shock）と異なり，鼠径靱帯の尾側の大腿静脈は，うっ滞によって拡張する．②腎静脈の平坦化，③前回と比較しscout viewでの横隔膜挙上，④前回と比較し腹囲の増加が挙げられる．造影CTでは，①腸管壁の濃染増強，②胃壁の濃染増強，③肝臓のモザイク状の濃染が挙げられるが，循環血液量減少性ショック（hypovolemic shock）でも見られる．診断には膀胱内圧測定が行われ，IAPは膀胱内圧とほぼ相関する．膀胱内に50〜100m*l*程度の水が入っていれば，バルーンカテーテルを用いてIAPを測定することができる．通常のIAPは＜5〜7mmHgであり，膀胱内圧が12mmHg以上であればIAP上昇と判断され，20mmHg以上であれば臨床症状がなくてもACSと診断される．治療は，腹圧を上昇させる原因を除去することであり，血腫や腹水ドレナージ，腹膜炎のコントロール，減圧開腹などが病態に応じて選択される．

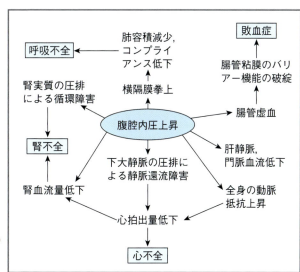

図3　腹部コンパートメント症候群（ACS）による多臓器障害
（文献1）を元に作成）

参考文献

1) Patel A, Lall CG, Jennings SG, et al: Abdominal compartment syndrome. AJR 189: 1037-1043, 2007.

症例
実践02

分娩後出血の原因として有名な疾患．画像はどう読む？

30代，女性．主訴：産後出血，腹痛．

現病歴 近医産婦人科より産後出血よる血圧低下で救急搬送された．腹痛はあるが自制内であった．

検査所見 脈拍143回/min，血圧81/40mmHg，動脈血酸素分圧98%．

Q さて，画像所見は？ 診断は？

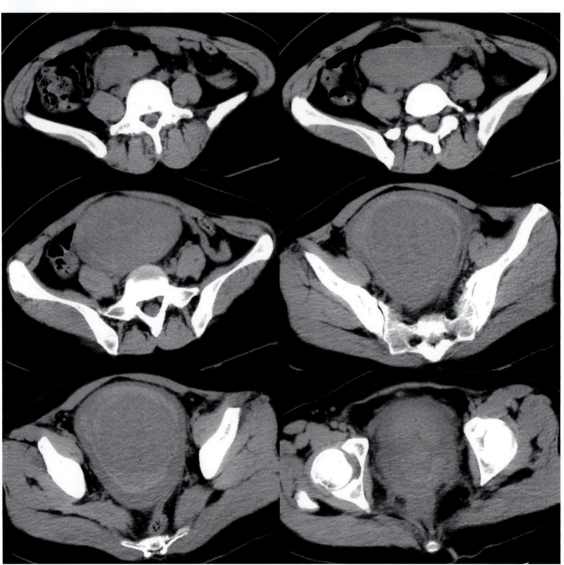

図1 単純CT

画像所見 & 診断

　子宮内腔に筋層と等吸収な軟部影（図2-A；＊）を認め，その周囲に出血と思われる高吸収域（▶）を伴う．軟部影内にスリット状の高吸収域（→）を認める．

　MPR矢状断像（図2-B）にて，分娩後の収縮，肥厚した子宮筋層（＊）が外方に反転し，それにより中心部に高吸収なスリット状の折り込み（→）を認める．高吸収なスリット部分はT2強調矢状断像で低信号を呈し（図2-C；→），漿膜側の密な筋層を反映していると考える．

　以上より産褥性子宮内反症と診断され，反転した子宮筋層が外子宮口を越えていないため不全子宮内反症と考える．

経過
　緊急で非観血的用手整復を行った．バイタルは安定し，術後経過良好である．

診断
産褥性子宮内反症（不全子宮内反症）

A　単純CT

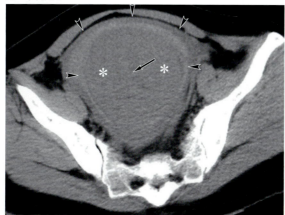

B　MPR矢状断像

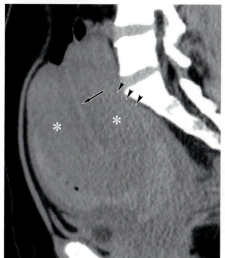

C　T2強調矢状断像

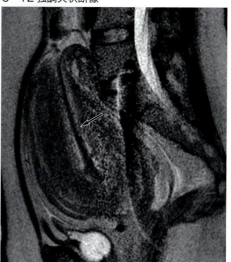

図2　CT, MRI

解説

　子宮内反症とは，子宮が内膜面を外方に反転した状態で，主に産褥によって生じ，稀に非産褥性（筋腫分娩など）の報告がある[1]．産褥性子宮内反症の原因として，胎盤剥離徴候以前に臍帯の過度な牽引，強引な胎盤の子宮底圧出法などが挙げられる．頻度は，1/2000〜20000分娩とされている．分類として，

　①完全子宮内反症：反転した子宮体部が外子宮口を越えて子宮内面が露出された状態，
　②不全子宮内反症：反転した子宮体部が外子宮口を越えない状態，
　③子宮陥凹：子宮底がわずかに陥没した状態，

がある．症状は，激烈な下腹部痛（子宮広間膜内の神経の伸展），大量出血，出血性ショック（内反した子宮体部は収縮不全の状態で，かつ内膜面が過伸展した状態であるため胎盤剥離面から大出血）がある．

　治療は，非観血的用手整復術（内診指を反転した子宮底部に当て押し上げながら，外診指で誘導して子宮体を骨盤腔から腹腔内へ押し戻す），観血的整復術（手術的整復）がある．診断には，①視診（完全子宮内反症では反転した子宮内膜面が露出した状態を容易に診断することができる），②触診，③画像診断（超音波検査，CT，MRI）がある．単純CT，MRIでは，子宮内腔に内反した筋層を認め，その内部にスリット状に折り込まれた部分が指摘される．

　今回のように矢状断像に再構成したMPRやT2強調矢状断像は診断に有用で，子宮底部筋層が外方に反転する状態を明瞭に描出する．

参考文献

1) 金倉洋一：子宮内反症の処置．産婦人科治療 88: 962-965, 2004.

症例

実践03 浸潤性の強い病変を見ればこの疾患も

70代，女性．主訴：右下腹部痛．

血液所見　白血球 14700/μl↑，CRP 6.5mg/dl↑．

Q さて，画像所見は？ 診断は？

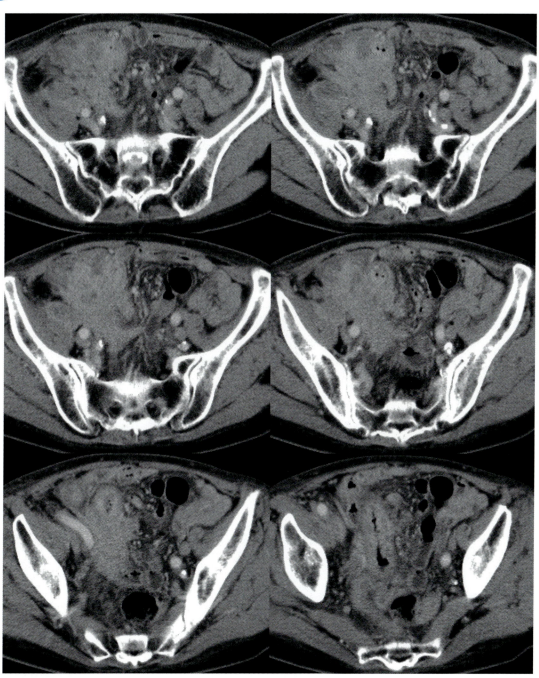

図1　造影CT

画像所見＆診断

右下腹部に広範に広がる軟部影を認め，隣接する回腸（図2；▶）に壁肥厚を認める．その回腸の層構造はかろうじて同定される．また，周囲脂肪濃度上昇を認め，側方では腹膜を介して後腹膜に浸潤し，腸骨筋への浸潤（→）も指摘される．リンパ節腫大を認めない．

悪性リンパ腫にしては周囲脂肪濃度上昇が強く，浸潤性の強い癌にしては腸閉塞の所見はなく，リンパ節転移を認めないことが合致しない．そこで，後腹膜や筋膜といった境界を介して広範囲に広がる炎症性肉芽腫として，放線菌症（アクチノマイコーシス）が疑われた．

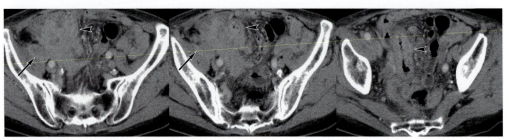

図2 造影CT

経過

開腹にて回盲部，回腸，腸間膜が一塊となった腫瘤を認めた．後腹膜と強固に癒着していたが，腹壁浸潤部から生検を行い，病理組織にて放線菌症（アクチノマイコーシス）の診断を得た．その後，ペニシリン投与にて病変の縮小，改善を認めた．

診断

腹部放線菌症（アクチノマイコーシス）

解説

放線菌症は，微好気性菌ないし嫌気性菌である *Actinomyces* 属（ほとんどが *Actinomyces israelii*）による慢性化膿性肉芽腫性感染症である．*Actinomyces israelii* は口腔，消化器内，生殖器管の常在菌であるが，日和見感染的で組織に損傷が生じた場合に感染性を発現する．

腹部では回盲部が好発で，放線菌は蛋白分解酵素によって腹膜や筋膜などの境界を破壊し，浸潤性に進展し，肉芽腫，膿瘍を形成する．そのため，今回の浸潤性，破壊性の広がりは非常に特徴的である．悪性腫瘍との鑑別をしばしば要する．腸閉塞の所見がなく，リンパ節腫大が目立たないことが鑑別点になりうる[1]（図3）．過度な治療を避けるため詳細に画像を読影し，放線菌症（アクチノマイコーシス）の可能性を挙げることは，臨床では非常に重要である．

参考症例

造影CT（動脈相）

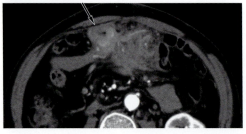

図3 腹部放線菌症（アクチノマイコーシス）
60代，男性．主訴は腹部膨満感．白血球 11500/μl↑，CRP 13.2mg/dl↑．
小腸の全周性壁肥厚と異常濃染を認め（→），腸間膜に広範な軟部影を伴い，辺縁不整で脂肪濃度上昇も伴う．一見浸潤性の強い癌のような所見であるが，腸閉塞を合併せず，リンパ節腫大を認めない．
（石心会川崎幸病院川崎大動脈センター血管内治療科　長谷聡一郎先生のご厚意による）

参考文献

1) Lee IJ, Ha HK, Park CM, et al: Abdominopelvic actinomycosis involving the gastrointestinal tract: CT features. Radiology 220: 76-80, 2001.

症例

実践 04 この疾患を知っていることが重要

80代，男性．主訴：突然発症の右上腹部痛．

理学的所見 右側腹部に反跳痛を伴う圧痛を認める．

血液所見 白血球 6600/μl，CRP 0.2mg/dl，AST（GOT）23IU/l，ALT（GPT）14IU/l，ALP 293IU/l，T-Bil 0.63mg/dl，その他，特記すべきことなし．

Q さて，画像所見は？ 診断は？

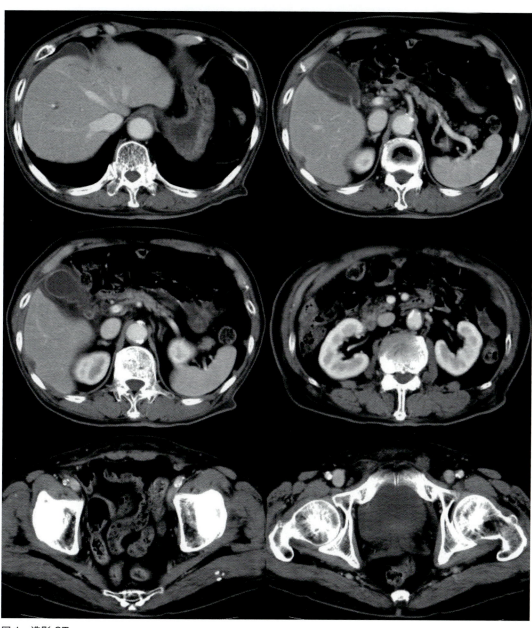

図1 造影CT

画像所見＆診断

胆嚢周囲に液体貯留を認めるが，胆嚢結石はなく，肝周囲の脂肪濃度上昇は乏しく，胆嚢の緊満感も乏しい．右横隔膜下，肝臓周囲に腹水貯留，肝右葉辺縁に強い濃染（図2-A；→）を認め，肝周囲の腹膜炎を疑うが，Morrison窩，Douglas窩の腹水は乏しい．

腹部超音波検査にて，右季肋部斜位操作で胆嚢壁肥厚と近傍に腹水を認めた（図2-B；→）．

A　造影CT

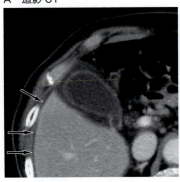

B　腹部超音波検査

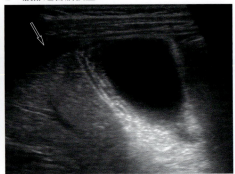

図2

次の診断アプローチ

超音波ガイド下腹腔穿刺を行い，腹水を採取した．腹水ビリルビン値は12.3mg/dl，腹水ビリルビン値／血清ビリルビン値＝18.6と高値で，胆汁性腹膜炎[†]と診断された．

経過

腹腔鏡下胆嚢摘出術を施行し，病理学的にも胆嚢壁に壊死を認めた．穿孔部位は直接指摘されなかったが，壊死によって胆嚢壁にピンホール状の穴が生じたと考える．

診断

特発性胆嚢穿孔による胆汁性腹膜炎

解説

胆嚢穿孔の原因は，主に胆嚢結石，胆嚢炎であるが，それ以外にも腫瘍，外傷，膵胆管合流異常，胆嚢動脈血栓・塞栓，ステロイド長期投与などが挙げられる．特発性胆嚢穿孔は胆石や胆嚢炎を有さず，原因不明の穿孔を来す疾患である．高齢者，高血圧，動脈硬化，膠原病といった全身の末梢循環不全に発生することが多く，血流障害が関与していると考えられている．

臨床症状は右季肋部痛，心窩部痛などで，上腹部に圧痛，筋性防御を認めることが多いが，特異性に欠ける．血液所見も特徴的でなく，白血球数，CRP値，肝胆道系酵素の軽度上昇を認めるのみである．

画像所見は，超音波検査にて胆嚢内腔と胆嚢周囲の液貯留との交通を示す壁欠損（hole sign），またCTにて胆嚢壁欠損を認めたとする報告を認めるが，穿孔部位はピンホール状のこともあり，画像で穿孔部位を同定するのは困難とされている．本症例のように，胆嚢周囲に液体貯留を認め，肝周囲に腹水，腹膜炎が目立った場合は特発性胆嚢穿孔を疑い，腹腔穿刺によって胆汁性腹膜炎を証明することが重要である．

[†] 腹水ビリルビン値／血清ビリルビン値＞1，かつ腹水ビリルビン値＞6mg/dlであれば，胆汁性腹水と考える．

症例
実践05 これはどこかで見た疾患と似ているよね
50代，女性．主訴：心窩部痛，左季肋部痛．

現病歴 心窩部痛，左季肋部痛を自覚し，食欲不振も伴うようになり受診した．

血液所見 白血球 7200/μl，Hb 6.1g/dl↓，AMY 826 IU/l↑，CRP 3.0mg/dl↑．
その他，特記すべきことなし．

Q さて，画像所見は？ 診断は？

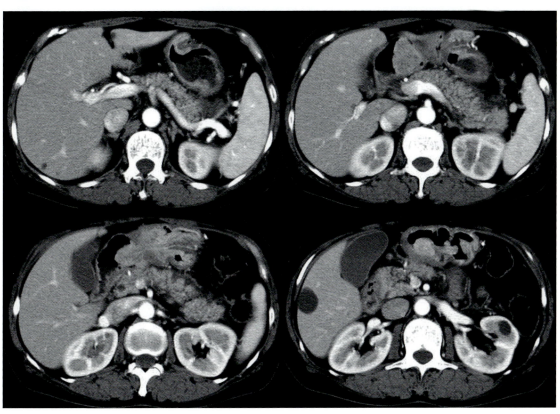

図1 造影CT

画像所見 & 診断

造影CT（図2）にて十二指腸球部（B）に濃染する腫瘤性病変（T）を認め，胃角部から連続する茎状の構造物（▶）が指摘される．茎状構造物内に濃染する血管を認める．よって，胃角部発生の腫瘤が幽門輪（P）を超えて十二指腸球部に脱出したBall valve症候群と考えられる（基礎24, p.99-101参照）．また，膵体尾部の腫大と周囲液体貯留（→）が指摘される．

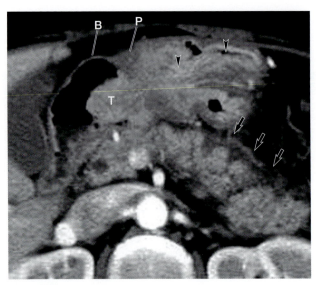

図2　造影CT

Q なぜ，Ball valve症候群に急性膵炎を合併したのか？

内視鏡にて十二指腸に脱出した胃壁を認め，送気にて容易に胃内に戻り，胃角部大弯側に径3cm大の亜有茎性腫瘍が指摘された．肉眼的には過形成ポリープが疑われた．

その後，入院1週間後に腹痛が増強し，血中アミラーゼ値の再上昇を認めたため，再度造影CTを撮影した．腫瘍は十二指腸下行脚遠位側まで移動し，Ball valve症候群の再発を認めた．主膵管，総胆管の拡張を認めないが，**十二指腸内腔に引き込まれ，胃腫瘍，胃壁，胃結腸間膜が十二指腸乳頭部を塞ぎ，膵液の排出を阻害したことが，急性膵炎の原因と考えられた**．

その後，内視鏡的粘膜下層剥離術（endoscopic submucosal dissection：ESD）が施行され，病理組織では，早期胃癌で高分化型管状腺癌であった．

診断
①胃角部発生腫瘍の亜有茎性早期胃癌（高分化型管状腺癌）の十二指腸脱出：Ball valve症候群，
②十二指腸下行脚への脱出による膵液の排出阻害が起因と考えられた急性膵炎

症例

実践06 ウルトラCのような状態って，診断が意外と難しい

2歳，男児．主訴：発熱，腹痛．

現病歴	4日前より腹痛を訴え，一時改善するが，2日前より再度腹痛を訴え発熱も見られた．徐々に腹痛の訴えが強くなり，救急受診させた．
身体所見	体温38.7℃，咽頭発赤軽度，下腹部に自発痛があるが圧痛はなかった．
検査所見	白血球15300/μl↑（好中球86.3%），CRP 15.3 mg/dl↑，LDH 464U/l↑，その他，特記すべき異常所見なし．

Q さて，画像所見は？診断は？

A Bモード　　　　　　　　B カラードプラ

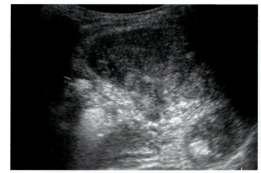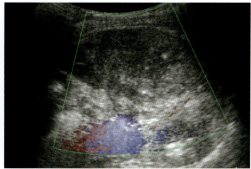

図1　腹部超音波検査（左側腹部アプローチ）

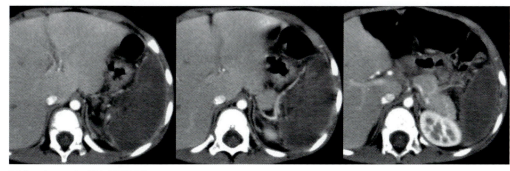

図2　dynamic CT（早期相）

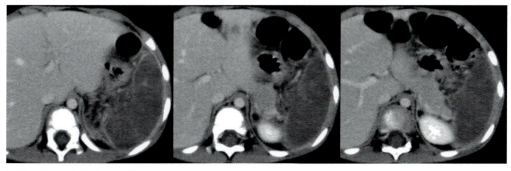

図3　dynamic CT（平衡相）

画像所見 & 診断

　Bモード左側腹部アプローチ（図1）にて脾臓は腫大し，浅部側の辺縁が鈍角で通常の脾臓の形態と異なる．脾実質のエコー輝度は全体的に高く，不均一である．カラードプラ（図1-B）で，脾門部，脾内の血流信号をまったく検出できない．CTでは脾臓は腫大し，脾切痕を認めず，ダイナミックCT平衡相（図4-B）にて脾臓全体が造影されず，脾辺縁にrim状の濃染（rim sign or pseudocapsule sign；→）を認める．また早期相（図4-A）にて，脾門部近傍に脾動脈（Sp.a）を認めるが，脾実質に流入せず，辺縁を走行する．平衡相（図4-B）でも，脾門部近傍で脾静脈（Sp.v）を認めるが，脾実質との連続性は認めない（図4-A，B）．以上より，脾捻転による脾梗塞が疑われる．

A　早期相　　　　　　　B　平衡相

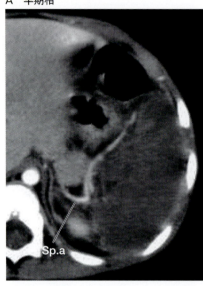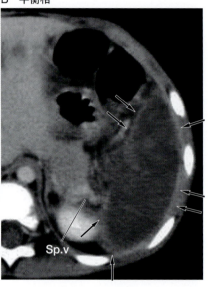

図4　dynamic CT

経過

　開腹にて，時計方向に360°捻転した脾臓を認めた．脾表面は正常脾と梗塞脾がまだらに分布し，脾門部では血流の拍動は触知できなかった．正常脾がまだらに残っていることと年齢を考慮して，脾温存（捻転解除および壁側腹膜と胃大弯側の胃壁の縫合による脾固定術）が選択された．
　術後，脾機能低下により血小板数が130万/μlにまで増加したが，抗血小板療法にて加療し，血小板数は徐々に低下した．また，経過観察の腹部超音波検査にて脾臓は徐々に萎縮したが，一部に血流を伴う残存脾が確認された．

診断
脾捻転（360°）による脾梗塞

解説　本来の位置で脾臓が360°捻転した場合でも，脾捻転の画像所見（基礎13，p.59参照）を理解していれば診断は可能である．今回，画像上では脾臓がほとんど梗塞，壊死状態に至っていると判断したが，捻転解除により一部の残存脾が保たれ，早期診断，早期治療の重要性を再認識させられた．

症例

実践07 60代,男性.主訴:腹痛,血便.

的確な診断が,不要な検査・治療を防ぐことができる

現病歴	4日前より腹痛,腹部膨満感を自覚した.その後,血便を認め,受診する.
既往歴	僧帽弁狭窄症,三尖弁閉鎖不全症に対し,僧帽弁置換術,三尖弁形成術.
家族歴	特記すべきことなし.
血液所見	白血球14190/μl↑,赤血球4.43×10⁶/μl, Hb 12.1g/dl,血小板318×10³/μl, Na 128mEq/l↓, K 5.0mEq/l, Cl 93mEq/l↓, BUN 20mg/dl↑, Cr 1.52mg/dl↑, CRP 7.20mg/dl↑.

Q さて,画像所見は? 診断は?

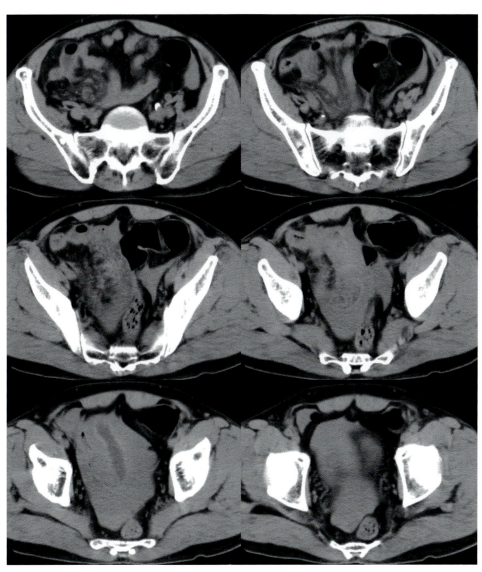

図1 単純CT

画像所見 & 診断

高吸収な腹水（図2；*）を認め，血性腹水と考える．回腸に short segment で全周性壁肥厚（→）を認め，壁は血性腹水とほぼ等吸収を呈し，粘膜面は強い高吸収を示し，壁内や粘膜面の出血が疑われる．腸間膜の脂肪濃度上昇を認め，血性腹水による化学的腹膜炎（chemical peritonitis）と考える．

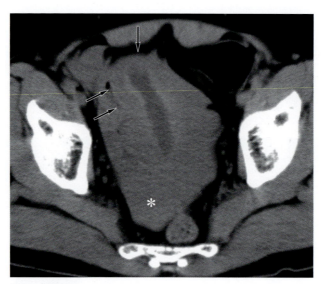

図2 単純 CT

画像診断

小腸壁内出血が疑われ，粘膜を介し内腔に，また漿膜を介し腹腔内に漏出，出血した病態を疑う．小腸壁内出血を来す原因として表が挙げられる．そこで，血液所見で血小板減少を認めず，既往歴に弁置換術後が指摘され，抗凝固療法中が疑われる．

止血凝固系をチェックすると，PT-延長59.8秒↑（正常値11.2～14.2秒），PT-INR高値6.75↑（正常値0.90～1.08）を認め，ワルファリンによる抗凝固療法のコントロール不良が判明した．

表 小腸壁内出血を来す原因

1) 外傷
2) 抗凝固療法
3) 血友病
4) 特発性血小板減少性紫斑病（ITP）
5) IgA血管炎（Henoch-Schönlein 紫斑病）
6) 全身性エリテマトーデス（SLE）
7) 肝硬変，肝不全　　　など

経過

　造影CT（図3）にて粘膜，漿膜面がtarget状に強く濃染するが，壁内は造影効果を認めず，壁内出血として矛盾しない所見であった．抗凝固療法を中止し，5日後のCT（図4）にて回腸の壁肥厚は改善した．

　その後，抗凝固療法を開始し，厳重なコントロール下で再発は認めない．

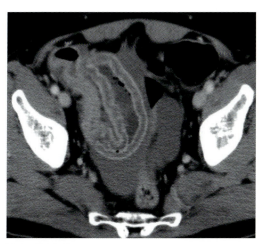
図3　造影CT

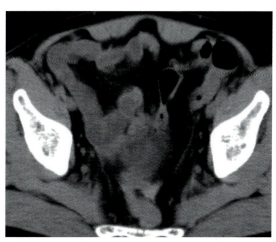
図4　造影CT（5日後）

診断
抗凝固療法による相対的線溶系亢進で発症した小腸壁内出血

解説　抗凝固療法による相対的線溶系亢進で発症した小腸壁内出血は，外傷を除いた小腸壁内出血（図3）のうち最も頻度が高い．腹痛で発症し，嘔気や消化管出血を伴うことがある．好発部位は空腸が最も多く，続いて回腸である．発症機序として，粘膜下層の小血管からの出血が壁内全層に及び，漿膜外，管腔内に漏出（血性腹水，消化管出血）すると考えられている．

　基礎疾患として，弁置換術後，脳梗塞，閉塞性動脈硬化症，心房細動などが挙げられる．血液検査にて，凝固能の低下（PT延長，PT-INR高値）を認める．治療は，まず抗凝固薬中止，ビタミンKの投与を行い，重症例，腸閉塞合併例は手術が検討されることがある．

　画像所見[1)2)]は，単純CTにて小腸に区域性（6〜40cm）の壁肥厚を認め，壁内は高吸収を呈し，経時的に壁肥厚，内部吸収値が変化する．また血性腹水を認める．造影CTでは，粘膜，漿膜面は濃染し，壁内は造影効果が乏しく，target状の濃染を呈する．

　今回のように画像にて小腸壁内出血が疑われた場合，既往歴，身体所見，血液所見より，その原因を迅速に解明することが重要である．

参考文献
1) Abbas MA, Collins JM, Olden KW, et al: Spontaneous intramural small-bowel hematoma: imaging findings and outcome. AJR 179: 1389-1394, 2002.
2) Macari M, Chandarana H, Balthazar E, et al: Intestinal ischemia versus intramural hemorrhage: CT evaluation. AJR 180: 177-184, 2003.

> ちょっと豆知識

特発性腸間膜静脈硬化症と漢方薬

　特発性腸間膜静脈硬化症（idiopathic mesenteric phlebosclerosis）は，腸間膜静脈壁の硬化によって還流障害が生じる慢性腸管虚血である[1]．組織学的所見は静脈壁の著明な線維性肥厚と石灰化および粘膜下層の高度の線維化，粘膜固有層の著明な膠原線維の血管周囲性沈着などが見られる[1]．大腸壁内から腸間膜静脈壁にかけての石灰化が特徴とされ，回盲部から横行結腸に好発し，経過とともに肛門側に進展する．日本人を中心としたアジア人のみが罹患し，中高年の女性に好発する．腹痛，便秘，下痢，嘔吐などで発症するが，無症状の場合もある[1]．

　CT（図1-A，B）にて腸管壁から腸間膜静脈にかけて線状の石灰化が特徴とされるが，石灰化が見られないこともある[1]．内視鏡検査（図1-C）では病変部の粘膜面は青白色から暗紫色を呈し，粘膜浮腫を認める．またハウストラの形成不良，硬化，伸展不良，狭窄となって，びらん，潰瘍を伴うことがある．

　発生原因として肝硬変，門脈圧亢進症，血栓性静脈炎，免疫学的異常，血液凝固能亢進，動脈硬化症などが挙げられている．

　近年，加味逍遙散，黄連解毒湯，辛夷清肺湯などの漢方薬の内服歴を有した報告例が増加している[1,2]．漢方薬は腸内細菌によって加水分解され，その配糖体が有効成分として吸収される．その配糖体が上行結腸，横行結腸にて吸収され，静脈系に流れ，肝機能障害など門脈血流が停滞しやすい状況を合併していると，その配糖体が静脈壁に対し有害物質として作用し，静脈壁の硬化が生じると考えられている．治療は，自覚症状が乏しい場合は一般的に保存的に見られるが，自覚症状が強い場合は外科的切除が施行される．

A　造影CT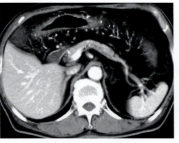
B　造影CT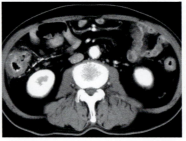
C　大腸内視鏡検査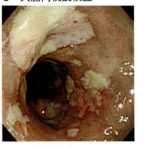

図1　特発性腸間膜静脈硬化症
70代，男性．主訴：右側腹部痛．
A，B：上行結腸，横行結腸の壁肥厚，粘膜下浮腫と腸間膜付着側から腸間膜にかけて線状の石灰化を認める．
C：上行結腸に粘膜浮腫，ハウストラの形成不良および多数の潰瘍形成を認める．

文献
1) 八尾隆史, 平橋美奈子：特発性腸間膜静脈硬化症の病態と鑑別診断．Gastroenterol Endosc 54: 415-423, 2012.
2) 吉井新二, 塚越洋元, 久須美貴哉・他：漢方薬の長期服用歴を認めた腸間膜静脈硬化症の4例．日本大腸肛門病会誌 63: 389-395, 2010.

症例 実践08

出血を伴う腫瘤の鑑別…他の部位にも目を向けよう！

50代，女性，主訴：心窩部痛，下腹部膨満感．

現病歴 夜中に心窩部痛を自覚した．その後，右側腹部痛と右肩への放散痛を自覚したため，近医を受診したが症状改善せず，当院救急外来に紹介となった．

既往歴 14歳時に虫垂炎手術，3年前に閉経．

血液一般・生化学所見 特記すべき異常なし．

Q さて，画像所見は？ 診断は？

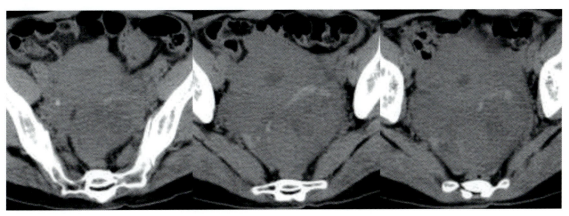

図1 単純CT

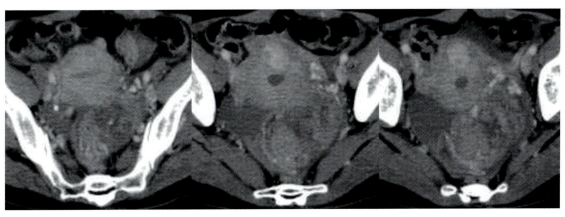

図2 造影CT

画像所見＆診断

単純CT（図3-A）にて，Douglas窩に腫瘤性病変を認め，高吸収の腫瘍内出血を伴う（→）．また，高吸収な血性腹水を認める（＊）．

造影CT（図3-B）にて，腫瘤性病変は子宮筋層と同等に造影される充実部分と，囊胞あるいは壊死と考えられる造影不良域からなる．腫瘤は，発達した左卵巣動静脈（→），子宮動静脈（▶）と連続している．よって，腫瘍内出血を伴った多血性卵巣腫瘍の破裂と考えられる．子宮が年齢に比し腫大し（3年前に閉経），内膜は肥厚し，筋層内筋腫（M）も強く濃染され，エストロゲン産生腫瘍が疑われた．

A 単純CT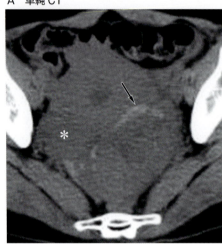

B 造影CT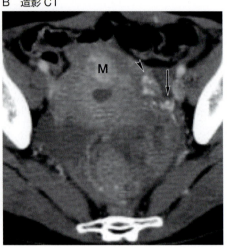

図3 CT

画像診断

①多血性卵巣腫瘍として，顆粒膜細胞腫（granulosa cell tumor），卵巣甲状腺腫（struma ovarii），カルチノイド（carcinoid），絨毛癌（choriocarcinoma），卵黄嚢癌（yolk sac tumor），硬化性間質性腫瘍（sclerosing stromal tumor），Krukenberg腫瘍などが鑑別に挙げられる．

②エストロゲン産生卵巣腫瘍として，顆粒膜細胞腫（granulosa cell tumor），莢膜細胞腫（thecoma）などが鑑別に挙げられる．

両方の特徴を有する卵巣腫瘍として，顆粒膜細胞腫が最も疑われる．

経過

骨盤MRIが撮像された（図4）．腫瘍の充実性部分に特徴的なスポンジ状の囊胞成分（sponge-like appearance；→）を認め，充実成分はよく濃染される．子宮のサイズは閉経後にしては明らかに大きく，内膜も肥厚し，改めて顆粒膜細胞腫によるエストロゲン産生を疑った．血中エストラジオール値は，154pg/ml（基準値≦10pg/ml）と上昇していた．

以上より，左卵巣由来顆粒膜細胞腫の破裂の診断のもと，単純子宮全摘術，両側付属器切除，大網部分切除が施行された．開腹所見で左卵巣腫瘍は男子手拳大に腫大し，Douglas窩にはまり込んでいた．表面暗赤色で一部破綻し，出血を認めた．病理組織にて顆粒膜細胞腫と診断された．

A T2強調像	B 脂肪抑制造影 T1 強調像	C T2強調矢状断像
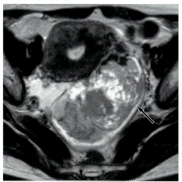	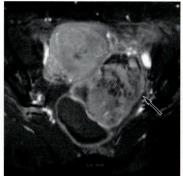	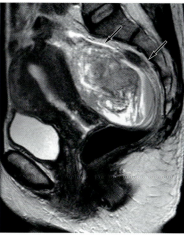

図4 MRI

診断
顆粒膜細胞腫の破裂

解説　顆粒膜細胞腫は性索間質性腫瘍に属する境界悪性腫瘍で，エストロゲンを産生し，不正性器出血を来す．組織亜型として，成人型（95%）と若年型（5%以下）に大別され，前者は更年期から閉経後，後者は小児に好発する．成人型は境界悪性に分類され，上皮性卵巣癌に比べ予後は良いが，時に10年以上の長期間をおいて再発するため，長期の経過観察が必要である．

　肉眼的には，充実性腫瘍もしくは充実性と嚢胞性の混在する充実性部分に，しばしば特徴的なスポンジ状の嚢胞成分（sponge-like appearance）を認める．時に多房性嚢胞性腫瘍とさまざまな形態を呈する．比較的多血性で，腫瘍内出血を伴うことが多い[1]．さらにLeeらは，術前に成人型顆粒膜細胞腫と診断された17.6%の症例において，術中に破裂が確認されたと報告している[2]．また，エストロゲン産生によって，閉経後にもかかわらず年齢不相応な子宮の腫大，内膜肥厚を認めることは診断の一助になる．

参考文献
[1] 竹内麻由美，松崎健司：充実性腫瘍（悪性）．杉村和朗（監修）；症例の比較で学ぶ画像診断：婦人科・泌尿生殖器領域50選．学研メディカル秀潤社，p.66-69, 2011.
[2] Lee IH, Choi CH, Hong DG, et al: Clinicopathologic characteristics of granulosa cell tumors of the ovary: a multicenter retrospective study. J Gynecol Oncol 22: 188-195, 2011.

ちょっと豆知識

ショックで脾臓が縮んじゃう！

　脾臓は，柔らかいスポンジ状の組織を密な線維性の被膜で包んだ臓器である．この被膜の中に交感神経作動性の平滑筋細胞が含まれ，出血などによる循環血液量減少性ショック（hypovolemic shock）時には，神経伝達物質であるカテコラミンの分泌が促進することによって交感神経の活動が亢進し，被膜が収縮し，脾臓全体が収縮する．犬や馬では，この平滑筋細胞がヒトより多く含まれ，脾臓が収縮することにより脾臓内に貯留してある血液を全身の循環に戻し，ヘマトクリットを10％上げると言われている．このように元来，脾臓には"血液の貯留庫"としての働きがあり，循環血液量減少性ショック時に血液を補給する．一方，ショック時に交感神経の活動亢進によって脾動脈の収縮が起こり，脾臓への血流量が減少することが知られているが，脾臓のサイズに関しては，脾被膜収縮の関与が大きいと考えられている．

　ヒトは脾被膜内の平滑筋細胞が少なく，変化は軽微であるが，ショック状態の患者のCT（**図1**）を見ると，脾臓が明らかに縮小することをしばしば経験し，その後，血圧の安定とともに元の状態に戻る．

A　造影CT

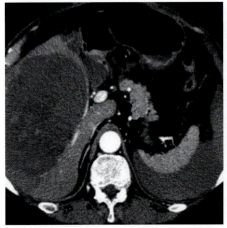

B　造影CT（術後7日目）

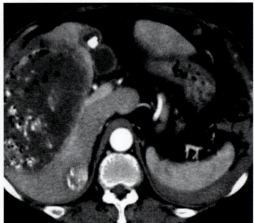

図1　循環血液量減少性ショック（hypovolemic shock）
70代，男性．肝細胞癌の破裂によって出血性ショックが生じ，搬送時の収縮期血圧81mmHg，脈拍98回/分，Shock index† 1.21，推定出血量1210mlであった．
A：肝右葉の巨大な肝細胞癌の破裂と血性腹水を認め，脾臓の収縮も指摘される．緊急肝動脈塞栓術を施行した．
B：脾臓は元のサイズに戻っている．

†Shock index（＝脈拍/収縮期血圧）
急性出血の出血量の推定を行う指数．Shock index×1000の値を，おおよその出血量（ml）の目安とする．

参考文献
1) Greenway CV, Stark RD: Vascular responses of spleen to rapid haemorrhage in the anaesthetized cat. J Physiol 204: 169-179, 1969.
2) Mebius RE, Kraal G: Structure and function of the spleen. Nat Rev Immunol 5: 606-616, 2005.

症例

実践 09 — 腸閉塞を伴う腫瘤の鑑別…他の部位にも目を向けよう！

30代，女性．主訴：腹痛．

既往歴	3年前に他院にて卵巣嚢腫摘出術施行．
身体学的所見	左下腹部に圧痛あり．腹壁軟．反跳痛なし．
血液所見	Glu 151mg/dl↑，CRP 2.1mg/dl↑，その他著変なし．

Q さて，画像所見は？ 診断は？

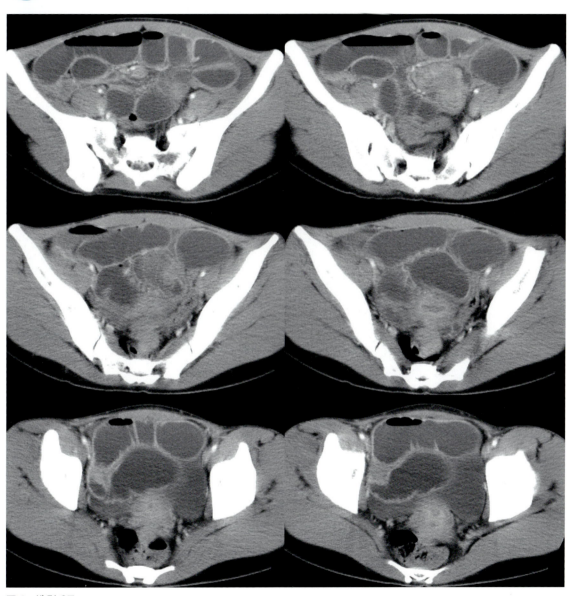

図1 造影CT

画像所見＆診断

　小腸の拡張と壁の良好な濃染および結腸の虚脱を認め，小腸の単純性腸閉塞を疑う．回腸に濃染するカリフラワー状の隆起性病変を認め（図2-A；→，図2-D），漿膜面には内腔に向かった引きつれが指摘される（図2-D；➜）．また，その肛門側にも腫瘤が疑われる（図2-C；►）．子宮（図2-B，C；＊）は年齢の割に小さい．腹水は認めない．

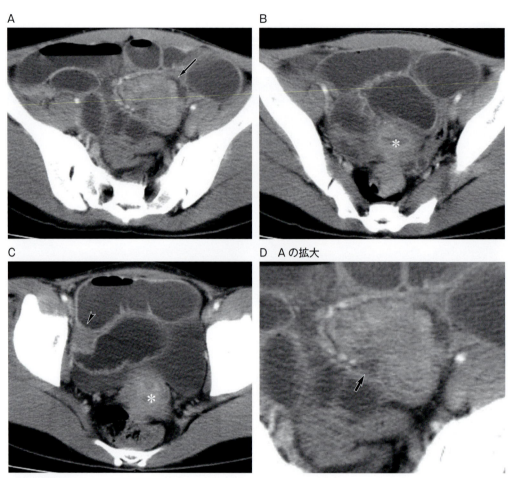

図2　造影CT

画像診断

① 小腸の単純性腸閉塞を来す多発性腫瘤として，悪性リンパ腫，カルチノイド腫瘍，家族性大腸ポリポーシス（家族性大腸腺腫症）に合併した癌，Peutz-Jeghers症候群に伴う過誤腫性ポリポーシス，多発性消化管間質腫瘍（gastrointestinal stromal tumor：GIST，例えばvon Recklinghausen病），青色ゴムまり様母斑症候群（blue rubber bleb nevus syndrome）における多発消化管血管腫，多発性骨髄腫，granulocytic sarcoma（顆粒球性肉腫），腸管子宮内膜症などが鑑別に挙がる．

② 回腸の隆起性病変における漿膜側の内腔に向かった引きつれは，圧排増殖するだけでなく，収縮性変化も有していることを示唆する．

③子宮が30代女性の割に小さい．つまり低エストロゲン状態を疑う所見である．低エストロゲン状態を来す原因を，表に示す．既往歴を見ると「3年前に他院にて卵巣嚢腫摘出術施行」とある．そこで他院に問い合わせたところ，卵巣嚢腫は内膜症性嚢胞であることがわかり，さらに現在，GnRHアナログ製剤の治療を受けていることが判明した．

以上より，収縮性変化を有する消化管多発性腫瘤で，子宮内膜症の治療歴から腸管子宮内膜症と考える．

経過

開腹手術にて終末回腸に表面粘膜構造が保たれた硬結性の腫瘤を2か所に認め，回腸切除術が施行された．病理にて粘膜固有層および固有筋層内に，腺管と間質からなる子宮内膜組織を島状に認め，腸管子宮内膜症と診断された．

診断

腸管子宮内膜症（2か所）による単純性腸閉塞

表　低エストロゲン状態を来す原因

視床下部性	・Kallman症候群 ・Frochlich症候群 ・Laurence-Moon-Biedl症候群 ・Chiari-Frommel症候群	・Argonz-del Castillo症候群 ・神経性食指不振症 ・頭蓋咽頭腫
下垂体性	・先天性ゴナドトロピン欠損症 ・Sheehan症候群	・Forbes-Albright症候群 ・下垂体腺腫
卵巣性	・Turner症候群 ・多嚢胞性卵巣症候群（PCOS）	・卵巣摘出 ・早発卵巣機能不全
その他	・甲状腺機能低下 ・薬剤使用歴：偽閉経療法［GnRHアナログ療法，ダナゾール療法（テストステロン誘導体）］，ドパミン遮断薬など	

GnRH：gonadotropin releasing hormone（性腺刺激ホルモン放出ホルモン）

解説

腸管子宮内膜症は，直腸・S状結腸に好発し（87％），小腸は稀とされている（7％）．小腸では回腸末端に好発する．内膜症病変が漿膜側から進展し，固有筋層の肥厚，線維化を引き起こす．さらに，粘膜下，粘膜に進展し隆起性病変を形成する．骨盤子宮内膜症の合併は約半数を占める．

症状は，腹痛，下血，下痢，便秘で，症状が月経との関連があるものが多いが，必ずしも関連があるわけではない．また，CA-125が軽度高値となることがある．今回のようにイレウスを起こす原因として，癒着，屈曲，全周性狭窄，隆起，腸重積などが挙げられる．

注腸造影（図3）では，①長い偏心性の陰影欠損（long filling defect），②粘膜面の敷石状変化（cobblestone様変化），③鋸歯状変化，④腸管長軸に垂直方向のヒダの集中（transverse ridging），などの所見がある．

造影CT[1]では，濃染する偏心性の消化管壁肥厚あるいは隆起性病変として認め，今回の漿

膜側の引きつれは，線維化を反映していると考える．
　MRI[1]では，T2強調像にて腫瘤は低信号を呈し，時に腺管を反映した点状の高信号域を伴い，またT1強調像にて出血を反映した点状の高信号が指摘されることがある．

参考症例

A　注腸X線造影

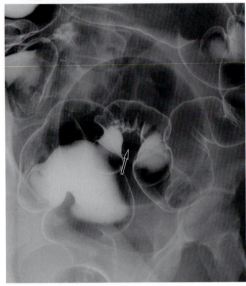

B　Aの拡大

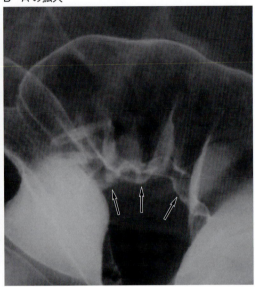

図3　S状結腸子宮内膜症
30代，女性．主訴：腹痛，下血．
A，B：注腸X線造影でS状結腸に4cmにわたる偏側性の伸展不良を認める（→）．隆起の粘膜面は平滑でヒダ集中像（transverse ridging）を伴う．

参考文献
1) Choudhary S, Fasih N, Papadatos D, et al: Unusual imaging appearances of endometriosis. AJR 192: 1632-1644, 2009.

症例

実践10
いかに画像と症状を結びつけるか，それが腕の見せどころ

80代，女性，主訴：意識障害．

現病歴	意識障害（JCSI-2）が出現し，救急搬送された．血液検査にて低血糖はなく，頭部CTでも明らかな頭蓋内病変は認めなかった．精査加療目的で入院となった．
既往歴	3年前にも意識障害にて入院（原因不明）．
血液一般	異常なし．
生化学	AST（GOT）18 IU/*l*，ALT（GPT）10 IU/*l*，LDH 179 IU/*l*，T-Bil 0.98 mg/d*l*，BUN 26.8 mg/d*l* ↑，Glu 130 mg/d*l* ↑，NH₃ 407 μg/d*l* ↑．

Q さて，画像所見は？ 診断は？

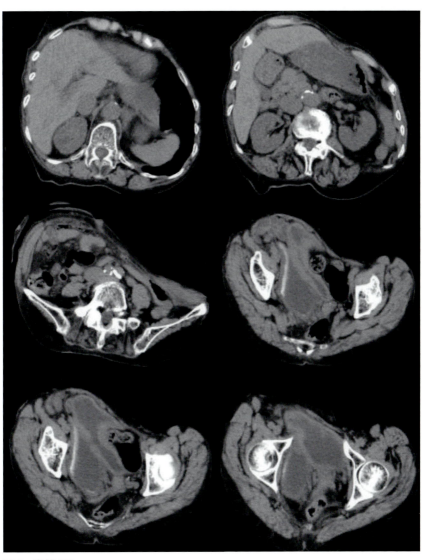

図1 単純CT
右側臥位で撮影された画像を時計方向に90°回転して提示．

画像所見 & 診断

肝臓に目立った変形は認めず，脾腫も認めない．膀胱後壁より右背側に突出する大きな憩室が認め，憩室壁に沿った石灰化あるいは結石を認める（図1）．

画像診断

①今回の意識障害の原因として，高アンモニア血症が考えられる．高アンモニア血症の原因として，1）アンモニアの代謝低下，2）アンモニア産生能の亢進，に大別される．前者には肝不全，門脈−大循環シャント（porto-systemic shunt：PSS），先天性尿素サイクル異常症，薬剤性（バルプロ酸，カルバマゼピンなど），後者には痙攣，外傷，熱傷といった異化亢進，消化管出血，蛋白負荷，ウレアーゼ産生菌による慢性尿路感染症などが挙げられる．

②肝機能は正常で，CT上も肝硬変を示唆する所見は認めない．高齢発症より，門脈−大循環シャント（PSS），先天性尿素サイクル異常症も考えにくい．また，既往，血液所見より，異化亢進，薬剤性，蛋白負荷，消化管出血も考えにくい．

③膀胱憩室を認め，慢性の排尿障害（神経因性膀胱など）による膀胱内圧上昇が疑われる．

④憩室壁に沿った石灰化あるいは結石が指摘される．

以上より，ウレアーゼ産生菌による尿路感染症［encrusted cystitis（結痂性膀胱炎）］が高アンモニア血症の原因と考えられる．

経過

尿検査でpHは8.5とアルカリ性で，尿培養の結果にて*Corynebacterium urealyticum*（コリネバクテリウム属）が検出された．*Corynebacterium urealyticum*は日和見感染を起こす弱毒性のグラム陽性桿菌であり，ウレアーゼ産生菌として知られている．よって，ウレアーゼ産生菌による尿路感染症に合併した高アンモニア血症の診断のもと，アミノレバンや補液，抗生物質投与によって血清アンモニア値は低下（407→45μg/dl）し，意識障害は改善した．また，膀胱憩室内の尿の停滞がウレアーゼ産生菌の繁殖の誘因と考え，膀胱憩室切除術が施行された．その後，再発なく経過良好である．

診断

ウレアーゼ産生菌による尿路感染症［encrusted cystitis（結痂性膀胱炎）］

解説

　膀胱内にウレアーゼ産生菌が増殖した場合，ウレアーゼによって尿素がアンモニアと二酸化炭素に分解され，尿中のアンモニアが増加する[1)〜3)]．それに膀胱内圧の上昇が加われば，アンモニアが膀胱静脈叢から大循環系に流れ，高アンモニア血症を引き起こす（図2）．さらに，尿がアンモニアによってアルカリ化すると，ストロバイト結晶（リン酸アンモニウムマグネシウム結石）が形成される．このストロバイト結晶は，尿路結石や炎症を伴った粘膜に沈着してencrusted cystitis（結痂性膀胱炎）あるいはencrusted pyelitis（結痂性腎盂炎）を引き起こす．

　encrusted cystitisの超音波検査，CT所見[3)]は，膀胱壁の肥厚と壁に沿った石灰化が特徴的とされる．今回，膀胱憩室に沿った石灰化は，encrusted cystitisが疑われる．膀胱鏡では粘膜の著明な炎症，潰瘍，石灰化が見られる．症状は肉眼的血尿が多く，発熱，尿のアンモニア臭を伴うこともある．

　治療は，抗菌薬投与だけではencrusted cystitisの膀胱粘膜に存在する菌には効力がなく，経尿道的に障害を受けた粘膜を切除する必要がある．

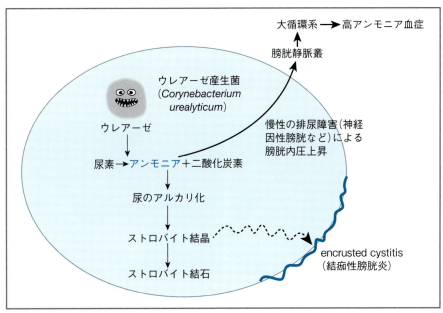

図2　ウレアーゼ産生菌による尿路感染症に合併した高アンモニア血症，encrusted cystitis（結痂性膀胱炎）の機序

参考文献

1) 廣瀬 彬, 山本英司, 近藤絵里・他：閉塞性尿路感染症に合併した高アンモニア血症の1例．徳島赤十字病院医誌 14: 70-74, 2009.
2) 浜崎真二, 後藤公文, 松尾秀徳：著明な尿貯留により高アンモニア血症をきたし意識障害を呈した1例．神経内科 67: 98-100, 2007.
3) Thoumas D, Darmallaicq C, Pfister C, et al: Imaging characteristics of alkaline-encrusted cystitis and pyelitis. AJR 178: 389-392, 2002.

ちょっと豆知識

門脈大循環短絡症（PSS）

　門脈大循環短絡症（porto-systemic shunt：PSS）とは，門脈血流が直接大循環静脈系へ流入する疾患群をいう．肝硬変に続発して発生する肝硬変性門脈大循環短絡症（cirrhotic porto-systemic shunt：CPSS）と，肝硬変を伴わない非肝硬変性門脈大循環短絡症（non-cirrhotic porto-systemic shunt：NCPSS）に大別され，多くはCPSSで，肝硬変による門脈圧亢進が短絡路を形成する．短絡路の多くは左胃静脈－左腎静脈（gastrorenal shunt）であり，次いで脾静脈－左腎静脈（splenorenal shunt）である．その他，傍臍静脈－腹壁静脈（caput Medusae），腸間膜静脈－下大静脈（mesocaval shunt）などがある．腸間膜静脈－下大静脈（mesocaval shunt）は，Retzius静脈としても知られ，先天性，肝硬変，手術後の癒着，外傷などの後天性に分けられる．

　Ibukuroら[1]は経動脈性門脈造影下CT（CTAP）の検討にて，Retzius静脈は肝硬変患者，非肝硬変患者各々の約50%で同定され，その経路として，a）回結腸静脈が右性腺静脈を介して下大静脈または右腎静脈に流出する経路，b）膵十二指腸静脈が下大静脈に流出する経路（**図1-A**），c）上腸間膜静脈の近位分枝が左性腺静脈に流出する経路（**図1-B, C**），d）回結腸静脈が直接下大静脈に流出する経路，の4種類に分類し，その中で，a）回結腸静脈が右性腺静脈を介して下大静脈または右腎静脈に流出する経路の頻度が最も多いと報告している．

　高アンモニア血症の患者に遭遇した場合，非肝硬変患者であっても門脈大循環短絡症の可能性を念頭に，性腺静脈の拡張，後腹膜の拡張した血管の有無をチェックする必要がある．

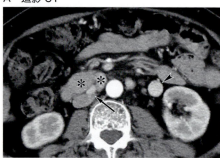

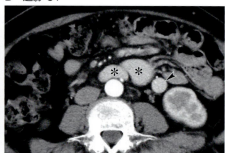

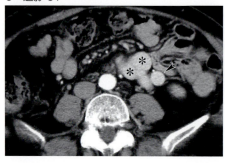

図1　腸間膜静脈－下大静脈短絡路（mesocaval shunt）
60代，女性．肝硬変で経過観察中，血清アンモニア値高値（66μmol/l：正常値8〜35）．左後腹膜に拡張・蛇行した短絡路を認め（＊），拡張した左性腺静脈（▶）に流出する．また，拡張した膵十二指腸静脈から直接下大静脈に流出する短絡路（A；→）も指摘される．

参考文献
1) Ibukuro K, Tsukiyama T, Mori K, et al; Veins of Retzius at CT during arterial portography: anatomy and clinical importance. Radiology 209: 793-800, 1998.

症例 実践 11

よく落ちるピットフォール．今一度，気を引き締めて！

16歳，女性．主訴：腹痛，貧血．

現病歴 特記すべきことなし．

Q さて，画像所見は？ 診断は？

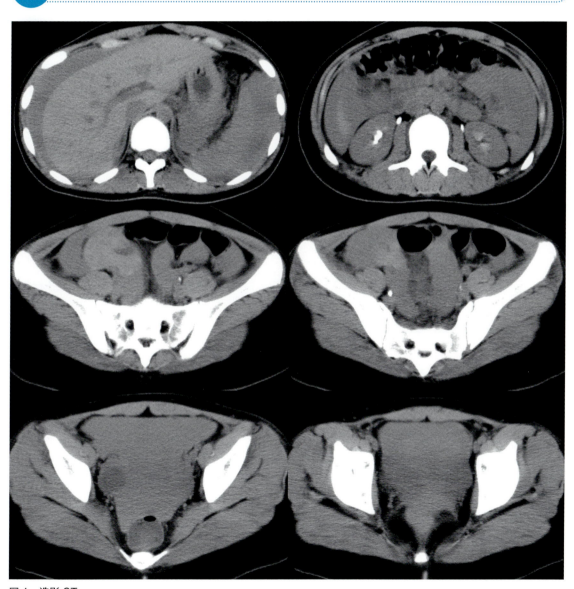

図1　造影CT
造影剤注入後，気分が悪くなったため，約30分後にCT撮影．

画像所見＆診断

高吸収な血性腹水を認めた（図2；＊）．右下腹部腹腔内に右卵巣嚢腫（図2-B；▶）と離れて，より高吸収な占拠性病変（図2-A；→）を認め，血腫が疑われた．その血腫内に脂肪濃度を認め（図2-A；➡），大網出血が疑われた．大網出血の原因としては，血管炎，血管性病変，結合組織疾患，大網妊娠，特発性などが挙げられるが，身体学的所見に特記すべき所見がなく，既往歴がないことより特発性大網出血と考えた．しかし，性差，年齢が好発でなく，腹腔鏡下による観察を勧めた．

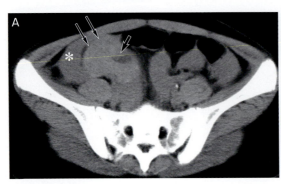 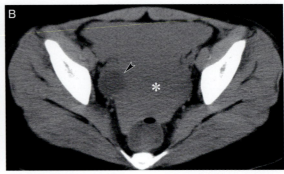

図2　造影 CT

経過

腹腔鏡下にて大網に凝血塊の付着を認め，大網部分切除術が施行された．卵巣，卵管は著変を認めなかった．病理組織診断にて血腫内に絨毛組織を認め，原発性大網妊娠と診断された．

診断
原発性大網妊娠による腹腔内出血

解説

腹腔妊娠は全異所性妊娠の1.4％とされ，着床部位はDouglas窩が最も多く，他に子宮漿膜，子宮広間膜，腸間膜，肝表面，大網などが挙げられ，腹腔妊娠の中でも大網妊娠は非常に稀とされる．

腹腔妊娠には，受精卵が腹膜面に直接着床して発育する原発性と，卵管，卵巣などに一度着床した妊卵が，流産や破裂など何らかの原因により腹腔内に排出され腹膜面に着床する続発性があり，大部分は続発性である．腹腔妊娠は他の異所性妊娠と異なり，妊娠の継続が稀に保たれることがあり，生児を得た報告も散見される[1]．大網妊娠の診断のほとんどは，異所性妊娠を疑い，腹腔内を検索して大網に妊娠組織を確認することによる．

画像にて大網に胎嚢や胎児を検出できれば術前診断は可能である[2]が，今回のように大網出血のみで胎嚢，胎児を検出できなかった場合は，術前診断は困難である．また今回は，16歳，女性で，妊娠の可能性を考えず，術前に妊娠反応を調べていなかった．しかし，若年女性でも大網出血などの腹腔内血腫に遭遇した場合（基礎23, p.97参照），異所性妊娠の可能性を考慮に入れ，妊娠反応をチェックすべきと再認識させられた．

参考文献

1) 田村一朗, 安斉栄一：腹膜妊娠により成熟生児を得た14年不妊婦人の1例. 周産期医学 18: 1065-1068, 1988.
2) 荻野嘉夫, 高野公子, 下里千波・他：MRIにて診断し得た大網妊娠の1例. 京都市病紀 24: 92-96, 2004.

症例 実践12

人間の体って，不思議だよね．時々，想像を超えて

50代，男性．主訴：心窩部痛．

現病歴 2週間前に心窩部痛を自覚し，救急受診した．血液検査にて炎症反応の軽度上昇（白血球15380/μl，CRP 2.3mg/dl），肝胆道系酵素の上昇［AST（GOT）36U/l，ALT（GPT）51U/l，T-Bil 1.51mg/dl］を認め，急性胆嚢炎疑いのもと，抗菌薬，肝機能改善薬などが処方された．症状は軽快傾向にあったが，精査のため単純CTが撮影された．

（堺市立総合医療センター放射線診断科 栗生明博先生のご厚意による）

Q さて，画像所見は？ 診断は？

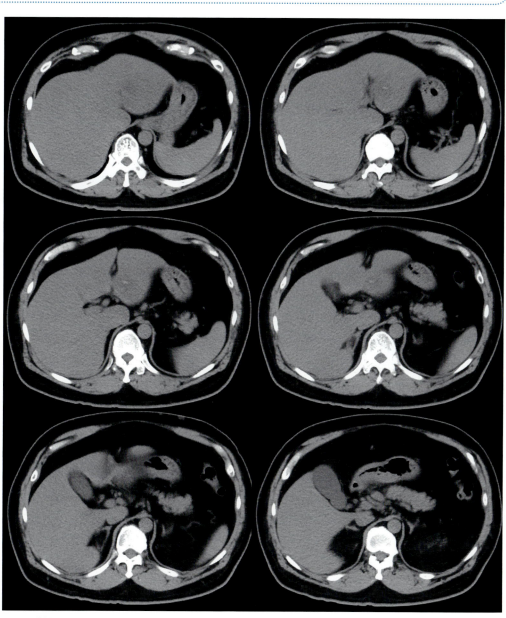

図1 単純CT

画像所見 & 診断

　肝外側区域に線状の高吸収域を認め（図2；→），周囲に浮腫と思われる低吸収域が指摘される．高吸収域の走行は Glisson 鞘に一致せず，頭尾方向に走行し，胆道内の結石，異物，寄生虫や門脈，動脈内の血栓などとは異なる．胃壁には明らかな肥厚を認めないが，魚骨，爪楊枝などの胃穿通から肝実質内への移動が疑われた．

　MPR 冠状断像によって直線状の高吸収域を認め（図3；→），爪楊枝の胃穿通による肝内異物が疑われた．

　胃穿通にもかかわらず胃壁に肥厚を認めないことは，初発症状から2週間ほど経過しているため，爪楊枝が肝実質内に移動した後，胃壁の肥厚が軽快したと考えられる．また爪楊枝のような木片が高吸収を呈しているのは，体内に入って2週間の間に水分や消化酵素を含み，空気が抜け，密になった状態を考える（基礎25, p.104 参照）．

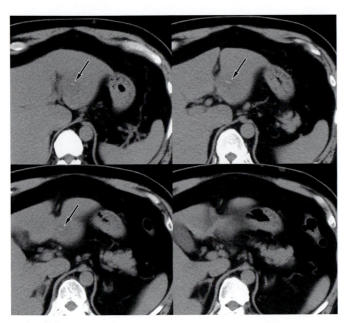

図2　単純CT

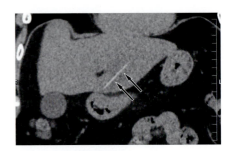

図3　MPR 冠状断像

経過

　上部内視鏡にて胃前庭部小弯に白色物の付着を認め，洗浄すると中央に孔があり，内部から白色物の流出を認めた．以上より爪楊枝の肝内異物の疑いのもと，腹腔鏡下肝外側区域切除術が施行された．摘出標本から肝臓内に木串を認め，再度問診によって木串をくわえて眠る習慣が判明し，木串の誤飲と考える．

診断
木串の胃穿通による肝内異物

症例 実践13 — 繰り返すうちになってしまったこの疾患！

70代，男性．主訴：嘔吐．

現病歴 左鼠径部腫脹を今まで数回経験したが，自己還納していた．昨日夕方から左鼠径部腫脹が再発し，強い疼痛を伴った．その後，嘔吐も出現し，左鼠径部腫脹は自己還納するが，嘔吐が継続するため受診した．

血液所見 白血球 13320/μl↑（好中球 89.5%↑），CRP 0.04mg/dl．

（屋島総合病院放射線科 北村弘樹先生のご厚意による）

Q さて，画像所見は？ 診断は？

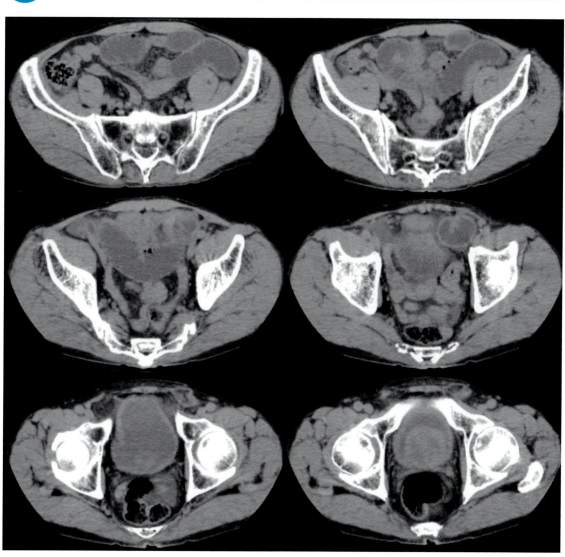

図1　単純CT

画像所見 & 診断

小腸の拡張を認め，腸閉塞が疑われる．左下腹部に，馬蹄形の小腸の拡張である closed loop が指摘される（図2-B；＊）．closed loop の絞扼輪（図2-A；→）と思われる部位が，高吸収を呈している．また，左鼠径部にリング状の構造物を認める（図2-C；▶）．

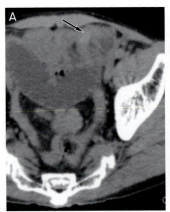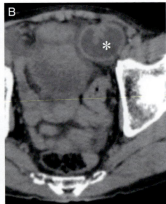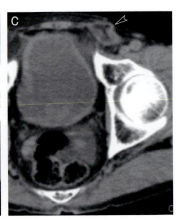

図2　単純CT

画像診断

左下腹部の馬蹄形の closed loop と高吸収な絞扼輪より，鼠径ヘルニア偽還納を疑う．また，左鼠径部のリング状の構造物は，繰り返す鼠径ヘルニアの自己還納による慢性変化を示唆する．MPR（図3）を作成することによって，絞扼輪（→）と，偽還納した小腸（＊）が明瞭に描出される．

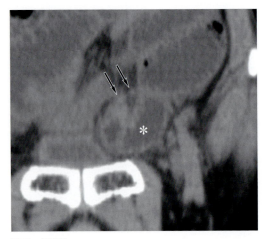

図3　MPR

経過

開腹にて，ヘルニア嚢とともに腹膜前腔へ陥入している小腸の一部を認める．線維性に肥厚したリング状の腹膜が絞扼輪となっていた．絞扼輪から小腸を解除すると血流は改善し，腸切除は施行しなかった．余剰腹膜を切除し，腹膜を縫合閉鎖した．

診断

鼠径ヘルニア偽還納

解説

偽還納は，腸管が嵌頓した状態でヘルニア嚢と一緒に腹膜前腔に戻る状態をいう[1)2)]．成因として，繰り返す用手還納が挙げられ，今回のように繰り返す還納によって，腹膜が線維性に肥厚し絞扼輪となり，整復を行っても絞扼輪に嵌頓した腸管が腹膜前腔に移動し，絞扼状態は残っている(図4-B)[2)]．多くは鼠径ヘルニア偽還納であるが，稀に大腿ヘルニア偽還納の報告を見る．

症状として，鼠径ヘルニアに対して用手還納後も腹痛やイレウス症状が持続する場合に疑われる．CTでは，ヘルニア嚢に包まれた closed loop を下腹部，鼠径部近傍に認め，今回は絞扼輪が高吸収域として描出され，鼠径部にはヘルニア整復の慢性経過も描出された．

偽還納は絞扼性腸閉塞であるため緊急手術が必要で，早期に診断し絞扼解除を行うことによって，腸管を温存することができる．また，術前に偽還納という病態が認識されていなければ，その腸管は腹膜前腔ではなく腹腔内に存在すると診断される危険性があるため，的確な術前診断が求められる．

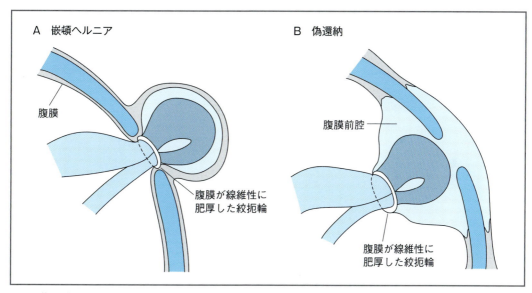

図4 偽還納の発生機序
A：嵌頓ヘルニアに対し用手的還納を繰り返すことによって，腹膜が線維性に肥厚して絞扼輪を形成する．
B：その後，整復を行うと絞扼輪に嵌頓した腸管が腹膜前腔に移動し，偽還納になる．
(文献2)より改変して転載)

参考文献

1) 川﨑雄一郎，菅原 聡，佐藤 一・他：自己整復により発症した鼠径ヘルニア偽還納の1例．日臨外会誌 71: 230-234, 2010.
2) 岩谷 岳，川村英伸，中嶋 潤・他：鼠径ヘルニア偽還納の1例．日臨外会誌 71: 556-559, 2010.

症例 実践 14

> 腸管の粘膜面から鑑別を絞り込んでみよう

40代，男性．主訴：右下腹部痛．

現病歴 約1週間前から左下腹部痛を自覚したが，3日前から右下腹部痛に変わり，軽快しないため受診した．

血液所見 白血球 22400/μl ↑，CRP 25.5mg/dl ↑．その他，特記すべきことなし．

Q さて，画像所見は？ 診断は？

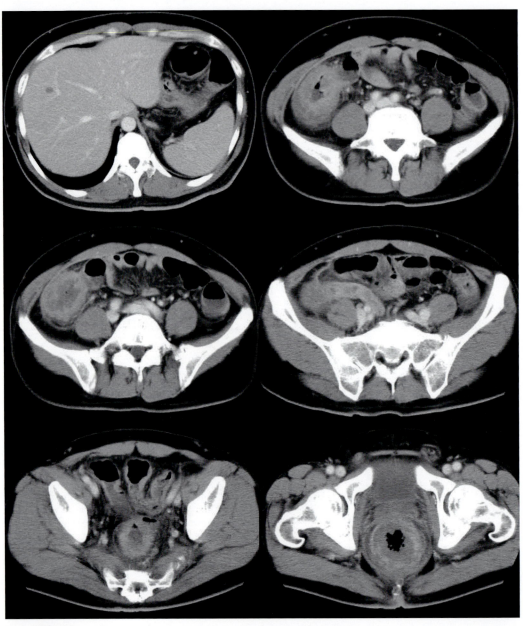

図1 造影CT

画像所見 & 診断

　上行結腸，盲腸，虫垂（図2-B；→），直腸に全周性壁肥厚を認め，周囲脂肪濃度上昇を伴う．感染性腸炎や血管炎で見られるような target 状濃染を認めず，Crohn 病のような炎症性腸疾患（inflammatory bowel disease：IBD）や結核，赤痢アメーバのような慢性感染を疑う．粘膜面の濃染は全周性に不整で断裂を伴い，広範なびらん，潰瘍の合併を疑う（壊疽性胆嚢炎に類似した画像）．直腸の液体貯留の中心部に air bubbles を認め（図2-C；▶），粘液分泌が疑われる．回腸末端部（図2-A；＊）に病変を認めない．またリンパ節腫大を認めない．

　Crohn 病は，粘膜下の炎症細胞浸潤が全層性潰瘍へと進行するが，結腸紐上の縦走潰瘍が特徴で，今回の全周性の不整な粘膜や断裂といった所見は通常認めない．腸結核は回盲部に好発し，不整な小潰瘍が多発し，輪状潰瘍を形成する点は合致するが，通常リンパ節腫大を特徴とするため，今回はその所見に乏しい．アメーバ性腸炎は，直腸，S 状結腸，盲腸，上行結腸を好発とする多発性の潰瘍性病変で，回腸末端部に病変がなく，粘液が貯留している点も合致し，最も疑わしい．

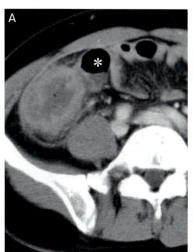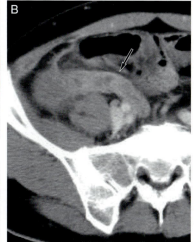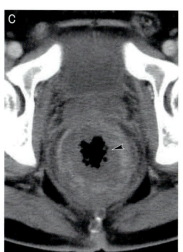

図2　造影CT

経過

　大腸内視鏡にて，上行結腸，盲腸，直腸に白苔を伴った類円形のびらんと深掘れの潰瘍を散見し，大腸生検組織より栄養型アメーバを検出し，アメーバ性腸炎と診断した．また当初，肝臓 S8 の低吸収域を肝嚢胞と考えたが（図3-A），経過観察のCT（図3-B）で増大を認め，辺縁に濃染を伴い，アメーバ性肝膿瘍と診断した．再度問診をとると同性愛者であると判明し，HIV（human immunodeficiency virus）陽性であった．メトロニダゾール内服開始により症状が改善した．

診断

アメーバ性腸炎，アメーバ性肝膿瘍

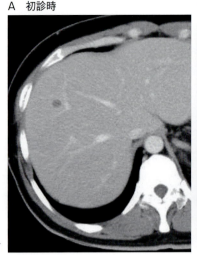

図3　造影CT　A 初診時　B 1か月後

解説　アメーバ性腸炎とは，赤痢アメーバ原虫嚢子（cyst）を経口摂取した後，嚢子が小腸で脱嚢し栄養型（trophozoite）となり，大腸内で分裂・増殖し，腸腺を経て腸壁内に侵入し，易出血性の潰瘍，びらんを形成する．さらに，栄養型は門脈を介して肝臓に達し，肝膿瘍を形成する．近年，感染の報告は増加傾向にあり，主に男性同性愛者による肛門と口唇が直接接触するような性行為や，感染率の高い地域への海外渡航で感染者の排泄物で汚染された食物を摂取することによって感染する．知的障害者施設での集団感染の報告があり，便をいじって壁や床にこすりつけるような便弄癖や，自立して排泄ができないことなどが原因と考えられる．また，国内で製造された食品のうち，豆腐の泳がせ水や漬け物の漬け汁から，アメーバがそれぞれ40.1％，59.4％と高率に検出された報告もある．

　主な症状として，粘血便，腹痛，しぶり腹（テネスムス）があり，肝膿瘍などの合併症を伴わない限り，発熱がないことが多い．粘血便はイチゴゼリー状を特徴とし，大腸の潰瘍性病変から排出された血液と粘液が混和して生じる．発症は一般的に緩徐で，数週間の周期で増悪・寛解を繰り返し，そのため通常の社会生活を営み無症状で経過し，検診を契機で発見されることもある．好発部位は直腸，S状結腸，盲腸，上行結腸である．虫垂単独を侵すことは稀であるが，臨床的には虫垂炎として発症することがある．内視鏡所見は，汚い白苔を伴う易出血性の潰瘍，びらんを特徴とする．限局的に肉芽腫を形成し，腫瘍と鑑別を要することがある．約3％が急性壊死性腸炎，穿孔，中毒性巨大結腸症（toxic megacolon）を呈する劇症型となる．

　アメーバ性腸炎のCT[1]は，右側結腸や直腸に潰瘍を有した腸管壁肥厚をスキップ状に認め，回腸末端部は通常spareされる．また，アメーバ性肝膿瘍のCTは，単発性で円形または卵円形の低吸収域を呈し，厚い嚢胞壁の濃染を伴う．今回，初回のCTでサイズの小さい肝膿瘍を嚢胞として診断したが，アメーバ感染が疑われれば超音波検査によって確認すべきと再認識させられた．確定診断は，内視鏡下病理組織生検によるアメーバ原虫の検出，糞便のアメーバ虫卵の検出，血清アメーバ抗体（蛍光抗体法）の検出による．

参考文献

1) Thoeni RF, Cello JP: CT imaging of colitis. Radiology 240: 623-638, 2006.

症例

所見をひとつひとつ拾っていくと，特定の疾患にたどれるよ

実践 15 30代，女性．主訴：下腹部痛．

現病歴 下腹部に激痛が出現した．

（帝京大学医学部放射線科学講座　近藤浩史先生のご厚意による）

Q さて，画像所見は？ 診断は？

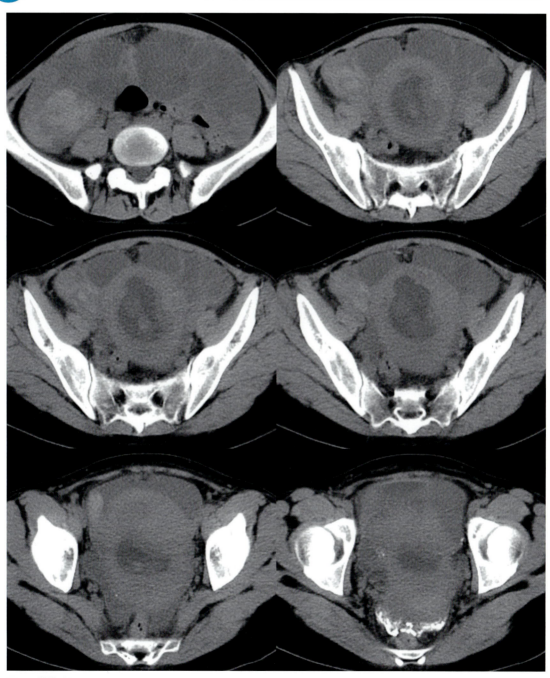

図1　単純CT

画像所見&診断

①子宮は腫大し，内腔に胎児と思われる軟部影を2つ認め（図2；→），双胎妊娠が疑われる．

②Douglas窩に高吸収な腹水を認め，血性腹水が疑われる．さらに著明な高吸収域（▶）を認め，油性造影剤（リピオドール）による子宮卵管造影の既往が疑われ，不妊症に対する検査が行われたと考える．

③子宮腹側から腹腔内に巨大な多房性嚢胞性腫瘤（＊）を左右対称的に認める．よって両側卵巣の多房性嚢胞性腫瘤の鑑別として，黄体化過剰反応（hyperreactio luteinalis：HL），あ

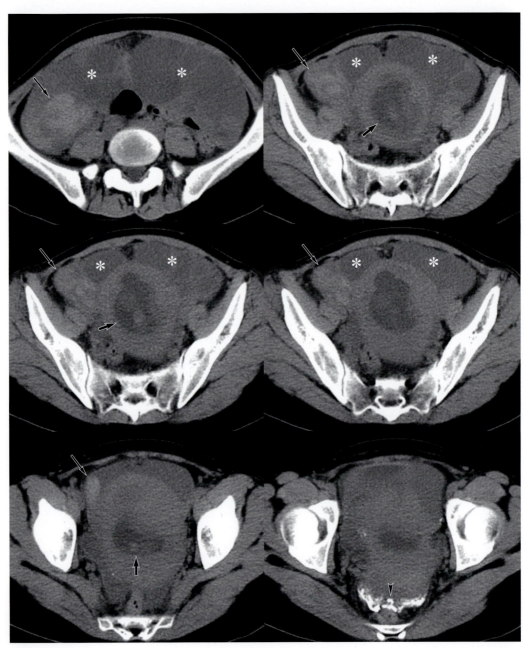

図2　単純CT

るいは卵巣過剰刺激症候群(ovarian hyperstimulation syndrome：OHSS)が挙げられる．HLは，ヒト絨毛性ゴナドトロピン(human chorionic gonadotropin：hCG)刺激に反応して多発性黄体化卵胞嚢胞が形成され両側性卵巣腫大を来す病態で，絨毛性疾患，多胎妊娠に併発する．またOHSSは，排卵誘発剤による医原性の多発性黄体化卵胞嚢胞とされる．今回は，多胎妊娠によるHLあるいは排卵誘発剤によるOHSSの両方が考えられる．

④右多房性嚢胞性腫瘤の外側に高吸収域(→)を認め，まずHLあるいはOHSSの出血が疑われる．しかし，この高吸収域は右子宮角から連続して頭側に向かって広がっている．よって右卵管留血腫が疑われ，異所性妊娠(右卵管妊娠)の合併が考えられる．以上より，三胎妊娠に合併した異所性妊娠(右卵管妊娠)が最も疑われる．

経過

この患者は，不妊治療目的で以前から排卵誘発剤(hMG-hCG)の投与を受けていた．投与開始2日後に腹部膨満感，呼吸苦を自覚し，超音波検査にてOHSSと診断された．その後，妊娠が生じ，超音波検査にて子宮内に胎嚢(gestational sac：GS)を2つ認めた．

妊娠7週に下痢，暗赤色の帯下を認め，初期流産が疑われた．安静で経過観察するが，出血量が増えたため，入院管理となった．

妊娠11週に今回のエピソードである下腹部に激痛が出現し，単純CTが撮影された．緊急手術が施行され，右卵管膨大部妊娠流産を認めた．

その後，妊娠37週で，選択的帝王切開で双子を出産している．

診断

①排卵誘発剤による卵巣過剰刺激症候群(OHSS)，あるいは多胎妊娠による黄体化過剰反応(HL)，
②三胎妊娠に合併した右卵管膨大部妊娠流産

症例

実践16 些細な所見を拾うには，日ごろから沢山の正常例の読影を

20代，女性．主訴：発熱，右季肋部痛．

現病歴	10日ほど続く38℃台の発熱，右季肋部痛があり，近医を受診した．血液所見にて炎症反応を認め，尿中白血球増多も指摘され，腎盂腎炎の診断で抗生剤が投与された．その後も炎症反応の改善なく，当院を受診，入院となった．
既往歴	掌蹠膿疱症（中学生から），尿管結石．
身体所見	腹部に違和感あり，両足関節痛，腫脹あり．
血液所見	白血球 9520/μl↑，CRP 12.0mg/dl↑．

（京都鞍馬口医療センター放射線科　赤田　渉先生のご厚意による）

Q さて，画像所見は？ 診断は？

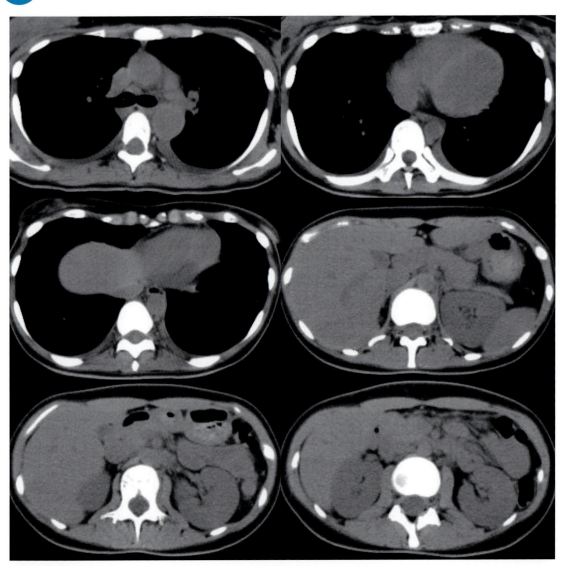

図1　単純CT

画像所見＆診断

上行・下行大動脈（図2；＊），腹腔動脈幹（Ce），上腸間膜動脈幹（SMA）に高吸収な壁肥厚および腹部大動脈径の狭小化を認め，高安動脈炎（大動脈炎症候群）が疑われる．両側胸水を認める．

経過

造影CT（図3）にて，右腕頭動脈（→），左総頸動脈（→），左鎖骨下動脈（▶），上行・下行大動脈（＊），腹腔動脈幹（Ce），上腸間膜動脈幹（SMA）に動脈壁の肥厚を認める．若年発症で，炎症反応を伴い，高安動脈炎（大動脈炎症候群）と診断される．ステロイド投与によって翌日

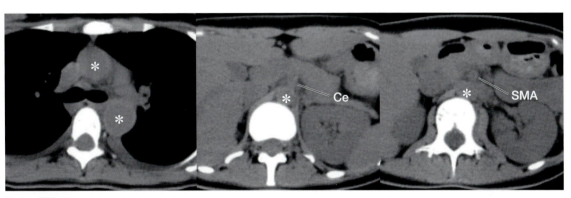

図2　単純CT

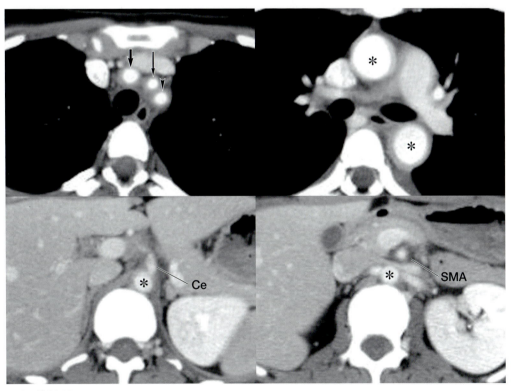

図3　造影CT

から解熱し，左季肋部痛，関節痛，腹部違和感などの臨床症状も改善し，1週間後にCRPは陰転化した．

診断
高安動脈炎（大動脈炎症候群）

解説

　高安動脈炎（大動脈炎症候群）は，大動脈ならびに分岐動脈（腕頭動脈，鎖骨下動脈，椎骨動脈，腹腔動脈，上腸間膜動脈，腎動脈など），冠動脈，肺動脈の血管壁に炎症が生じ，動脈内腔の狭窄・閉塞・拡張・瘤形成を引き起こす血管炎で，20代女性に好発し，男女比は約1：9である．アジア，中東，南米に多く見られ，HLA-B52・B39との関連が指摘されている．病理学的には栄養血管への細胞浸潤（perivascular cuffing）を伴う外膜の単核細胞浸潤で肉芽腫性全層性動脈炎を特徴とする．

　症状はさまざまで，発熱，倦怠感，易疲労感，血管痛による頸部痛，胸痛，頭部への虚血症状（めまい，頭痛，失神発作など），眼症状（眼前暗黒感，視力障害など），上肢症状（血圧左右差，易疲労感，冷感，しびれなど），心症状（息切れ，動悸など），呼吸器症状（血痰，呼吸困難），高血圧，下肢症状（間歇跛行）などがある．血液所見では，赤沈亢進，CRP上昇，白血球増加，γグロブリン増加が見られる．

　診断は，画像診断（血管造影，CT，MRA）によって行われ，若年者で大動脈とその第一次分枝に閉塞性あるいは拡張性病変を多発性に認めた場合は，炎症反応が陰性でも高安動脈炎（大動脈炎症候群）が第一に疑われ，炎症反応が陽性であれば高安動脈炎（大動脈炎症候群）と診断できる．画像所見[1]は下記の通りである．

① CT：大動脈および主要分枝，肺動脈の狭小化，血管壁の全周性肥厚を認め，慢性期に石灰化を伴う．
② MRI：血管壁の全周性肥厚を認める．
③ CTA，MRA，血管造影：大動脈および主要分枝，肺動脈，冠動脈に狭窄，閉塞，拡張，動脈瘤を認める．
④ ^{67}Gaシンチグラフィ，^{18}F-FDG PET：炎症の活動に対する指標として用いられる．

参考文献

1) Restrepo CS, Ocazionez D, Suri R, et al: Aortitis: imaging spectrum of the infectious and inflammatory conditions of the aorta. RadioGraphics 31: 435-451, 2011.

症例

実践 17 目先の疾患の診断だけに留まらずに，その原因を探ろう！

70代，男性．主訴：腹痛．

生活歴	機会飲酒程度．
身体所見	心窩部から左側腹部にかけて圧痛あり，反跳痛なし．
血液所見	赤血球 191万/μl↓，Hb 6.5g/dl↓，白血球 3500/μl，血小板 1.8万/μl↓，TP 6.1g/dl↓，Alb 2.8g/dl↓，CRP 2.6mg/dl↑，S-AMY 931IU/l↑，P-AMY 1026 IU/l↑，LIP 1976IU/l↑，TG 162mg/dl↑．

Q さて，画像所見は？ 診断は？

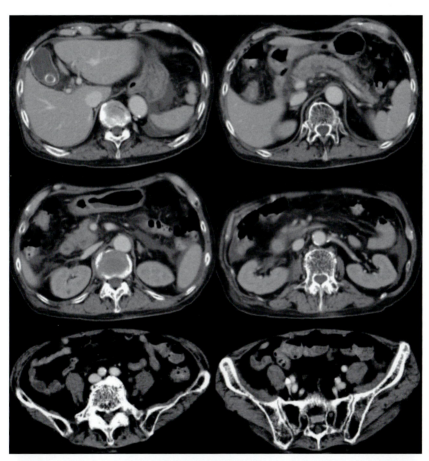

図1 造影CT

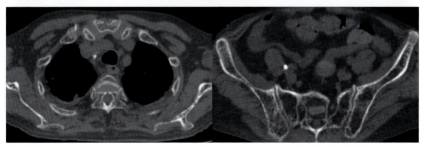

図2 造影CT（骨条件）

画像所見＆診断

造影CT（図3）にて，膵臓はびまん性に腫大し，周囲脂肪濃度の上昇を伴い（→），後腹膜の液体貯留を認め（＊），急性膵炎を示唆する．胆嚢結石を認めるが（▶），胆管結石は認めず，胆管，主膵管の拡張はなく，膵胆道系に明らかな腫瘤性病変を認めない．両側腎実質（K）の造影が不良で，腎機能障害が疑われる．また，椎体，仙骨，腸骨の骨梁が著明に疎である．

さらに骨条件（図4）では，肩甲骨，腸骨の骨皮質に小さい溶骨性変化を多数認める．

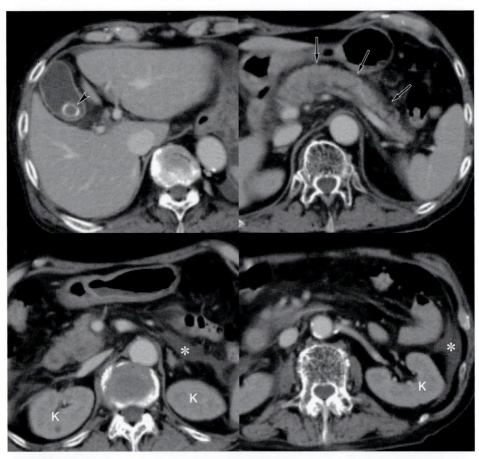

図3　造影CT

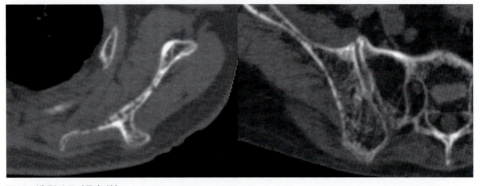

図4　造影CT（骨条件）

疎な骨梁より，osteoporosis（骨粗鬆症）あるいは osteopenia（骨塩減少）が疑われ，両病態とも骨梁と骨皮質を菲薄化させる．今回，骨条件で詳細に観察すると，肩甲骨，腸骨の骨皮質に小さい溶骨性変化を認め，いわゆる punched-out lesion（抜き打ち像）が疑われる．骨所見および腎機能障害，貧血より，多発性骨髄腫が疑われる．さらに，多発性骨髄腫による著明な osteopenia では血中へのカルシウム動員によって高カルシウム血症が生じ，急性膵炎を発症させたのではないかと推察する．血清カルシウム値を測定すると 13.4mg/dl と高値で，腎機能低下（BUN 20mg/dl，Cr 2.6mg/dl）も指摘された．この患者は，7年前から多発性骨髄腫で加療中であった．

診断
①多発性骨髄腫による高カルシウム血症，腎機能障害，
②高カルシウム血症による急性膵炎

解説

多発性骨髄腫は，異型性を持つ形質細胞が主に骨髄において単クローン性に増殖する疾患で，40歳以上に発症する．腫瘍細胞より産生される単クローン性免疫グロブリン（M蛋白）が，血清中，尿中に認められることを特徴とする．

臨床的徴候としては，貧血，骨病変，腎障害，易感染性，高カルシウム血症などが出現し，腰痛，息切れ，骨疼痛，貧血症状などを発症することが多い．今回は，高カルシウム血症によって急性膵炎を発症した（基礎02, p.15-18 参照）．

診断は，血清，尿中のM蛋白陽性，骨髄穿刺液中の骨髄腫細胞が10%以上，および画像所見によって行われる．臨床的徴候の原因は，以下の通りである．

①貧血，易感染性：骨髄腫細胞が骨髄内で増殖し，他の血液細胞の産生が低下する．
②腎障害：M蛋白である Bence-Jones 蛋白が腎に沈着し，蛋白尿，腎機能低下を引き起こす．
③骨病変，高カルシウム血症：腫瘍細胞から分泌される破骨細胞活性化因子（osteoclast activating factor：OAF）による破骨細胞の活性が亢進することによって骨塩が減少し（osteopenia），骨折，高カルシウム血症が生じる．また，骨髄腫細胞の増殖によって病的骨折が生じる．

多発性骨髄腫のCT所見は，下記の通りである．
①破骨細胞の活性亢進 → a）海綿骨の骨梁が減少，皮質骨の菲薄化，b）頭蓋骨，椎体，骨盤，肩甲骨，長幹骨に見られる類円形の溶骨性変化：punched-out lesion（抜き打ち像），c）骨折など．
②骨髄腫細胞の増殖 → a）地図状の溶骨性変化，b）膨張性充実性骨腫瘤，c）病的骨折など．

今回の骨皮質の小さい溶骨性変化は，多発性骨髄腫の単純X線写真で見られる従来の punched-out lesion の軽微な所見をとらえている可能性がある．

CT hypotension complex (CT hypoperfusion complex) とは…

CT hypotension complex (CT hypoperfusion complex) は，当初は外傷による乏血性ショック (hypovolemic shock) 時に造影 CT で見られる所見として報告されたが，最近では外傷に限らず，心停止，手術，敗血性ショック，消化管出血などの血圧低下 (還流低下) でも見られるとされる[1)2)]．

① **shock bowel**（図1）：小腸のびまん性の浮腫性壁肥厚と粘膜の強い濃染で，外傷性腸管損傷との鑑別が重要とされた．乏血によって腸管壁の血管透過性が亢進し，漿膜下浮腫を来し，一方，粘膜を乏血から保護するための自己調節（autoregulation）によって血流が保たれ，粘膜は強い濃染を示すと考えられている．

② **下大静脈の虚脱**（図1）：3スライス（5mm厚）にかけて下大静脈の前後径が9mm以下とされる．循環血液量の減少，静脈還流の低下によると考えられている．

③ **halo sign**：肝臓上部レベルの虚脱した下大静脈周囲に水濃度の低吸収域を認める．血管透過性亢進によると考えられるが，CT hypotension complex に特異的な所見でなく，うっ血肝，肝炎，胆汁性肝硬変，肝門部でのリンパ還流の阻害を伴う疾患でも見られるとされる．

造影 CT

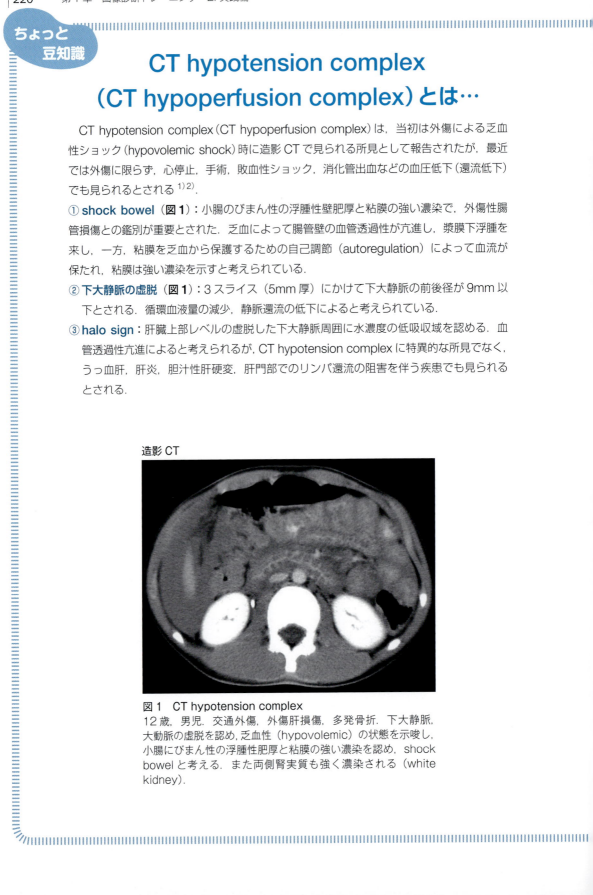

図1 CT hypotension complex
12歳，男児．交通外傷，外傷肝損傷，多発骨折．下大静脈，大動脈の虚脱を認め，乏血性（hypovolemic）の状態を示唆し，小腸にびまん性の浮腫性肥厚と粘膜の強い濃染を認め，shock bowel と考える．また両側腎実質も強く濃染される（white kidney）．

④ **大動脈の虚脱**（図1）：腎動脈分岐レベルの頭尾側2cm間で大動脈の前後径が1.3cm以下とされる．交感神経系の刺激また血圧低下による動脈収縮によると考えられる．
⑤ **肝実質の異常濃染**：肝実質が不均一に濃染され，また全体的に濃染が低下する．肝内の動脈が強く濃染され，周囲に浮腫を認めることがある．
⑥ **脾実質の濃染不良，萎縮**：交感神経系の刺激による動脈収縮が考えられる．
⑦ **両側腎実質の濃染増強**（図1）：両側腎実質が強く，持続的に濃染される（white kidney）．輸出細動脈の収縮によって糸球体の濾過が促進し，さらに尿細管の停滞，ナトリウム，水の再吸収が促進したことによると考えられている．重篤な場合は両側腎に造影効果を認めないことがある（black kidney）．
⑧ **両側副腎の濃染増強**：乏血状態に対して副腎への血流を温存するための自己調節（autoregulation）によって，副腎の濃染が保たれることによると考えられている．
⑨ **膵実質の濃染異常，膵周囲の液体貯留**：膵実質の増強効果が強くなったり，弱くなったりする．乏血状態と自己調節（autoregulation）が関与していると考えられる．膵周囲に液体貯留を認めることがあり，血管透過性亢進が原因と考えられ，急性膵炎，膵損傷との鑑別が重要である．
⑩ **胆嚢の粘膜濃染**：胆嚢の壁肥厚なく，粘膜面が強く濃染される．これも粘膜を乏血から保護するための自己調節（autoregulation）によって血流が保たれ，粘膜は強い濃染を示すと考えられている．

参考文献

1) Tarrant AM, Ryan MF, Hamilton PA, et al: A pictorial review of hypovolaemic shock in adults. Br J Radiol 81: 252-257, 2008.
2) Higashi H, Kanki A, Watanabe S, et al: Traumatic hypovolemic shock revisited: the spectrum of contrast-enhanced abdominal computed tomography findings and clinical implications for its management. Jpn J Radiol 32: 579-584, 2014.

症例 実践18

重要な key words をもとに画像診断すると，正確な診断に至ることができる

30代，女性．主訴：腹部膨満感，腹痛，呼吸困難．

現病歴	朝8時半から食事を始め，昼過ぎまで食べ続けた．自己誘発嘔吐を試みるも（普段はうまく嘔吐できるのだが），この日は嘔吐できず，次第に腹部膨満感および腹痛が増悪した．呼吸困難も出現してきたため，救急車にて午後3時に搬送となった．搬送後，胃管挿入を試みたものの挿入できなかった．次第に意識混濁が出現し，血圧および動脈血酸素分圧（SpO_2）の低下も見られた．
既往歴	神経因性食欲不振症．
身体所見	著明な腹部膨隆および緊満が見られ，腸蠕動音は聴取できなかった．左下肢の感覚が消失していた．
血液所見	特記すべき異常なし．

Q さて，画像所見は？ 診断は？

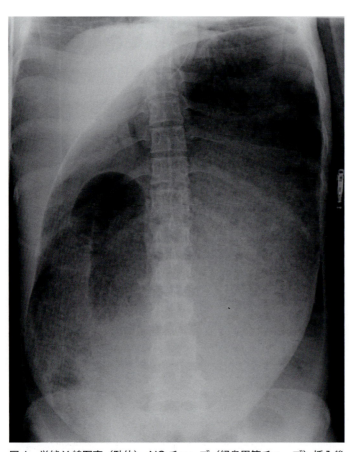

図1 単純X線写真（臥位） NGチューブ（経鼻胃管チューブ）挿入後

A 通常条件

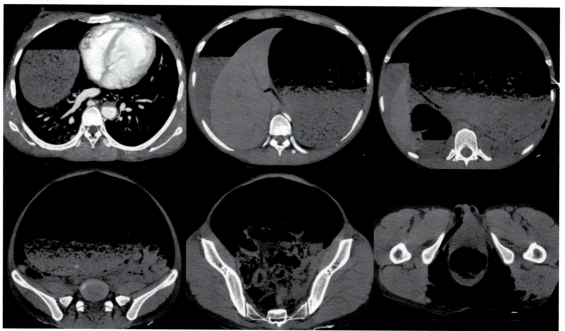

B ウインドウ幅を広げた条件

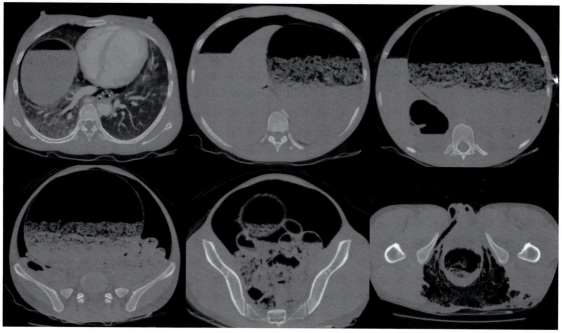

図2 造影CT

画像所見＆診断

腹部単純X線写真（図3）では，左横隔膜下から骨盤底に及ぶ著明な胃拡張を認める．肝臓表面に腹腔内遊離ガス（図3-A；＊）を認め，胃壁が鮮明に描出され（double wall sign），胃周囲にも腹腔内遊離ガスが疑われる．さらに，NGチューブ（経鼻胃管）が下部食道内でcoil upしている（図3-B；→）．

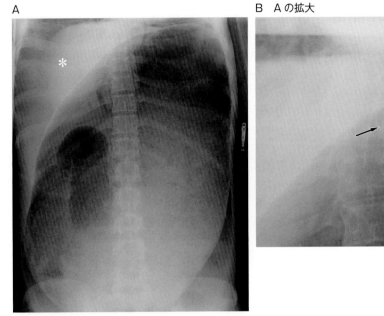

図3 単純X線写真(臥位) NGチューブ(経鼻胃管チューブ)挿入後

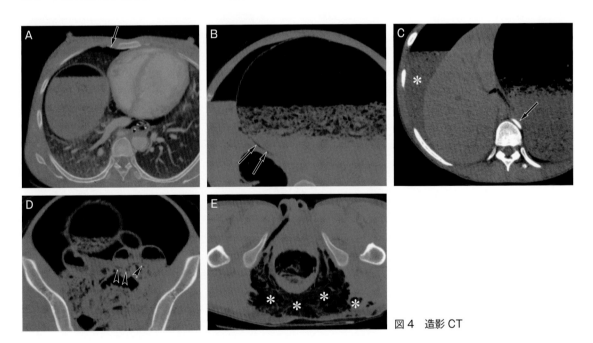

図4 造影CT

　腹部造影CTでは,著明な胃拡張と壁内ガス(図4-B;→)を認める.さらに,腹腔内に大量の遊離ガスおよびair bubbleを伴った残渣(図4-C;＊),腹水の貯留を認め,胃穿孔が疑われる.著明に拡張した胃による周囲臓器の圧排が高度で,横隔膜直下レベルで腹部大動脈までもが扁平となり(図4-C;→),横隔膜下で内腔に造影剤が確認できない状態である(図5;→).そのため,腹部骨盤臓器が"あたかも単純CT"のように造影効果が見られない.小腸の壁内ガス(図4-D;▻)も見られ,腹部骨盤臓器の虚血あるいは壊死が疑われる.気胸(図4-A;→)や

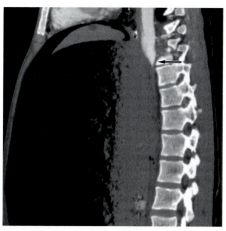

図5　造影 CT, MPR 矢状断像
急性胃拡張による腹部大動脈の圧排・狭小化が見られる（→）．

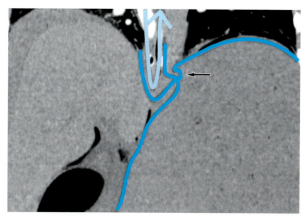

図6　造影 CT, MPR 冠状断像
急性胃拡張の内圧上昇による食道胃接合部（ECJ）の閉鎖（→）と，それによる NG チューブ（▬）の下部食道内での coil up が見られる．

皮下気腫（図 4-E ; ＊）も見られる．著明なるい痩を認め，神経因性食欲不振症に矛盾しない．

画像診断
①急性胃拡張，②胃穿孔，③著明な胃拡張の圧排による腹部大動脈の圧排・狭小化，およびそれによる広汎な腹部骨盤臓器の虚血あるいは壊死．

経過
開腹にて，腹腔内は著明に拡張した胃に占拠されており，食物残渣（2kg）が腹腔内に貯留していた．また，胃角小弯に穿孔が見られ，胃内には 6kg に及ぶ食物残渣が貯留していた．近位空腸から回盲部に及ぶ広汎な小腸壊死も見られた．胃穿孔部の縫縮，胃瘻造設，腹腔内洗浄，広範囲小腸切除が施行されたが，術後に創部やドレーンからの出血が持続し，DIC（disseminated intravascular coagulation）状態となった．ICU での加療を続けたが，第3病日に死亡した．

診断
①神経因性食欲不振症に伴う急性胃拡張，
②胃穿孔，
③急性胃拡張による腹部大動脈の圧排・狭小化，およびそれによる広汎な腹部骨盤臓器の虚血・壊死

解説
本症例の診断そのものは，さほど難解ではない．ただ，"なぜ，これほどまでに胃が拡張できたのか？"を考察することが興味深い．

急性胃拡張とは，胃幽門部や十二指腸に器質的な通過障害がないにもかかわらず，胃に食物残渣や胃液，空気が溜まって，急激かつ高度な胃拡張を来す状態をいう．その機序として，副交感神経麻痺による胃の収縮能の低下などが挙げられ，原因には①腹部手術後，②神経因性食欲不振症（anorexia nervosa）（過食／排出型），③糖尿病，④電解質異常，⑤外傷，⑥麻酔，⑥腹部炎症性疾患（膵炎，胆嚢炎など）などがある[1)～5)]．胃があまりに拡張すると，食道胃接合部（esophago-cardiac junction：ECJ）が閉鎖あるいは一方弁となり（図6；→），胃

参考症例

単純CT

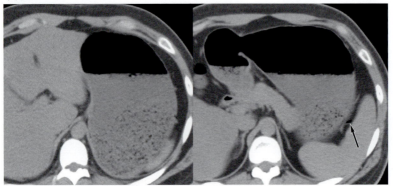

図7　健常人の食後の胃拡張例
CTにて食後の胃拡張に遭遇するが、今回の神経因性食欲不振症に伴う急性胃拡張ほど伸展・拡張はしない。しかし、単なる食後の胃拡張にもかかわらず胃周囲の静脈に空気（→）を認め、内圧上昇に伴う軽い胃壁内の静脈虚血が疑われ、興味深い所見である。

液も分泌され、ますます胃がふくらみ、胃の内圧が著明に上昇する。今回のような"胃管が挿入できない"というエピソードは急性胃拡張の特徴である胃の内圧上昇によって食道胃接合部（ECJ）が閉鎖していることを示唆する。

　神経因性食欲不振症は、過食/排出型（binge-eating/purging type：むちゃ食いと自己誘発嘔吐を繰り返すタイプ）と、制限型（restricting type：食事の摂取量を制限するタイプ）に分けられる。今回のような過食/排出型では胃壁のコンプライアンスが低下し、過食によって異常なまでに胃が拡張してしまう。健常人であればこれほどまでに胃壁は伸展せず（図7）、制限型でもこのような状態は起こりえない。また、著明な急性胃拡張とるい痩による後腹膜脂肪の減少が、上腸間膜動脈（superior mesenteric artery：SMA）症候群を引き起こす。

　一般的に胃の内圧が20〜30mmHgを超えると、胃壁内に静脈圧を超え、静脈の血流障害が生じ、胃壁の虚血、壊死あるいは穿孔の危険性が生じると言われている[1)〜5)]。さらに本症例では、大動脈を虚脱させるほどにまで胃の内圧が上昇し（図4-D、図5）、胃壁以外の腹部骨盤臓器の虚血を引き起こした。

　本疾患では、①若年女性、②神経因性食欲不振症（過食/排出型；binge-eating/purging type）、③過食、④嘔吐できない、⑤胃管が挿入できない、といった重要なkey wordsをもとに画像診断すると、正確な診断に至ることができる。

参考文献
1) Gyurkovics E, Tihanyi B, Szijarto A, et al: Fatal outcome from extreme acute gastric dilation after an eating binge. Int J Eat Disord 39: 602-605, 2006.
2) Luncă S, Rikkers A, Stănescu A: Acute massive gastric dilatation: severe ischemia and gastric necrosis without perforation. Rom J Gastroenterol 14: 279-283, 2005.
3) Bravender T, Story L: Massive binge eating, gastric dilatation and unsuccessful purging in a young woman with bulimia nervosa. J Adolesc Health 41: 516-518, 2007.
4) Barada KA, Azar CR, Al-Kutoubi AO, et al: Massive gastric dilatation after a single binge in an anorectic woman. Int J Eat Disord 39: 166-169, 2006.
5) Beiles CB, Rogers G, Upjohn J, Wise AG: Gastric dilatation and necrosis in bulimia: a case report. Australas Radiol 36: 75-76, 1992.
6) Nakao A, Isozaki H, Iwagaki H, et al: Gastric perforation caused by a bulimic attack in an anorexia nervosa patient: report of a case. Surg Today 30: 435-437, 2000.

症例

実践 19 　頭の中で立体構築して見えてくるこの疾患…Let's try!

40代，男性．主訴：背部痛，心窩部痛．

既往歴	15年前に急性膵炎を発症した．それ以降，時折発症し，近医にて点滴加療を受けた．
現病歴	3日前より背部痛，心窩部痛を自覚した．一昨日近医を受診し，急性膵炎の診断のもと点滴加療を受けるも，症状が持続するため，当院内科に受診となった．
血液所見	白血球 13100/μl↑，AMY 545IU/l↑，CRP 0.5mg/dl．

Q さて，画像所見は？ 診断は？

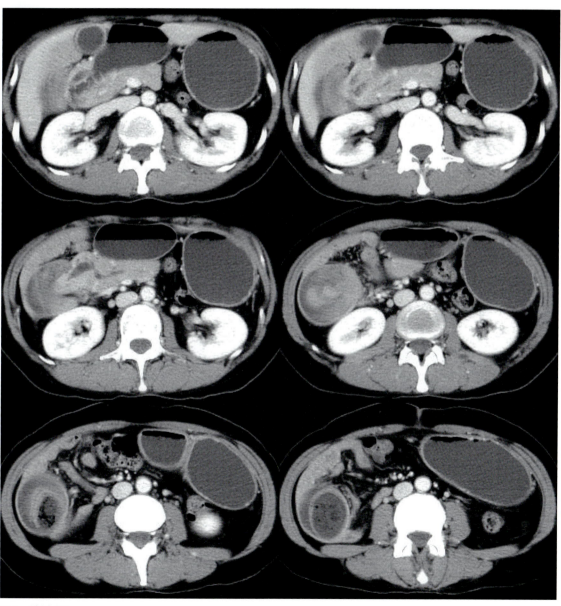

図1　造影CT

画像所見＆診断

造影CT（図2）にて，胃（S）の拡張を認め，十二指腸下行脚（＊）の腹側と背側を挟み込むように膵実質（P）が指摘され，不完全な輪状膵（annular pancreas）と考える．十二指腸の腹側を総胆管（CBD）と固有肝動脈（PHA）が走行し，十二指腸前総胆管，十二指腸前肝動脈を示唆する．拡張した十二指腸下行脚内にair bubblesと液体貯留を伴った囊胞構造（C）を認め，それに付随して十二指腸内腔に膵頭部（H）がくちばし状に入り込んでいる．よって，囊胞構造（C）を先進部とした腸重積が疑われ，管腔内十二指腸憩室による腸重積と考えられる．上腸間膜静脈の左側の膵体尾部の実質は欠損している［膵体尾部欠損症（short pancreas）］．大動脈と上腸間膜動脈の間に十二指腸水平脚を認めず，小腸は右側に位置し，また盲腸は正中に位置し，完全型腸回転異常を示唆する（非掲載）．さらに下大静脈が肝部で欠損し，奇静脈に連続し［下大静脈奇静脈結合（azygos continuation of IVC）］，奇静脈の拡張を認める（非掲載）．脾臓に胎児期の分葉遺残（persistent fetal lobulation）を認める（非掲載）．

経過

MPR（図3）にて，十二指腸下行脚の囊胞構造（C）が先進部となって膵頭部（H）がくちばし状になって入り込んでいる所見が明瞭に描出される（B：十二指腸球部）．上部内視鏡（図4）にて十二指腸下行脚に管腔内憩室の開口部（→）を認める．十二指腸バリウム造影（図5）にて十二指腸下行脚に袋状構造物内（→）にバリウムが貯留し，周囲に線状の透亮像を認める．袋

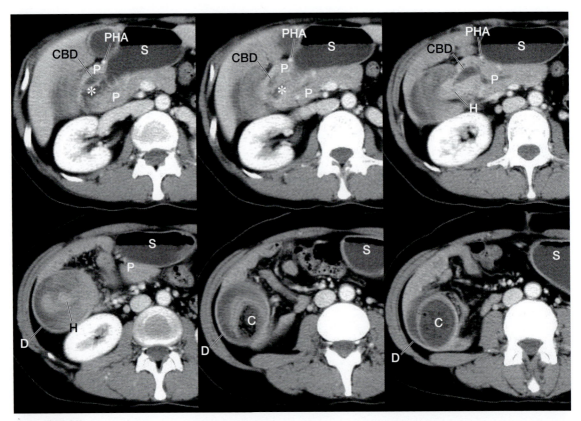

図2　造影CT
C：囊胞構造，CBD：総胆管，D：十二指腸，H：膵頭部，P：膵実質，PHA：固有肝動脈，S：胃

状構造物内には食物残渣と思われる透亮像を認める．
　開腹手術にて十二指腸水平脚と Treiz 靱帯はなく，完全型腸回転異常を認め，Ladd 靱帯の切離を行った．十二指腸に切開を加えて管腔内憩室を切除した．

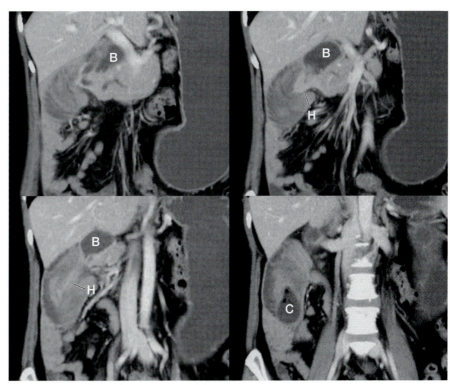

図3　造影CT，MPR像
B：十二指腸球部，C：囊胞構造，H：膵頭部

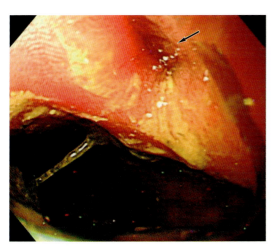

図4　内視鏡検査

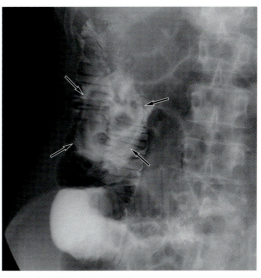

図5　十二指腸バリウム造影

診断
① 管腔内十二指腸憩室による腸重積，
② 不完全な輪状膵（annular pancreas），
③ 十二指腸前総胆管，十二指腸前肝動脈，
④ 完全型腸回転異常，
⑤ 下大静脈奇静脈結合（azygos continuation of IVC），
⑥ 膵体尾部欠損症（short pancreas），
⑦ 脾臓の胎児期分葉遺残（persistent fetal lobulation）

解説

　管腔内十二指腸憩室は，管腔内に発生する憩室で非常に稀である．成因として不完全十二指腸隔膜説が有力で，胎生期に遺残した不完全十二指腸隔膜が腸の蠕動運動や食物などの圧力によって長い年月をかけて袋状になると考えられている[1]．憩室の好発部位は，十二指腸下行脚（特にVater乳頭部近傍）である．組織所見は，憩室壁の内側，外側とも正常粘膜で覆われ，固有筋層を欠く．症状は上腹部痛，悪心，嘔吐などさまざまで，合併症として消化管出血，胆管炎，膵炎，十二指腸閉塞，腸重積などがある．

　今回，以前から繰り返す急性膵炎の既往があり，憩室を先進部とした腸重積によってVater乳頭部に狭窄が生じ，急性膵炎を併発したと考えられる[2]．合併奇形には，輪状膵，腸回転異常，十二指腸前門脈，多脾症，下大静脈奇静脈連結，鎖肛などがある[1]．治療は外科的あるいは内視鏡的憩室切除がある．

　管腔内十二指腸憩室の画像所見は以下の通りである．上部消化管バリウム造影では，袋状の憩室内のバリウム貯留と憩室壁を反映した周囲の線状透亮像が特徴とされ，wind sockサイン（風見用の布製の円錐筒様）と呼ばれる[1]．CTでは十二指腸内に薄壁の囊胞構造を認め，内部に液体やair bubbles，食物残渣，胆石などが指摘される．MPRは管腔内の囊状の憩室を明瞭に描出し，腸重積を伴った場合，その病態の評価に非常に有用である．

参考文献

1) Materne R: The duodenal wind sock sign. Radiology 218: 749-750, 2001.
2) Finnie IA, Ghosh P, Garvey C, et al: Intraluminal duodenal diverticulum causing recurrent pancreatitis: treatment by endoscopic incision. Gut 35: 557-559, 1994.

症例

実践20 特徴的なサインから特定の疾患に絞り込もう！

60代，女性．主訴：便通異常，嘔吐．

現病歴 3週間前から平日は便秘傾向で，週末になると下痢が出現した．また，嘔吐が時折発症したため受診した．

既往歴 20年前に左乳癌に対し乳房切除術施行．

Q さて，画像所見は？ 診断は？

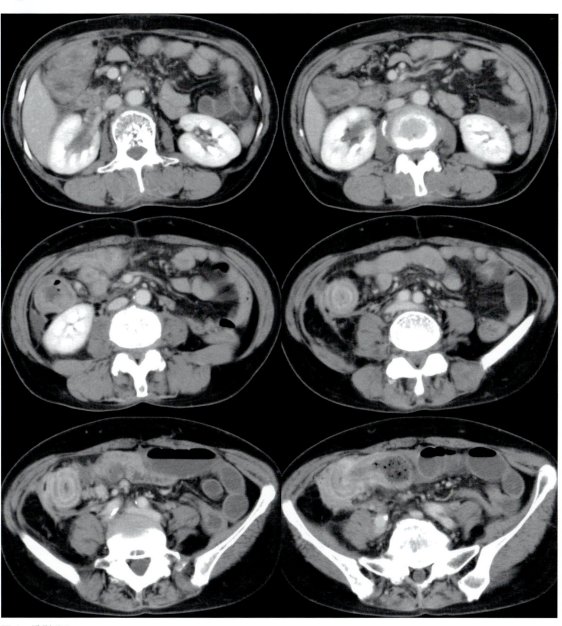

図1 造影CT

画像所見 & 診断

上行結腸に短い範囲で target 状濃染の壁肥厚を認め（図2-C；▷），その他に，周囲脂肪織の濃度上昇，Gerota 筋膜（図2-C；▶），外側円錐筋膜（図2-C；→）の肥厚，腹水貯留（図2-B；＊）が見られる．さらに，水腎症，腎盂周囲の軟部濃度（図2-A；→）も指摘される．

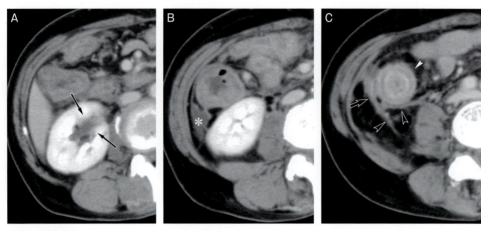

図2　造影 CT

画像診断

造影 CT における target 状濃染の腸管壁肥厚の鑑別（基礎12, p.55 参照）として，感染性腸炎（細菌性やウイルスなど），虚血性腸炎，血管炎，炎症性腸疾患，悪性腫瘍（胃癌，乳腺の浸潤性小葉癌のスキルス型転移，原発性スキルス癌など）が挙がる．

通常の感染性あるいは炎症性，血管炎などで見られる良性の target 状濃染の壁肥厚は，粘膜下層の浮腫を反映して，中間層の濃染不良域が幅広く，内層の粘膜層および外層の漿膜+漿膜下層は，薄く均一に濃染される（いわゆる benign target sign；図3）[1]．

一方，本症例では中間層は幅が相対的に狭く，淡く濃染し，外層と内層は幅が広く，強く濃染する（いわゆる malignant target sign，図4, 5）[1]．このような malignant target sign は，腫瘍細胞がびまん性に浸潤するスキルス型転移，原発性スキルス癌に見られる．スキルス型転

A　造影 CT

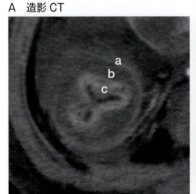

B　シェーマ

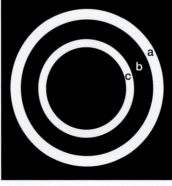

図3　benign target sign：偽膜性腸炎
上行結腸に target 状の壁肥厚を認め，中間層（b）は濃染不良で幅広く，内層（c），外層（a）は薄く均一に濃染され，benign target sign を呈する．これは，中間層である粘膜下層の浮腫を反映している．

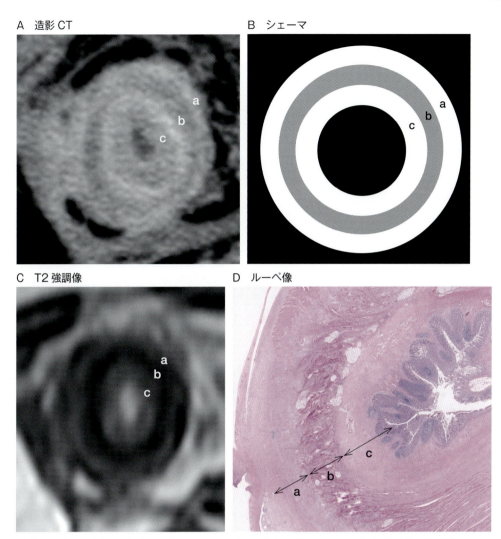

図4　malignant target sign［本症例：乳癌（浸潤性小葉癌）の結腸転移（スキルス型転移）］
上行結腸に target 状の壁肥厚を認め，中間層（b）は幅が相対的に狭く，淡く濃染し，外層（a）と内層（c）は幅が広く，強く濃染し，malignant target sign を呈する（A，B）．ルーペ像（D）にて内層（c）である粘膜＋粘膜下層，および外層（a）である漿膜下層＋漿膜は，密に腫瘍細胞が浸潤し，中間層（b）の固有筋層では腫瘍細胞浸潤はまばらである．T2強調像（C）は target 状壁肥厚を明瞭に描出し，中間層は比較的温存された固有筋層を反映して著明な低信号を呈する．

移は，胃の低分化腺癌や印環細胞癌，乳腺の浸潤性小葉癌の転移の頻度が高く，その他に肺癌，胆管癌や膵癌，膀胱癌，前立腺癌などの転移でも見られる[1)~4)]．malignant target sign の成因（図4）は，内層である密に腫瘍細胞が浸潤した粘膜＋粘膜下層および外層である漿膜下層＋漿膜が，幅広く，強く濃染した領域として描出され，一方，筋層線維のため腫瘍細胞がまばらに浸潤した固有筋層は比較的幅が狭く，淡く濃染した領域として描出されることによる[1)]．この所見は，結腸以外の胃，小腸のスキルス型転移（図5），スキルス癌でも見られる．また MRI（図4-C）は，病理組織を詳細に反映し，診断に有用である．その後，進行すると次第に層構造が不明瞭となって，全層性の均一に濃染される壁肥厚を示すことがある（図5-A）．

参考症例

A 造影CT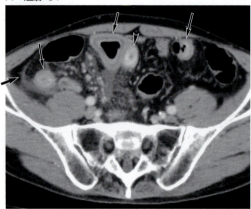

B 造影CT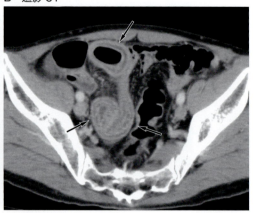

図5　malignant target sign：スキルス胃癌の小腸，結腸転移（スキルス型転移）
50代，男性．主訴：腹痛．
上行結腸，小腸に多数のmalignant target signを認め（→），スキルス型転移と考えられる．一部全層性の均一に濃染される壁肥厚（▸）を認める．また右外側円錐筋膜の肥厚（➔）を認める．

　今回のように腸管にスキルス型転移をした場合，内視鏡では粘膜面に異常を認めず，生検で十分に深く組織が採取されないと悪性所見が得られにくいため，診断医として認識すべき所見である．また，malignant target signは狭窄症状に先行して認められるとされ，早期に指摘，診断することが重要である．
　その他に水腎症，腎盂周囲の軟部濃度およびGerota筋膜，外側円錐筋膜の肥厚，腹膜肥厚，腹水を認めた．これらの所見は，胃のスキルス癌が後腹膜に進展し，腎盂，尿管に浸潤して水腎症を合併する所見に非常に類似し，つまりスキルスな進展を示唆する重要な所見である．以上より，結腸へのスキルス型転移あるいは原発性スキルス癌の後腹膜進展が疑われた．

経過
　既往である乳癌の組織型を主治医に確認すると，浸潤性小葉癌であることが判明し，乳癌（浸潤性小葉癌）の結腸へのスキルス型転移が最も疑われた．上部消化管内視鏡は異常所見を認めなかった．下部消化管内視鏡では粘膜面に異常は認めないが，内腔の狭小化が指摘された．生検を行ったが，悪性所見は得られなかった．
　その後，狭窄による通過障害が増悪したため，右半結腸切除術が施行された．開腹にて癌性腹膜炎の所見を認め，摘出標本の病理組織にて乳癌（浸潤性小葉癌）の結腸転移と診断された．

診断
乳癌（浸潤性小葉癌）の結腸転移（スキルス型転移）および後腹膜進展

参考文献
1) Gollub MJ, Schwartz MB, Shia J: Scirrhous metastases to the gastrointestinal tract at CT: the malignant target sign. AJR 192: 936-940, 2009.
2) Ha HK, Jee KR, Yu E, et al: CT features of metastatic linitis plastica to the rectum in patients with peritoneal carcinomatosis. AJR 174: 463-466, 2000.
3) Rudralingam V, Dobson MJ, Pitt M, et al: MR imaging of linitis plastica of the rectum. AJR 181: 428-430, 2003.
4) Winston CB, Hadar O, Teitcher JB, et al: Metastatic lobular carcinoma of the breast: patterns of spread in the chest, abdomen, and pelvis on CT. AJR 175: 795-800, 2000.

乳腺の浸潤性小葉癌の変わった転移形式，浸潤形態

乳腺の浸潤性小葉癌の転移は骨（髄）が最も多いが，腹膜や消化管，子宮付属器，後腹膜への転移の頻度が，通常の浸潤性乳管癌よりも高いのが特徴である．癌性髄膜炎から中枢神経系への転移も，しばしば経験される．一方，肺転移，胸膜転移や肝転移などは，乳管癌より少ないとされる．また，組織学的には腫瘤を形成せずに線維組織（desmoplastic reaction）を伴って浸潤性に進展するのが特徴とされる．そのため，胃壁への転移は，胃原発のスキルス癌ときわめて酷似した画像（**図1**）あるいは内視鏡所見を呈することがある．このように浸潤性乳管癌と小葉癌では，転移形式，浸潤形態が異なるため，被験者に乳癌の既往がある場合は，その組織型をチェックした上で診断にあたることが重要である．

A　上部消化管X線二重造影　　B　造影CT

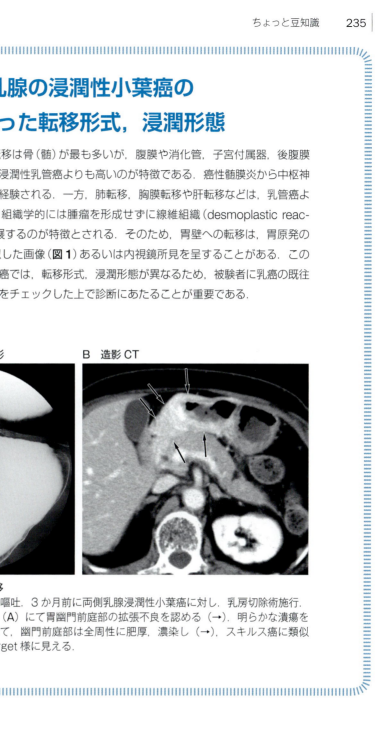

図1　浸潤性小葉癌の胃転移
70代，女性．主訴：嘔気，嘔吐．3か月前に両側乳腺浸潤性小葉癌に対し，乳房切除術施行．上部消化管X線二重造影像（A）にて胃幽門前庭部の拡張不良を認める（→）．明らかな潰瘍を認めない．造影CT（B）にて，幽門前庭部は全周性に肥厚，濃染し（→），スキルス癌に類似した所見で，malignant target様に見える．

症例

実践 21 有名だけど稀な病態．さてどう診断する？

60代，女性．主訴：下腹部痛．

現病歴　4日前から下腹部痛を自覚したが放置した．その後，心窩部まで痛みが広がり，受診した．

血液・身体所見　白血球 14900/μl↑，CRP 14.5mg/dl↑．体温37.8℃．その他，特記すべきことなし．

（住友病院放射線科　山本浩詞先生のご厚意による）

Q　さて，画像所見は？ 診断は？

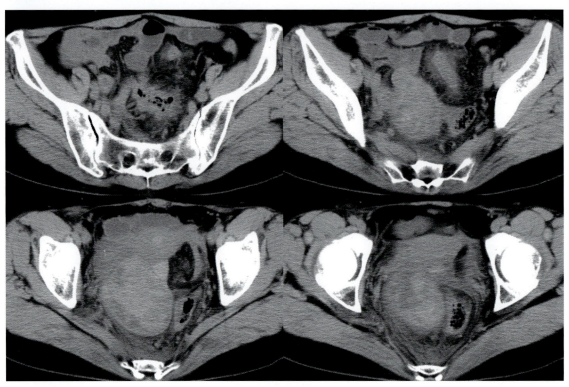

図1　単純CT

画像所見 & 診断

単純 CT（図 2）にて，子宮（U）の右背側に充実性腫瘤（T）を認め，筋肉に比べ不均一な高吸収を呈する．腫瘤周囲以外に，仙骨前（*），右付属器（A），S 状結腸（S）周囲の脂肪濃度上昇を認める．右卵巣腫瘍の茎捻転が疑われたが，仙椎前の後腹膜（*）の脂肪濃度上昇が目立つのが気になる．つまり，腹腔内と後腹膜への炎症波及が示唆される．さらに腫瘤（T）の左前方に子宮に向かって突出する"臍（へそ）"のような構造物（→）を認め，漿膜下筋腫の捻転茎を疑う．

MRI（図 3）にて，腫瘤（T）は T1 強調像（図 3-A）で不均一に軽度高信号，T2 強調像（図 3-B）で低信号，辺縁が高信号を呈する．造影 T1 強調像（図 3-C）にて腫瘤は造影効果を認めず，周囲に広がる濃染を認め，炎症波及を疑う．また CT と同様に，腫瘤（T）の左前方に子宮（U）に向かって突出する"臍（へそ）"のような茎（pedicle；→）を認め，漿膜下筋腫の茎捻転を疑う．

経過

漿膜下筋腫の茎捻転の診断のもと，開腹手術が施行された．子宮体部後壁に 270°茎捻転した 8cm 大の漿膜下筋腫を認め，茎部を焼却切断し摘出した．また，筋腫周囲，右卵管，広間膜への炎症波及を認めた．

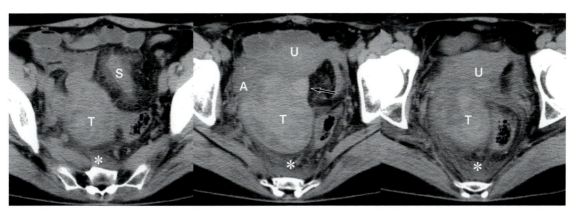

図 2　単純 CT
A：右付属器，T：腫瘤，U：子宮

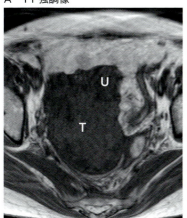

A　T1 強調像

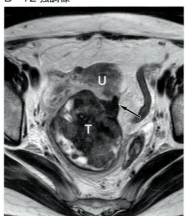

B　T2 強調像

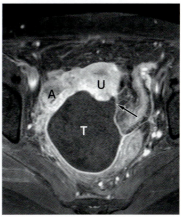

C　造影 T1 強調像

図 3　MRI
A：右付属器，T：腫瘤，U：子宮

診断
子宮筋腫の茎捻転

解説　子宮筋腫の茎捻転は，婦人科領域の急性腹症として稀な原因である．漿膜下筋腫の茎が捻れることによって，筋腫にうっ血，梗塞が生じる．今回のように，卵巣腫瘍の茎捻転との鑑別を要する．

　子宮筋腫の茎捻転の画像所見として，①腫瘤の造影不良〜欠如，②子宮と連続する捻転茎（pedicle），③両側付属器の正常卵巣の同定などが挙げられる．その中でも，子宮と連続する捻転茎の同定は特異度が高いが，通常，捻転茎は細く短いため同定が難しい．今回は，筋腫から子宮に向かって突出する"臍（へそ）"のような構造物として描出され（図4），詳細な観察が要求される．

　またわれわれの経験では，子宮筋腫の茎捻転では筋腫周囲の炎症所見が比較的目立つ．また臨床的にも発熱やCRPの上昇を認めた．卵巣腫瘍の茎捻転の場合，炎症性サイトカインであるinterleukin-6が産生されるという報告がある[1]．よって，子宮筋腫の茎捻転も同様に炎症性サイトカインが産生され，筋腫周囲の炎症波及や臨床的な炎症反応を引き起こしたと考えられる．

参考症例

A　T2強調像

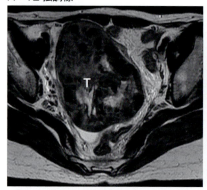

B　脂肪抑制造影T1強調像

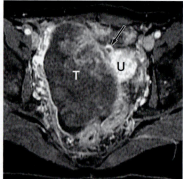

C　脂肪抑制造影T1強調冠状断像

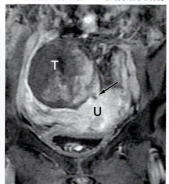

図4　子宮筋腫の茎捻転
40代，女性．主訴：右下腹部痛，発熱．血液所見：CRP 8.0mg/dl↑．
子宮（U）右側に腫瘤性病変（T）を認め，T2強調像（A）で低信号，造影にて（B，C）広範な造影不良を認める．また腫瘤から子宮に向かって突出する"臍（へそ）"のような構造物（B，C；→）を認め，漿膜下筋腫の茎捻転を疑う．さらに腫瘤周囲に広がる濃染を認め，炎症波及と考えられる．
開腹手術にて180°茎捻転した漿膜下筋腫を認め，筋腫周囲，広間膜への炎症波及も指摘された．

参考文献
1) Christopoulos G, Goubet S, Kelly T: Interleukin-6 for the diagnosis of ovarian torsion: a systematic review and meta-analysis. J Obstet Gynaecol 33: 438-441, 2013.

症例

実践 22 ▶ 80代，女性．主訴：下腹部痛．

> 孤立した脂肪織を伴った索状構造！ あなたはわかるかな？

現病歴	1日前から下腹部痛が出現した．保存的治療で軽快せず，発熱や腹痛の増悪傾向を認めたため救急搬送となった．
血液所見	白血球 17000/μl↑，CRP 2.3mg/dl↑．

Q さて，画像所見は？ 診断は？

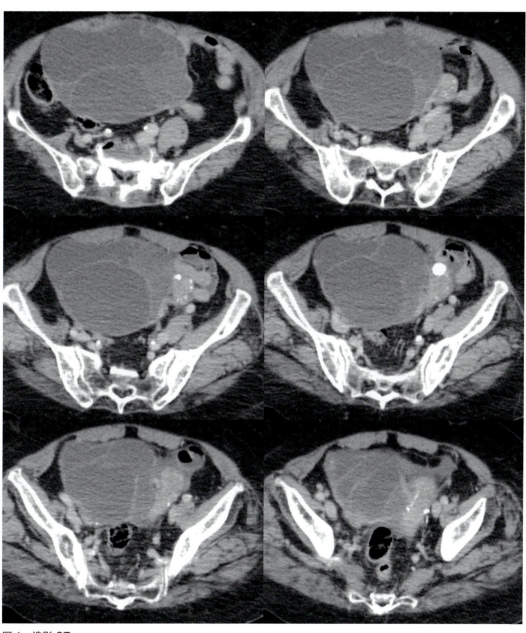

図1 造影CT

画像所見＆診断

　下腹部正中に内部隔壁を有する大きな囊胞性腫瘤を認め，囊胞壁，隔壁に造影効果を有する．腫瘤は左卵巣動静脈（図2；→）と連続し，左卵巣由来が疑われる．しかし，腫瘤は石灰化筋腫を伴った子宮体部（U）の右側に位置し，子宮自体は釣り上げられるように存在する．さらに腫瘤と子宮体部の間には"孤立した脂肪織を伴った索状構造"（▶）を認める．少量の腹水を認める．

画像診断

　重要な所見として，①腫瘤は左卵巣由来と考えられるが子宮体部の右側に位置し，子宮自体は釣り上げられるように存在する，②腫瘤と子宮体部の間には"孤立した脂肪織を伴った索状構造"（詳細は後述）が見られる，③腫瘤に造影効果を認める，の3点が挙げられる．

　①②の所見からは，左卵巣由来の囊胞性腫瘍の捻転が疑われる．ただし③の所見を考慮すると，捻転の程度は軽く，少なくとも静脈うっ滞程度で動脈性阻血はないと考えられる．また，左卵巣腫瘤が子宮の右側に位置していることも考慮すると，180°程度の捻転，つまり腫瘤がパタンと子宮の反対側に倒れた状態が想像され，捻転の回転角が小さければ虚血の程度は軽くてすむだろうと考えられた．

　残る疑問点は，炎症所見がやや高値を呈していることである．捻転によるサイトカインの分泌[1]，あるいは捻転によって囊胞壁が破綻したことによる化学性あるいは反応性の腹膜炎の可能性を考えたが，捻転が軽度であれば考えにくい．また，腫瘤に感染を伴っている可能性も考えたが，積極的にそれを示唆する所見に乏しい．よって今回の炎症所見は，経気道炎症あるいは尿路感染，蜂窩織炎や偽痛風などの別途の熱源の可能性を考えた．

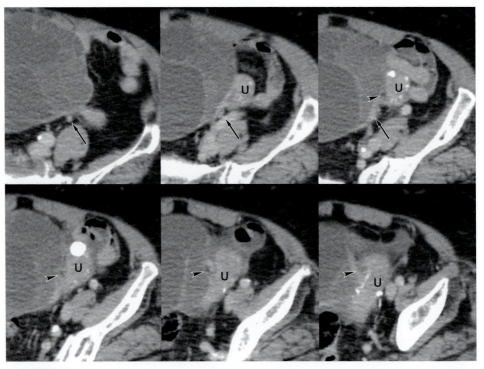

図2　造影CT
▶："子宮と連続した細い線状あるいは弧状の孤立した脂肪織"，U：子宮

以上より，左卵巣囊胞性腫瘍［粘液性囊胞腺腫（mucinous cystadenoma）など］の180°程度の軽い捻転と診断した．

経過
開腹にて左卵巣囊胞性腫瘍の180°捻転を認めた．しかし，腫瘍に変色は目立たず，虚血を示唆する所見は乏しかった．病理学的に粘液性囊胞腺腫（mucinous cystadenoma）と診断された．組織学的にも出血や虚血・壊死などの所見は認めなかった．病変自体の感染合併や腹膜炎などの所見も認めず，炎症のフォーカスは不明のままだったが，抗生剤の併用で軽快した．

診断
左卵巣由来粘液性囊胞腺腫（mucinous cystadenoma）の180°捻転

解説

卵巣腫瘍の茎捻転の所見として，①卵巣腫瘍の造影効果の低下あるいは欠如，②卵巣腫瘍の出血性梗塞，③卵巣間質の浮腫と辺縁に並ぶ卵胞（massive ovarian edema），④捻転側に引っ張られる子宮の変位，⑤子宮と連続した捻転茎（twisted pedicle）などが挙げられる[2)～6)]．しかし，このうち①～④はあくまで間接所見（弱い所見）であり，直接所見である⑤子宮と連続した捻転茎（twisted pedicle）を同定することが，卵巣捻転の診断において最も重要な所見（強い所見）である．ここでは直接所見である捻転茎を同定するためのコツとして"子宮と連続した細い線状あるいは弧状の孤立した脂肪織"を紹介する．

卵巣は，卵巣動静脈を含んだ卵巣提索（骨盤漏斗靱帯）と子宮と連続した固有卵巣索によって支持される．固有卵巣索は子宮広間膜の前葉と後葉の間にあり，それに伴走して子宮動脈上行枝がある．これらの卵巣提索および固有卵巣索を含む子宮広間膜の内部には脂肪織が含まれている．これは，ちょうど腸間膜において血管を脂肪織が取り囲み，その表面を腸間膜が被覆するという構造になっているのと同様である．卵巣腫瘍の捻転では卵巣提索，固有卵巣索を軸に捻れるため，捻転茎（twisted pedicle）には，捻れた卵巣提索および固有卵巣索，子宮広間膜が含まれることになる．つまり，捻転茎（twisted pedicle）は，"子宮と連続した細い線状あるいは弧状の孤立した脂肪織（卵巣提索および，固有卵巣索を含む広間膜内の脂肪織が捻れたもの）"を含む軟部濃度の構造として描出されることになる（図3，4，6）．したがって，"子宮と連続した細い線状あるいは弧状の孤立した脂肪織"を見つけることは，捻転茎を同定することとほぼ同意義であり，卵巣捻転の診断において重要な役割を担う．

もうひとつ有用な間接所見として，患側の卵巣静脈の造影不良が挙げられる（図5，6）．本例では捻転が軽度で病変の血流が保たれていたためにこの所見は見られないが，捻転の程度が強い場合，卵巣静脈への還流が乏しくなるため，患側の卵巣静脈の造影効果が不良（卵巣側でより顕著）となる．注意すべきは，左側では腎静脈からの逆流を生じやすいため卵巣側での評価が必要で，腎静脈側ほど造影効果が高く卵巣側ほど低い．また造影効果の不良な卵巣静脈は，腫瘍性病変が存在するにもかかわらず，細いあるいは虚脱していることもしばしば経験される．さらに捻転が強まると，卵巣静脈とともに卵巣動脈も造影不良となる．

今回のように卵巣腫瘍に造影効果が保たれていると，捻転の可能性を除外しがちである．しかしながら，捻転の回転角が小さい場合でも，画像から得られる所見を素直に拾い上げ，論理的に解釈することで診断に至ることが可能である．

参考症例

造影 CT

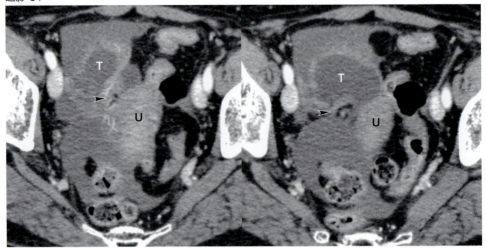

図3　莢膜細胞腫の茎捻転
60代．右付属器腫瘤（T）と子宮（U）との間に連続した細い弧状の脂肪織（▶）を認め，右卵巣腫瘍の茎捻転と診断する．

造影 CT

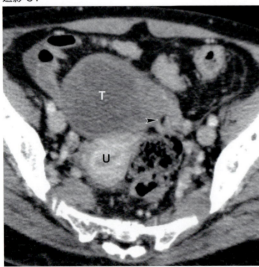

図4　莢膜細胞腫の茎捻転
50代．子宮（U）腹側に腫瘤性病変を認め，子宮左側に細い弧状の脂肪織（▶）が指摘され，左卵巣腫瘍の茎捻転と診断する．

造影CT

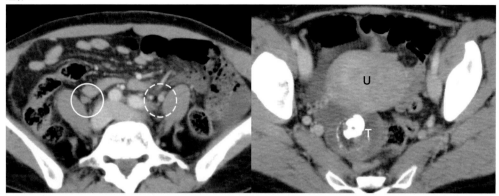

図5 成熟嚢胞性奇形腫の茎捻転
40代．子宮（U）右背側に石灰化と脂肪を有した腫瘤性病変（T）を認める．右卵巣動静脈の造影効果（○印）が対側（⋯印）に比べ不良で，右卵巣由来の成熟嚢胞性奇形腫の茎捻転と診断する．

造影CT

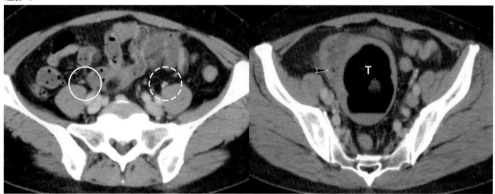

図6 成熟嚢胞性奇形腫の茎捻転
40代．骨盤内に脂肪を含んだ腫瘤性病変を認め，その右側に孤立した脂肪織（○印）を認める．さらに，右卵巣動静脈の造影効果（○印）が対側（⋯印）に比べ不良で，右卵巣由来の成熟嚢胞性奇形腫の茎捻転と診断する．

参考文献

1) Christopoulos G, Goubet S, Kelly T: Interleukin-6 for the diagnosis of ovarian torsion: a systematic review and meta-analysis. J Obstet Gynaecol 33: 438-441, 2013.
2) Swenson DW, Lourenco AP, Beaudoin FL, et al: Ovarian torsion: Case-control study comparing the sensitivity and specificity of ultrasonography and computed tomography for diagnosis in the emergency department. Eur J Radiol 83: 733-738, 2014.
3) Lourenco AP, Swenson D, Tubbs RJ, et al: Ovarian and tubal torsion: imaging findings on US, CT, and MRI. Emerg Radiol 21: 179-187, 2014.
4) Wilkinson C, Sanderson A: Adnexal torsion -- a multimodality imaging review. Clin Radiol 67: 476-483, 2012.
5) Lee JH, Park SB, Shin SH, et al: Value of intra-adnexal and extra-adnexal computed tomographic imaging features diagnosing torsion of adnexal tumor. J Comput Assist Tomogr 33: 872-876, 2009.
6) Chang HC, Bhatt S, Dogra VS: Pearls and pitfalls in diagnosis of ovarian torsion. RadioGraphics 28: 1355-1368, 2008.

症例 実践23

腸管の target sign の鑑別．でもあまり見ない所見が key となる

80代，女性．主訴：腹痛，発熱，下痢．

現病歴 上腹部痛のため，近医で処方されたプロトンポンプ阻害薬（proton pump inhibitor：PPI）を内服していたが，腹痛，発熱，下痢を認めたため救急外来を受診した．

既往歴 4か月前にS状結腸癌で手術．

Q さて，画像所見は？ 診断は？

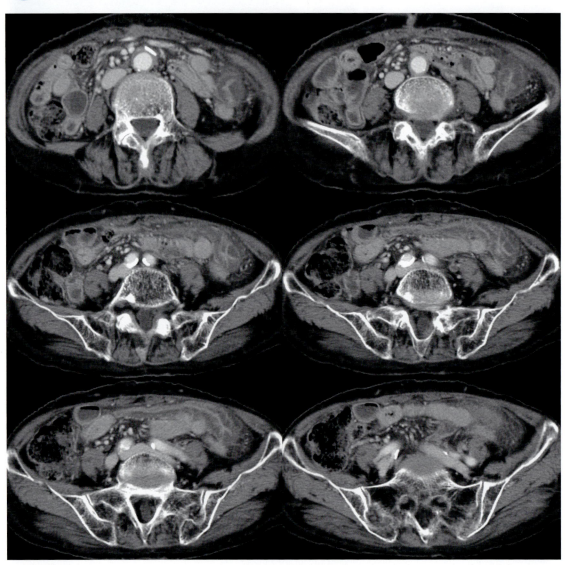

図1　造影CT

画像所見 & 診断

横行結腸に高度の浮腫性変化を連続性に認める(図2；＊：下行結腸).粘膜面の濃染は3本の矢の集まりのように描出されている(図2-A).そのうち背側部の切れ込みは漿膜近傍に達し,境界が不鮮明で(図2-A；→),線状潰瘍が疑われる.横行結腸を長軸にスライスした断面では,片側の粘膜面が漿膜近傍に達し,これが長軸方向に連続していることがわかる(図2-B；→).以上から,縦走潰瘍が疑われる.

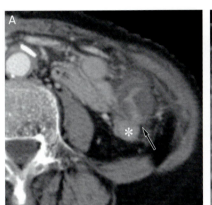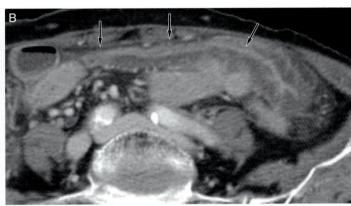

図2　造影CT

鑑別として,以下の疾患が挙がる.

①虚血性大腸炎:好発部位は左半結腸であり,時に上行結腸にも見られることがある.主な機序は硬い便をいきんで排便しようとする際に,腹圧上昇と結腸内圧上昇によって大腸壁が高度の静脈性うっ血を生じるのが原因とされる.この場合,結腸の屈曲部と屈曲部の間が一時的に閉鎖空間となって,上昇した圧が逃げにくくなる状況が必要となるため,結腸脾弯曲部からS状結腸近位部,もしくはS状結腸に生じる頻度が必然的に高くなる.

本例における結腸の浮腫性変化は虚血性大腸炎に酷似しているが,病変の主座が横行結腸という,限局性の閉鎖空間になりにくい部位であることから,可能性は低いと思われる.

稀に動脈性虚血による虚血性大腸炎の可能性についても言及する.この場合,動脈分枝の閉塞や大動脈の内腔狭窄などの動脈硬化性変化に心拍出量低下などの血流低下要因が加わって生じることが一般的であるが,本例ではこれらの所見は認められない.

②偽膜性大腸炎:抗生物質投与による菌交代現象によって *Clostridium difficile* が活発化し,分泌する毒素によって腸管粘膜が傷害され,下痢,血便などを生じる病態である.長期入院,広域スペクトラムの抗生物質投与,免疫能低下などがリスクとされている.画像的には,直腸からの連続性浮腫性病変が特徴的である.稀に右半結腸に生じることがある.

③感染性腸炎:感染性腸炎は小腸の液体貯留,軽度の壁肥厚,結腸内の液体貯留がしばしば見られる所見であり,本例では小腸の所見が乏しいことから,可能性は低いと思われる.

今回の画像にて横行結腸に限局した浮腫性壁肥厚を連続性に認め,縦走潰瘍の合併が疑われる.虚血性大腸炎,偽膜性大腸炎としては好発部位が異なること,下血が見られない点が合致しない.感染性腸炎としては小腸の所見が乏しいこと,上行結腸に固形便が存在することが合

致しない．他に腸炎を生じる可能性として血管炎や薬剤性腸炎などが疑われるが，血管炎としては年齢や既往歴より考えにくく，薬剤性腸炎の可能性が残る．

そこで近医で処方されたPPIを検索すると，ランソプラゾール15mgであることが判明し，下部内視鏡を実施した．横行結腸に浮腫状粘膜と縦走潰瘍を認め，collagenous colitis（膠原線維性大腸炎）と診断された．

診断
ランソプラゾールによるcollagenous colitis（膠原線維性大腸炎）

解説

collagenous colitisは，1976年にLindstromが，慢性水様性下痢を主訴とする48歳女性の直腸生検にて，被蓋上皮直下に肥厚したcollagen bandの沈着を報告した腸疾患である[1]．NSAIDs（non-steroidal anti-inflammatory drugs）やPPI（proton pump inhibitor），抗生物質などによって，粘膜下にcollagen bandと呼ばれる層状構造物が形成され，水様性下痢が生じる病態で，腸管の伸展不良と腸管内圧の上昇によって縦走潰瘍が生じるとされる．内視鏡検査による腸管内腔の過度の伸展が，縦走潰瘍を誘発することがある．

collagen bandの発生機序として，大腸上皮細胞のプロトンポンプ（$H^+K^+ATPase$）を阻害することによって大腸粘膜分泌の組成やpHが変化し，粘膜局所の免疫反応が誘導，増強し，炎症や組織修復性の膠原線維が沈着すると考えられている[2]．欧米ではNSAIDsによる報告例が多いが，日本ではPPI，特にランソプラゾール服用後に生じたとする報告例が多い．松原らは，17例中11例でPPIの服用歴があったと報告している[3]．

また内視鏡所見は，血管透見不良31％，縦走潰瘍14.8％など，内視鏡的異常所見が認められた症例は約75％であった[3]．内視鏡検査は粘膜の所見に乏しいため，疑ってみないと見逃されることがある．確定診断は生検による病理組織学的検査が必須である．

治療は，通常は原因薬剤の中止のみで，数日〜数週で症状は改善し治癒するものが大半である．そのため，日常臨床では内視鏡検査なしに臨床経過で診断されることがあり，本疾患の存在および背景を知ることは重要である．虚血性大腸炎に類似した画像であるが，左半結腸に存在しない場合，collagenous colitisを考慮して服用歴をチェックすべきである．

参考文献
1) Lindström CG: 'Collagenous colitis' with watery diarrhea-a new entity? Pathol Eur 11: 87-89, 1976.
2) Chande N, Driman DK: Microscopic colitis associated with lansoprazole: report of two cases and a review of the literature. Scand J Gastroenterol 42: 530-533, 2007.
3) 松原亜希子，九嶋亮治，柿木里枝・他：比較的稀あるいは今後注目すべき炎症性疾患，2) collagenous colitis：日本人症例の特徴．病理と臨床 26: 823-832, 2008.

症例
実践24
easy case と思って診断していると，意外なピットフォールに

30代，女性．主訴：右下腹部痛．

現病歴	6日前から間欠的な腹痛を自覚し，救急受診した．
血液一般・生化学所見	白血球 9000/μl↑（好中球 76.0%↑），CRP 5.6mg/dl↑．

Q さて，画像所見は？ 診断は？

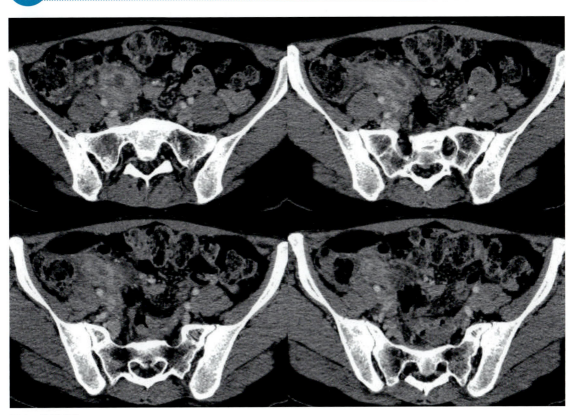

図1 造影CT

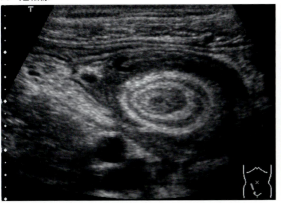

A 短軸像

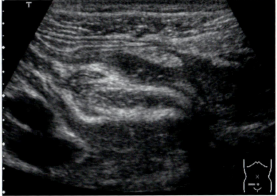

B 長軸像

図2 超音波検査（右下腹部走査）

画像所見 & 診断

造影 CT にて虫垂腫大（図3；→）と周囲脂肪織の濃度上昇が指摘される．虫垂先端部に接して膿瘍形成（▶）を認め，急性虫垂炎（壊疽性虫垂炎）と考える．

超音波検査では虫垂腫大と壁肥厚を認め，短軸像（図4-A）では虫垂根部が target 状の層構造（target sign）を示し，長軸像（図4-B）では虫垂根部が盲腸内に嵌入する重積の所見を認める（→）．

以上より，急性虫垂炎（壊疽性虫垂炎）および虫垂重積（Atkinson らの分類 B 型，図6参照）と診断された．

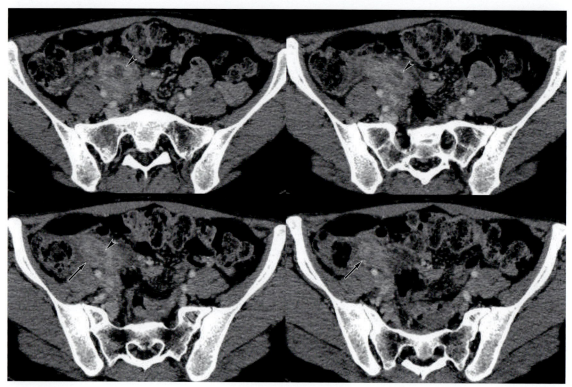

図3 造影 CT

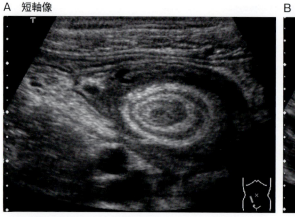

A 短軸像　　B 長軸像

図4 超音波検査（右下腹部走査）

炎症が沈静化して手術を行う待機的手術を計画した．抗生剤投与を行い，血液所見上，炎症所見が沈静化した3か月後に術前造影CTを撮影した．

像所見＆診断（3か月後）

虫垂の腫大，周囲脂肪織の濃度上昇は前回に比較し軽減したが（図5；→），末端側に限局的な壁肥厚，濃染（▶）を認める．よって腫瘍性病変の合併の可能性が挙げられた．

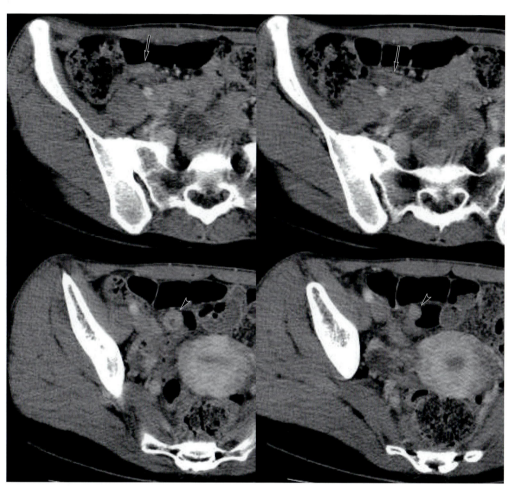

図5　造影CT

経過

虫垂切除術が施行された．虫垂の末端側に8mm程度の固有筋層の肥厚と硬結を認めた．病理組織にて固有筋層に限局する腫瘍性の腺管構造を認め，免疫染色にて虫垂カルチノイド（管状カルチノイド）と診断された．固有筋層に限局した病変のため，追加切除を行わず，外来にて経過観察中である．

診断

虫垂重積症，急性虫垂炎で発症した虫垂カルチノイド（管状カルチノイド）

解説

虫垂に腫瘍を認める頻度は，虫垂切除症例の0.5～1.0%と非常に稀である．その内訳として，腺腫，腺癌，カルチノイド，悪性リンパ腫，消化管間質腫瘍（gastrointestinal stromal tumor：GIST），神経節細胞腫などがある[1]．虫垂腫瘍は稀に急性虫垂炎として発症し，カルチノイドはその半数が急性虫垂炎として発症すると報告されている．そのような場合は，術前診断が困難で，術後の病理組織学的検索で診断されることが多く，腫瘍浸潤によって追加切除が検討される．また，急性虫垂炎に腫瘍合併が疑われた場合，迅速組織診を行い，一期的に根治手術が行われることがある．そのため，今回のように待機手術が選択され急性虫垂炎の所見が軽快した状態の画像では，腫瘍の有無を検索することは臨床的に非常に重要である．

虫垂重積症は，手術例，剖検例を含め0.004～0.01%ときわめて稀な疾患である．その解剖学的要因として，虫垂の発育不全，広い虫垂内腔，遠位と近位での虫垂の口径差，虫垂間膜の非薄化や欠損による固定不良などが挙げられ，病態生理学的要因として糞石，異物，肉芽腫，腫瘍，腫大したリンパ濾胞，結核腫，子宮内膜症などが挙げられ，この両者による異常嚥動と虫垂壁の陥入によって生じると考えられている．

Atkinsonらは原発性虫垂重積を5型（図6）[2]に分類し，A型：虫垂先端のみの重積，B型：根部のみの重積，C型：中部での重積，D型：逆行性で中部での重積，E型：盲腸内に翻転する重積とし，B型が最も多いとされている．虫垂重積の注腸X線所見は，B型，E型では虫垂が造影されず，盲腸に陰影欠損を認める．B型では二重造影で盲腸にコイルばね様の陰影欠損（coiled-spring appearance），E型ではfinger-likeな陰影欠損を認める．内視鏡検査では，虫垂開口部を頂点とした半球状の膨隆を認める（volcano sign陽性）．超音波検査，CT所見は，B型，E型の場合，盲腸に嵌入する虫垂を確認できたり，短軸ではtarget状の層構造（target sign）を認めることがある．また，虫垂重積を伴った虫垂炎の報告も見られる．よって，画像上，虫垂重積に遭遇した場合，その要因となりうる腫瘍の有無を慎重に検索すべきである．

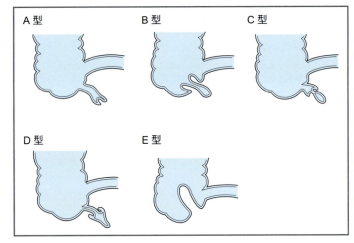

図6 Atkinsonらによる原発性虫垂重積の分類
A型：虫垂先端のみの重積
B型：根部のみの重積
C型：中部での重積
D型：逆行性で中部での重積
E型：盲腸内に翻転する重積
（文献2）より改変して転載）

参考文献

1) Pickhardt PJ, Levy AD, Rohrmann CA Jr, et al: Primary neoplasms of the appendix: radiologic spectrum of disease with pathologic correlation. RadioGraphics 23: 645-662, 2003.
2) Atkinson GO, Gay BB Jr, Naffis D: Intussusception of the appendix in children. AJR 126: 1164-1168, 1976.

症例 実践25

有名な疾患だけど，ほとんど見たことない貴重な症例！

50代，男性．主訴：腹痛，背部痛．

既往歴	6年前に感染性心内膜炎，大動脈弁閉鎖不全にて大動脈弁置換術を施行した．
現病歴	2週間ほど前に腹痛と嘔吐が出現し，近医を受診した．単純CTを撮影するが異常なしと診断され，点滴加療を受けた．その後，いったん症状が治まるが1週間前に背部痛が出現し，感染性腸炎の診断のもと整腸剤を処方された．しかし，症状が軽快せず，再度受診し，血液検査にて血清アミラーゼ高値（556IU/l）を認め，急性膵炎の診断のもと緊急入院となった．
血圧	172/100mmHg．

（大阪府立急性期・総合医療センター画像診断科　山川美帆先生，川本誠一先生のご厚意による）

Q　さて，画像所見は？　診断は？

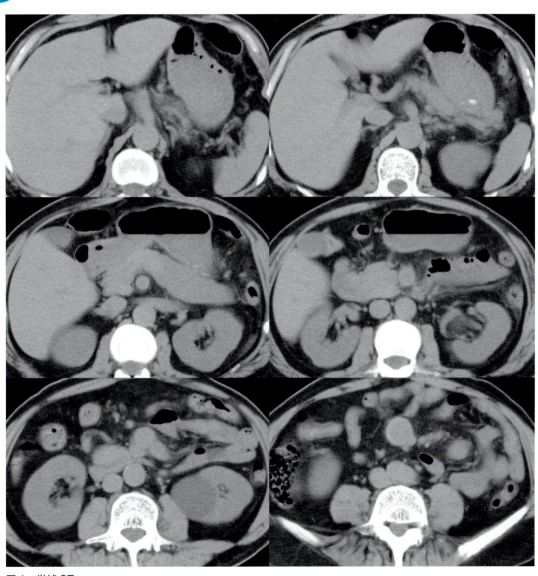

図1　単純CT

画像所見 & 診断

腹腔動脈幹（図2；Ce）の拡張，周囲脂肪濃度上昇を認める．さらに上腸間膜動脈幹（SMA），空腸動脈（Jej）の拡張，周囲脂肪濃度上昇を認め，急性動脈解離あるいは急性動脈瘤を疑う．大動脈の主要分枝である中型筋性動脈およびその分枝の急性動脈解離あるいは急性動脈瘤より，分節性動脈中膜融解（segmental arterial mediolysis：SAM）を疑う．

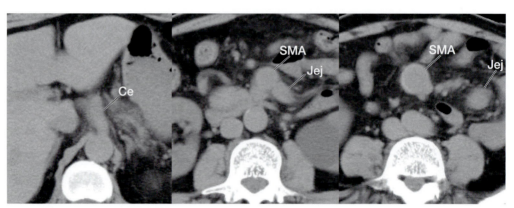

図2　単純CT

経過

造影CT（図3）にて腹腔動脈幹（Ce），上腸間膜動脈根部（SMA*）の解離を認め，上腸間膜動脈（SMA），空腸動脈（Jej）に紡錘状動脈瘤が指摘され，動脈瘤に血栓形成を伴う．また膵体尾部（P）の腫大と造影不良を認め，血行障害による急性膵炎が疑われる．

以上よりSAMを疑い，降圧剤で経過観察した．腹痛は治まったが上腸間膜動脈，空腸動脈

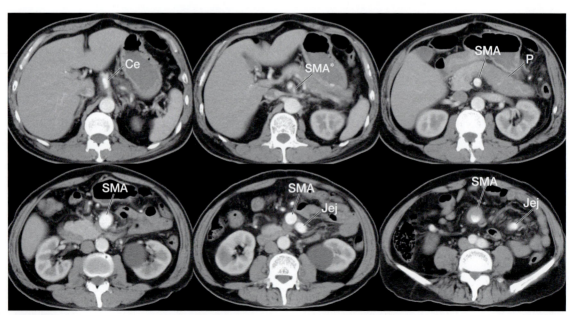

図3　造影CT

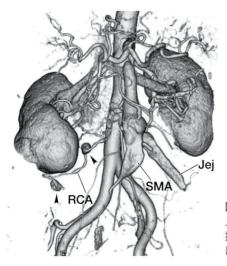

の紡錘状瘤の経時的な増大を認めたため(図4, 5),人工血管と大伏在静脈を用いて再建し,右結腸動脈の瘤切除術が施行された.病理組織にて動脈の分節状の中膜融解,内弾性板の破綻を認め,SAMと診断された.

診断
分節性動脈中膜融解(SAM)

図4 3D-CT angiography(入院2週間後)
上腸間膜動脈(SMA),空腸動脈(Jej)の著明な拡張を認め,その他の空腸動脈,右結腸動脈(RCA)に口径不整が指摘され,RCAに嚢状瘤(▶)を伴う.

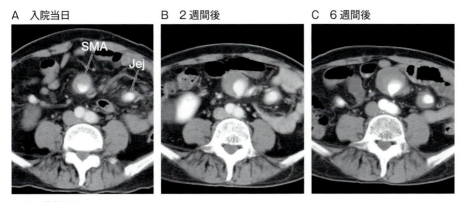

図5 造影CT
上腸間膜動脈(SMA),空腸動脈(Jej)に血栓形成を伴った瘤を認め,経時的に増大する.

解説　分節性動脈中膜融解(SAM)は,腹部大動脈から分岐する中型筋性動脈およびその分枝の中膜融解を特徴とする非炎症性,非動脈硬化性の血管症で,動脈解離,動脈瘤を引き起こす.好発年齢は40〜60代で性差はなしとされている.

病理学的には動脈瘤壁の分節状の中膜融解と正常中膜の島状残存(medial island)を特徴とし,外膜は保たれているが内弾性板,内膜が破綻している.血管炎と異なり,炎症性細胞浸潤は通常認められず,細胞浸潤があっても2次的なものと考えられている.稲田ら[1]はSAMの発生過程を以下のように推測している.まず中膜の平滑筋細胞に水泡化が生じ,その変性した平滑筋細胞が癒合,拡大することにより分節状に中膜融解が生じ,滲出・フィブリン沈着を伴った間隙が形成される.やがて内弾性板,内膜の破綻が生じ,外膜が保たれたまま動脈解離,動脈瘤が生じる.その発生原因は明らかでないが,カテコラミン,エンドセリンなどの血管作動性物質による血管攣縮や免疫学的機序が考えられている.またSAMは,線維筋性異形成(fibromuscular dysplasia:FMD)の前駆病変とする考えもある.

臨床的には,腹部大動脈から分岐する中型筋性動脈およびその分枝の動脈に解離,瘤形成が起こり,腸間膜あるいは腹腔内,後腹膜に出血を生じて発症し,稀に腸管虚血で発症する.

参考症例

A 単純CT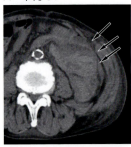
B 造影CT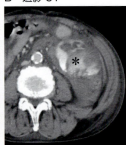
C 下腸間膜動脈造影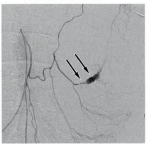
D 腹腔動脈造影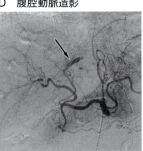

図6 分節性動脈中膜融解（SAM）
80代，男性．
単純CT（A）にて左下腹部に高吸収域（→）を認め，血腫が疑われ，造影CT（B）にて造影剤の血管外漏出像（extravasation；＊）が指摘される．下腸間膜動脈造影（C）にて左結腸動脈に数珠状の不整な拡張と狭窄（string of beads；→）と紡錘型の動脈瘤を認め，コイル塞栓術が施行された．腹腔動脈造影（D）にて左肝動脈に紡錘型の動脈瘤を認めたが経過観察となった．その後，経過観察の造影CTにて左肝動脈瘤の拡大を認め，2週間後にコイル塞栓術が施行された．
（帝京大学医学部附属病院放射線科　近藤浩史先生のご厚意による）

表1　腹部内臓動脈瘤の原因

1. 動脈硬化
2. 外傷
3. 血管炎：結節性多動脈炎（PAN）など
4. 線維筋性異形成（FMD）
5. 分節性動脈中膜融解（SAM）
6. 遺伝性結合織疾患：Ehlers-Danlos症候群（IV型），神経線維腫症1型（NF1，von Recklinghausen病）など
7. 感染症　など

PAN：polyarteritis nodosa，FMD：fibromuscular dysplasia，SAM：segmental arterial mediolysis，NF1：neurofibromatosis type 1

SAMの内臓動脈病変の分布は，中結腸動脈38％，胃大網動脈20％，胃動脈17％，脾動脈11％となっている．また多発例が34.6％に見られ，内臓動脈以外にも後腹膜，頭蓋内，冠動脈などあらゆる血管に起こりうる．CTA，血管造影所見は，数珠状の不整な拡張と狭窄（string of beads）が特徴とされ，動脈解離，動脈瘤などを伴う[2]．確定診断は病理学的検査によりなされるが，臨床的診断基準として，①中高齢者，②炎症性変化，動脈硬化性変化などの基礎疾患がないこと，③血管造影検査にて血管に数珠状の不整な拡張と狭窄（string of beads）を認めること，が提案されている．治療として保存的治療，血管内治療，手術的治療が挙げられる．動脈瘤破裂の死亡率が50％と報告され，破裂時は緊急に血管内治療（図6），手術的治療が行われる．無症候性の場合は保存的加療では自然消失することがあるが，増悪することもあり（図6），厳重な経過観察が必要である．

　腹部内臓動脈瘤の原因（表1）として，動脈硬化，外傷，血管炎，FMD，SAM，遺伝性結合織疾患，感染症などが挙げられる．その中でSAMと最も鑑別を要する疾患として，結節性多発動脈炎（polyarteritis nodosa：PAN）がある（表2，3）．PANは全身の中小型動脈の壊死性血管炎で自己免疫の関与が疑われている．症状として，発熱，体重減少，倦怠感，関節痛，筋痛などの全身症状や虚血，梗塞による多彩な臓器症状が見られ，皮疹，皮膚潰瘍・壊疽，紫斑，腎血管性高血圧，腎梗塞，腹痛，消化管出血，多発性単神経炎，心筋炎，心膜炎，心筋梗塞な

どがある．検査所見では，白血球増多，CRP上昇，赤沈亢進などが見られる．血管造影所見は，微小動脈瘤（microaneurysm）が特徴とされ（図7），そのほか，分節性，びまん性狭窄などが見られる．

　所見の頻度は，腎臓が最も多く（80～100％），次いで心臓（70％以下），胃腸管（50～70％），肝臓（50～60％），脾臓（45％），および膵臓（25～35％）の順である．腎周囲出血を起こすことはあるが腹腔内出血は非常に稀である（図8）．確定診断には神経，皮膚，筋肉などの障害部位の生検による病理診断が有用とされていたが，その陽性率は20～35％と低い．診断基準（表2）において血管造影所見が重要とされるが，SAMとの鑑別が難しい場合がある（図8）．そのような場合，臨床症状，検査所見に加え，画像の虚血，梗塞所見が有用な場合（図8）があり，また腎動脈造影にて微小動脈瘤（microaneurysm）を検出することが有用である可能性がある．

表2　結節性多発動脈炎（PAN）の診断基準（2006年厚労省難病認定基準）

(1) 主要症候	①発熱（38℃以上，2週以上）と体重減少（6か月以内に6kg以上） ②高血圧 ③急速に進行する腎不全，腎梗塞 ④脳出血，脳梗塞 ⑤心筋梗塞，虚血性心疾患，心膜炎，心不全 ⑥胸膜炎 ⑦消化管出血，腸閉塞 ⑧多発性単神経炎 ⑨皮下結節，皮膚潰瘍，壊疽，紫斑 ⑩多関節痛（炎），筋痛（炎），筋力低下
(2) 組織所見	中・小動脈のフィブリノイド壊死性血管炎の存在
(3) 血管造影所見	腹部大動脈分枝（特に腎内小動脈）の多発小動脈瘤と狭窄・閉塞
(4) 判定	①確実（definite）：主要症候2項目以上と組織所見のある例 ②疑い（probable） 　（a）主要症候2項目以上と血管造影所見の存在する例 　（b）主要症候のうち①を含む6項目以上存在する例

表3　分節性動脈中膜融解（SAM）と結節性多発動脈炎（PAN）の比較

	分節性動脈中膜融解（SAM）	結節性多発動脈炎（PAN）
原因	不明	不明（自己免疫？）
病理所見	分節状の中膜壊死	壊死性血管炎
好発年齢・性差	40～60代，性差なし	40～60代，性差なし
罹患血管	中型筋性動脈およびその分枝	中型，小型筋性動脈
発生部位	内臓動脈，腸間膜動脈	腹部動脈，特に腎内小動脈
症状	腸間膜，腹腔内，後腹膜出血など	発熱，体重減少，多関節痛，末梢神経症状，皮疹，虚血，出血症状など
検査所見		白血球増多，CRP上昇，赤沈亢進
血管造影所見	数珠状の不整な拡張と狭窄（string of beads），動脈解離，動脈瘤など	微小動脈瘤（microaneurysm），そのほか，分節性，びまん性狭窄など
確定診断	病理診断	神経，皮膚，筋肉などの障害部位の生検
治療	保存的加療，血管内治療，手術治療	ステロイド，免疫抑制剤，血管内治療，手術治療

SAM：segmental arterial mediolysis，PAN：polyarteritis nodosa

参考症例

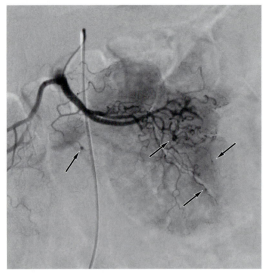

図7 結節性多発動脈炎（PAN）
50代，男性．主訴：腹痛，血便．
血液検査：白血球 9200/μl ↑，CRP 3.2mg/dl ↑．
第1空腸動脈に特徴的な微小動脈瘤（microaneurysm）を認める．

A　造影CT

B　上腸間膜動脈造影

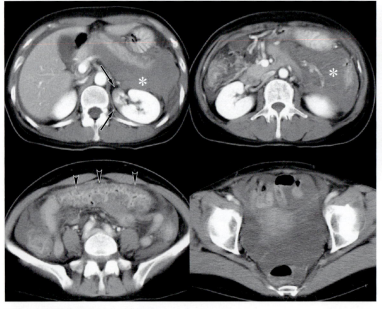

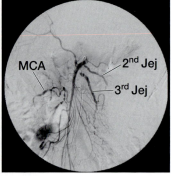

図8 結節性多発動脈炎（PAN）
50代，女性．主訴：急な下腹部痛．血液検査：白血球 8700/μl，CRP 8.9mg/dl ↑，赤沈 70mm ↑．
A：後腹膜から腹腔内にかけて血腫（＊）を認め，横行結腸には浮腫性肥厚（▶），左腎実質にはくさび状の造影不良域（→）が指摘される．
B：第2，3空腸動脈（2nd Jej, 3rd Jej），中結腸動脈（MCA）に紡錘状の多発動脈瘤を認め，PAN，SAMが疑われるが，腎梗塞，横行結腸の虚血の合併より，PANと考えられる．

参考文献
1) 稲田 潔，池田庸子，平川栄一郎・他：Segmental arterial mediolysis (SAM) －最近の本邦報告例について－．病理と臨床 21: 1165-1171, 2003.
2) Michael M, Widmer U, Wildermuth S, et al: Segmental arterial mediolysis: CTA findings at presentation and follow-up. AJR 187: 1463-1469, 2006.

症例

> 画像が病理を反映しているので，よーく観察して！

実践 26 50代，女性．主訴：食後の腹痛．

現病歴 直腸脱に対する経肛門的手術目的で入院中であった．食後に腹痛が出現した．

血液一般・生化学所見 Hb 10.1 g/dl↓，TP 4.6 g/dl↓，Alb 2.3 g/dl↓，ChE 107 IU/l↓．

Q さて，画像所見は？ 診断は？

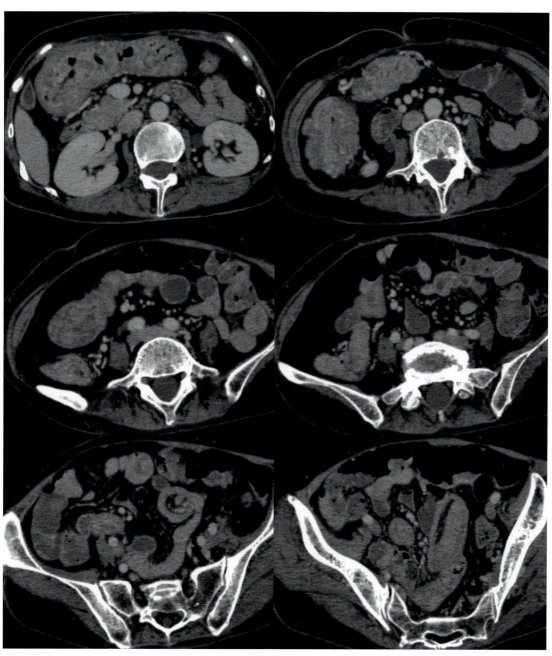

図1 造影CT

像所見 & 診断

胃（図2；S），十二指腸（D），上行結腸（A），横行結腸（Tr）に全周性の浮腫性壁肥厚を認め，内腔に突出する多数の結節状隆起が指摘される．また上行結腸に結腸結腸型腸重積（★），回腸に小腸小腸型腸重積（＊）の合併を認める．

胃，小腸，大腸に多数の隆起性病変を認めることより，消化管ポリポーシスが疑われる．さらに，ポリープのみならず介在粘膜を含め，消化管壁が浮腫状肥厚している（図3-A）ことより，Cronkhite-Canada症候群（CCS）が疑われる．

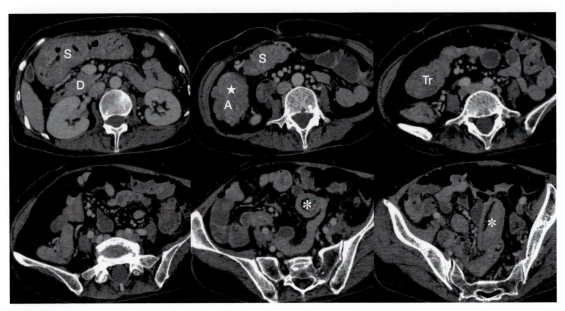

図2　造影CT

A　造影CT　　　　　　　　　　　　　　B　上部内視鏡

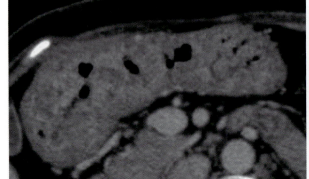
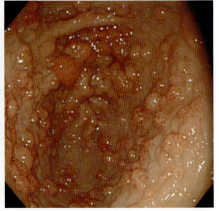

図3　胃壁の造影CT（A）と上部内視鏡写真（B）
A：胃壁のびまん性浮腫状壁肥厚と内腔に突出する多数の結節状隆起を認める．
B：半球状のポリープがカーペット状に敷き詰められ，ポリープのみならず介在粘膜にもびまん性の浮腫性変化が見られる．

経過

血液所見にて貧血，低蛋白血症を認め，身体学的所見にて，全身色素沈着，爪甲萎縮・脱落を認める．上部，小腸，下部内視鏡にて半球状のポリープがカーペット状に敷き詰められ，ポリープのみならず介在粘膜にもびまん性の浮腫性変化が見られる（図3-B）．

ポリープ摘出を行い，病理組織にて腺管の嚢腫状拡張，間質の浮腫性・炎症性変化を認め，CCSを示唆する所見であった．

診断
Cronkhite-Canada 症候群（CCS）の消化管ポリポーシスによる多発腸重積

解説

Cronkhite-Canada 症候群（CCS）は，胃，小腸，大腸の消化管ポリポーシスに皮膚色素沈着，爪甲萎縮，脱毛といった外胚葉系の異常を伴う原因不明の非遺伝性疾患である．50～60代の中年男性に好発し，胃癌，大腸癌などを合併することもある（基礎10, p.47参照）．

CCSの消化管病変は，病理学的には胃から大腸にかけての腺管の嚢胞状拡張，間質の著明な浮腫と炎症性細胞浸潤を特徴とし，炎症に伴う過形成性ポリープが多発する．内視鏡では，イクラ状の半球性ポリープがカーペット状に敷き詰められ，介在粘膜にも強い浮腫性変化が見られるのが特徴である[1)2)]．また大きなポリープが先進部となって腸重積を来すことがある．

ポリポーシスに起因する消化管からの蛋白漏出により，低蛋白血症，貧血，味覚異常を起こす．また，外胚葉系の異常は消化管病変の後に出現することが知られており，栄養障害が原因と考えられている．蛋白漏出面積の減少を図るため，ポリポーシスが顕著な部位の消化管を外科的に切除した後に，色素沈着，脱毛，爪甲萎縮などが改善された症例の報告も見られる[3)]．CTによる消化管ポリポーシスの鑑別は困難なことが多いが，CCSでは高度な炎症，浮腫を反映した消化管壁のびまん性浮腫状肥厚が他のポリポーシスとの鑑別点となりうる．

参考文献

1) Harned RK, Buck JL, Sobin LH: The hamartomatous polyposis syndromes: clinical and radiologic features. AJR 164: 565-571, 1995.
2) Cho GJ, Bergquist K, Schwartz AM: Peutz-Jeghers syndrome and the hamartomatous polyposis syndromes: radiologic-pathologic correlation. RadioGraphics 17: 785-791, 1997.
3) 壁島康郎，井澤奈緒子，矢野和仁・他：外科治療により寛解した Cronkhite-Canada 症候群の1例．日消外会誌 40: 227-232, 2007.

症例
実践27

mesenteric vascular pedicle を追っていくと，診断に近づける

50代，女性．主訴：腹痛，嘔吐．

現病歴 突然，腹痛が出現し，数時間様子をみるが軽快なく，嘔吐も出現したため救急受診した．

Q さて，画像所見は？ 診断は？

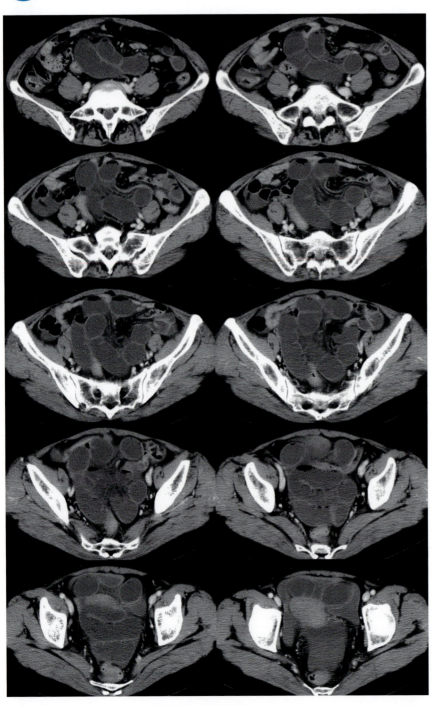

図1 造影CT
（NGチューブ留置中）

画像所見＆診断

造影CT（図2）にて骨盤内に液体貯留を伴った小腸の拡張を認め，左子宮角近傍で2か所（★）のcaliber changeを認め，closed loopが示唆される．caliber changeの内側，子宮外側に向かう腸間膜血管束（mesenteric vascular pedicle；＊）を認め，内ヘルニアが疑われる．この腸間膜血管束は固有卵巣索（L）を前方から圧排し，尾側をくぐり抜ける（U：子宮，O：卵巣，G：卵巣動静脈）．以上より，子宮広間膜裂孔ヘルニアと考える．

経過

MPR（図3）にて腸間膜血管束（＊）が卵巣（O），固有卵巣索（L）を前方から上方に圧排して子宮広間膜をくぐり抜ける様子が明瞭にわかる．

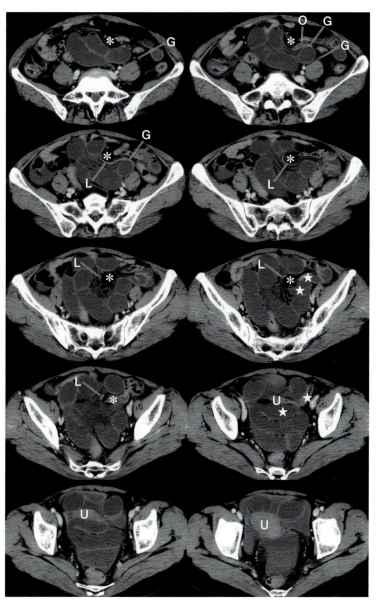

図2　造影CT

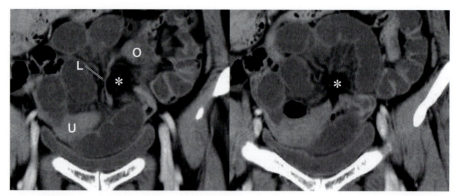

図3 造影CT, MPR像

開腹にて，回腸末端から約160 cm口側の回腸が，約100 cmにわたり左子宮広間膜前葉，後葉の異常裂孔を前方から後方に貫く内ヘルニアを認めた（図4のタイプ1に相当）．小腸を引き出し，左子宮広間膜前葉，後葉の異常裂孔を縫合閉鎖した．嵌頓した小腸は色調が悪く，約100 cmの腸管切除を行った．

診断
子宮広間膜裂孔ヘルニア
（Fenestra type）

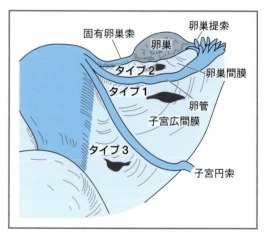

図4 子宮広間膜異常裂孔のタイプ

解説 子宮広間膜裂孔ヘルニアは，子宮広間膜に発生した異常裂孔を介し小腸が嵌頓する内ヘルニアで，子宮広間膜の前葉と後葉を貫くFenestra typeと，子宮広間膜の前葉と後葉の間に嚢を形成するPouch typeに分類され，多くはFenestra typeである．頻度として広間膜に左右差はない．50歳以上の中年経産婦に好発する．異常裂孔の成因は，①先天性，②妊娠・分娩・労働・手術などの外力による裂傷，③骨盤腹膜炎や内膜症による癒着やゆがみ，④加齢による広間膜の弾力性低下，⑤Müller管の癒合不全などが挙げられている．異常裂孔は，子宮円索との解剖学的な位置関係から，タイプ1：子宮円索頭側の子宮広間膜，タイプ2：卵巣間膜，卵管間膜，タイプ3：子宮円索部より尾側，の3タイプ（図4）に分類され，タイプ1が最も多く[1]，今回もタイプ1に相当する．

CT所見は，①骨盤部子宮近傍のclosed loop，②陥入腸管による子宮の腹側偏位，S状結腸・直腸の背側偏位，③子宮外側に向かう腸間膜血管束（mesenteric vascular pedicle），④卵巣，卵管，固有卵巣索の挙上，⑤子宮と卵巣間の距離拡大などが挙げられる．またMPRは腸間膜血管束と卵巣，卵管，固有卵巣索との位置関係を把握するのに有用である．

参考文献
1) Cilley R, Poterack K, Lemmer J, et al: Defects of the broad ligament of the uterus. Am J Gastroenterol 81: 389-391, 1986.

症例
実践 28

むちゃくちゃ有名な病態だけど…診断するのは難しいよね

50代，男性．主訴：嘔吐，腹痛．

現病歴 4日前より腹痛を自覚し，3日前から腹痛・嘔気のため食事摂取が困難となった．その後，症状が増悪したため救急受診した．

既往歴 特記すべきことなし．

Q さて，画像所見は？ 診断は？

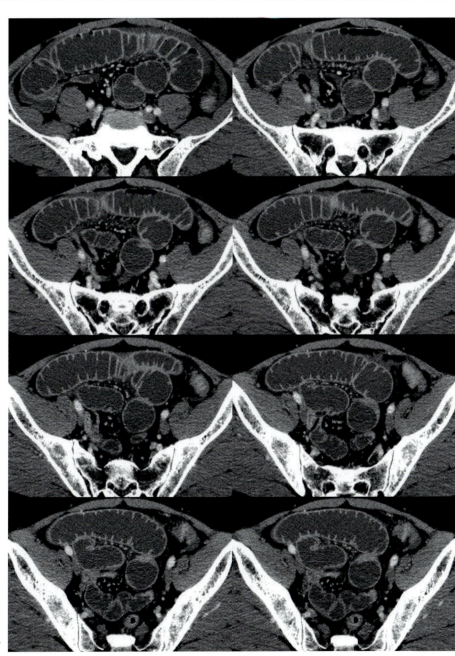

図1　造影CT

画像所見＆診断

小腸の著明な拡張，液体貯留（O）を認め，骨盤腔内の中等度拡張した小腸（C）との間に caliber change（beak sign：B）が指摘される．また caliber change の部位より虚脱した回腸（▻）を認めることより，中等度拡張した小腸（C）は closed loop obstruction と考える．さらに caliber change 近傍の虚脱した回腸と連続する管状構造物（→）を認め，盲端（＊）に終わることより，Meckel 憩室と考える．またその Meckel 憩室先端より caliber change の部位に向かう索状物（➡）を認め，mesodiverticular band（腸間膜憩室ヒモ）が疑われ，band による回腸の内ヘルニアと考える．

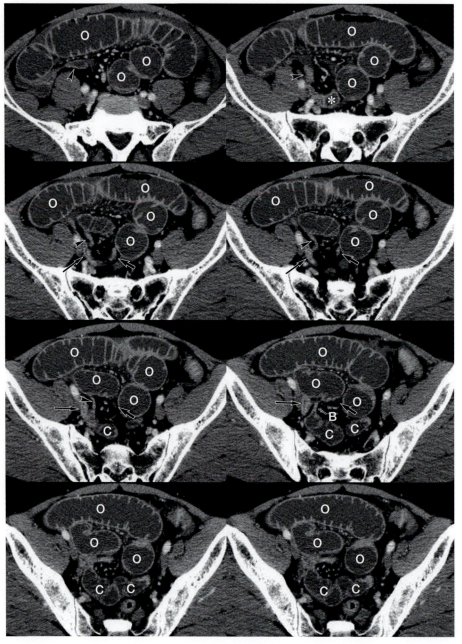

図2　造影 CT

経過

開腹所見では，腸間膜と連続した索状物（図3-A；→）がヘルニア門となった内ヘルニアを認めた．解除すると，その索状物は小腸間膜からMeckel憩室（図3-B；M）の先端部に連続し，腸間膜憩室ヒモ（図3-B；→）であると判明した．つまり，腸間膜憩室ヒモによって形成されたヘルニア門に口側の回腸が入り込み，closed loopを形成していた．

A 解除前

B 解除後

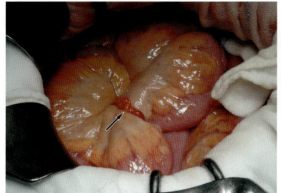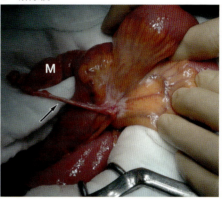

図3 開腹所見

診断

Meckel憩室から連続するmesodiverticular band（腸間膜憩室ヒモ）による内ヘルニア

解説

卵黄嚢と中腸は臍腸管（卵黄腸管）によって連結し，臍腸管は胎生期に自然消褪するが，消褪せずにMeckel憩室として遺残することがある．Meckel憩室は真性憩室で，回盲弁から40〜60cm口側の腸間膜付着部反対側に発生する．その発生頻度は約2％で，胃粘膜，膵組織を含むことがある．

合併症として出血，潰瘍，腸閉塞，腸重積，憩室炎，穿孔，穿通，捻転などがある．卵黄血管遺残索状物である腸間膜憩室ヒモは，小腸間膜からMeckel憩室の先端部に連続する索状物を形成し，それがヘルニア門となってclosed loop，さらには絞扼性イレウスを合併することがある[1)2)]．よって，closed loopに遭遇した場合，ヘルニア門近傍にMeckel憩室と考えられる盲端の管状構造の有無をチェックし，Meckel憩室を指摘できれば，腸間膜憩室ヒモによる内ヘルニアを疑うべきである．

参考文献

1) 吉澤康男, 和田信昭, 長尾孝一：Mesodiverticular bandによるイレウスの1例—卵黄動・静脈遺残に関する検討を中心に．日臨外医会誌 54: 1270-1275, 1993.
2) Levy AD, Hobbs CM: From the archives of the AFIP. Meckel diverticulum: radiologic features with pathologic correlation. RadioGraphics 24: 565-587, 2004.

Meckel 憩室の発生

胃腸管は内胚葉層由来の主要器官系であり，主に中腸から形成される．卵黄嚢と中腸は臍腸管（卵黄腸管）によって連結するが，胎生 8 週までに完全に消失する．しかし，臍腸管が遺残すると種々の奇形が起こり，これらを臍腸管遺残と呼ぶ．臍腸管遺残には，

① 臍腸管瘻（**図 1-A**）：臍部と腸管が完全に交通したもの，
② 臍腸管洞（**図 1-B**）：臍側の臍腸管のみが残存したもの，
③ 臍腸管嚢胞（**図 1-C**）：臍部と腸管との間で嚢胞として残存したもの，
④ 臍腸管索（**図 1-D**）：臍部と腸管との間に残存した索状物，
⑤ Meckel 憩室：臍腸管の一部が閉塞せずに腸間膜付着部の反対側に残存した真性憩室（**図 1-E**），
⑥ その Meckel 憩室に索状物が残存するもの（**図 1-F**），がある．

また，回腸および卵黄嚢の血管系は，胎生期では大動脈より分岐した左右の卵黄動脈（vitelline artery）により栄養される（**図 2**）．卵黄動脈は臍腸管，卵黄嚢の退化，消失に伴い，消失する．右卵黄動脈が遺残すると上腸間膜動脈より分枝し，Meckel 憩室に達し（**図 2-A**），左卵黄動脈が遺残すると腹部大動脈より分枝し，Meckel 憩室に達する（**図 2-B**）．したがって，卵黄動脈遺残の索状物である mesodiverticular band が腸間膜の前面であれば右卵黄動脈の遺残，後面であれば左卵黄動脈の遺残であると考えられている．

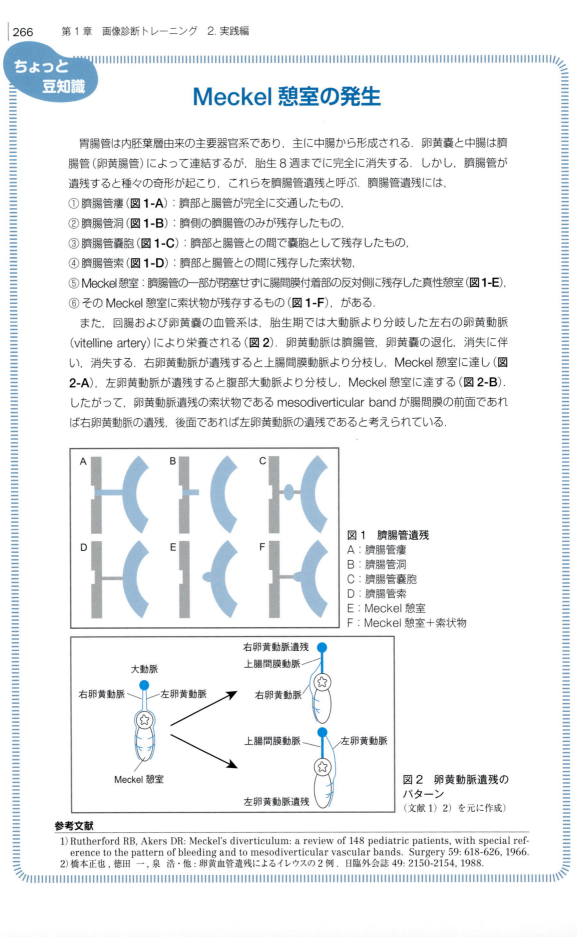

図 1　臍腸管遺残
A：臍腸管瘻
B：臍腸管洞
C：臍腸管嚢胞
D：臍腸管索
E：Meckel 憩室
F：Meckel 憩室＋索状物

図 2　卵黄動脈遺残のパターン
（文献 1）2）を元に作成）

参考文献

1) Rutherford RB, Akers DR: Meckel's diverticulum: a review of 148 pediatric patients, with special reference to the pattern of bleeding and to mesodiverticular vascular bands. Surgery 59: 618-626, 1966.
2) 橋本正也，徳田 一，泉 浩・他：卵黄血管遺残によるイレウスの 2 例．日臨外会誌 49: 2150-2154, 1988.

症例 実践29

丁寧に腸管を追跡していって理解しよう！

60代，男性．主訴：腹痛，嘔吐．

現病歴 昨夜から急に腹痛，嘔吐が出現し，救急受診した．今まで便秘気味ではあった．

（菊名記念病院放射線科　劉　清隆先生のご厚意による）

Q さて，画像所見は？ 診断は？

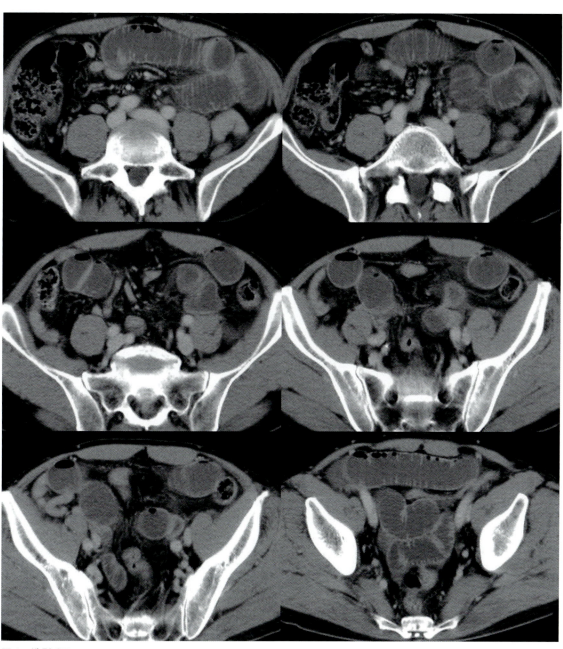

図1　造影CT

画像所見＆診断

　小腸の拡張を認め，左腸腰筋の前内側，左総腸骨動脈の分岐部近傍に closed loop（閉鎖腔：＊）を認める（◌：ヘルニア門）．closed loop は S 状結腸（──），S 状結腸静脈（▶：S 状結腸間膜のランドマーク）の左後外側に位置する．

　以上より，closed loop は，小腸が S 状結腸間膜の左後外側の S 状結腸間膜窩に陥入した内ヘルニアと考えられる［→：下腸間膜静脈（左結腸間膜のランドマーク），O：closed loop より口側，A：closed loop より肛門側］．

　以上より，S 状結腸間膜窩ヘルニア（intersigmoid hernia）と考える．

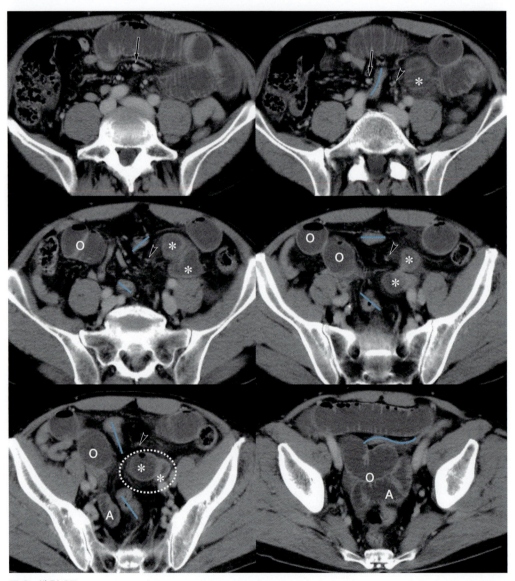

図 2　造影 CT

経過

腹腔鏡にて，S状結腸を乗り越えS状結腸間膜窩に陥入した小腸を認めた．腹膜ヒダを切開し，陥入した小腸を引き出した．陥入腸管は赤褐色調であったが整復によって改善したため，腸管切除を行わず，ヘルニア門を縫合閉鎖した．

診断
S状結腸間膜窩ヘルニア（intersigmoid hernia）

解説

S状結腸間膜ヘルニアは，以下の3種類の内ヘルニアに分類される．

①S状結腸間膜窩ヘルニア（intersigmoid hernia）：S状結腸間膜付着部の陥凹部に腸管が陥入するもの（図3），

②S状結腸間膜裂孔ヘルニア（transmesosigmoid hernia）：S状結腸間膜の左右両葉の穿通性欠損部に腸管が陥入するもの，

③S状結腸間膜内ヘルニア（intramesosigmoid hernia）：S状結腸間膜の左葉または右葉の欠損部に腸管が陥入するもの．

今回は，①のS状結腸間膜窩ヘルニアに相当する．S状結腸間膜窩ヘルニアは，S状結腸間膜ヘルニアの34%を占めると報告されている．S状結腸間膜窩は，S状結腸間膜後葉と壁側腹膜との癒合不全によって生じる陥凹（図3）と考えられ，剖検例にて50〜75%で見られるとされる．S状結腸間膜のV字状付着部の頂部背側に位置し，左総腸骨動脈の分岐部近傍に存在する．ヘルニア門の大きさは直径で平均2.5cm（1.5〜3cm），陥入腸管径は平均12.9cm（5〜50cm）とされる．通常，S状結腸間膜窩，S状結腸間膜内ヘルニアは腸管が陥入するスペースが狭く，陥入する腸管径が短いため，血流障害は軽度で，壊死に陥りにくいとされる．

CT所見は，

①左総腸骨動脈分岐部近傍で，S状結腸左後外側にclosed loopを認める，

②上腸間膜静脈（SMV）に流入するS状結腸静脈がS状結腸間膜のランドマークとなり，closed loopがS状結腸間膜の左後外側に見られる[1)2)]．

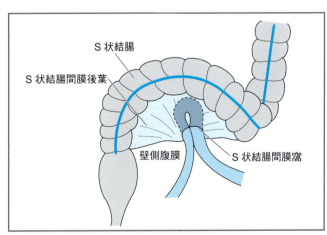

図3 S状結腸間膜窩ヘルニアのシェーマ

参考文献

1) Takeyama N, Gokan T, Ohgiya Y, et al: CT of internal hernias. RadioGraphics 25: 997-1015, 2005.
2) Doishita S, Takeshita T, Uchima Y, et al: Internal hernias in the era of multidetector CT: correlation of imaging and surgical findings. RadioGraphics 36: 88-106, 2016.

症例

実践30　この病態も知らないと間違った方向に行くよ

20代，女性．主訴：腹痛．

現病歴	生来健康であったが，突然の腹痛を自覚したため救急外来を受診した．
既往歴・血液所見	特記すべきことなし．

（大阪医科大学症例）

Q さて，画像所見は？診断は？

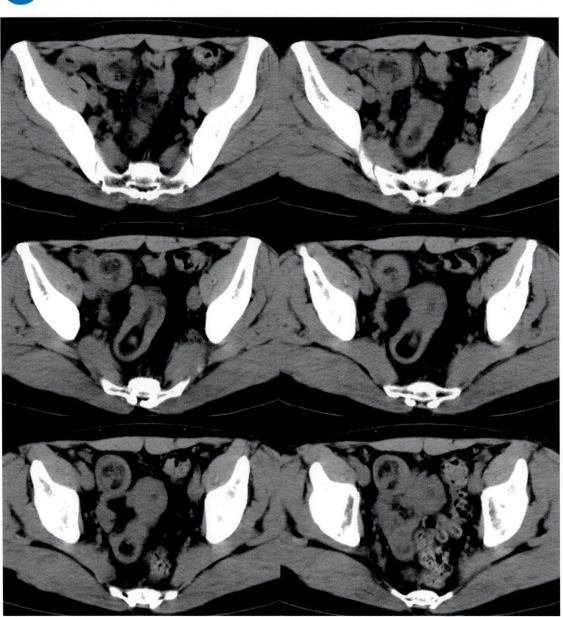

図1　単純CT

画像所見＆診断

単純CT（図2）にて，回腸内腔に腸間膜の脂肪と血管と思われる陰影（＊）および内筒の腸管と思われる軟部影（▷）からなる target sign を認め，腸重積と考える．その先進部にはソーセージ状の脂肪性腫瘤（→）を認め，内部に結節状の軟部影（▸）を伴う．以上より，先進部は脂肪腫，あるいは翻転した Meckel 憩室が考えられるが，先進部の脂肪性腫瘤を取り囲む壁（➜）が厚いことより，翻転した Meckel 憩室と考える．

経過

造影CT（図3）にて，脂肪性腫瘤内の結節はよく濃染し（▸），近傍に管状構造（→），囊胞構造（➜）を認める．

また脂肪性腫瘤（図4；＊）を取り囲む厚い壁には，造影効果の乏しい内層（→）と，その外側によく濃染する薄い層（➜）が指摘される．以上より，翻転した Meckel 憩室による腸重積の診断のもと，開腹手術が施行された．

回腸に翻転した Meckel 憩室を認め，部分切除が施行された（図5）．翻転した憩室の病理所見（図6）では，肥厚した脂肪組織である漿膜下層（ss）の周囲に固有筋層（pm），粘膜層（m）を

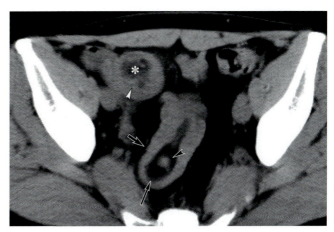

図2　単純CT

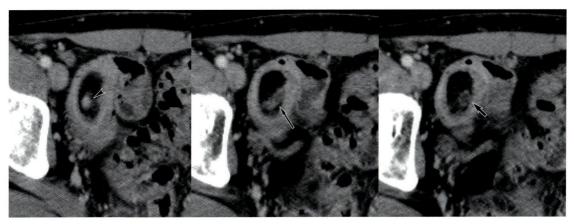

図3　造影CT

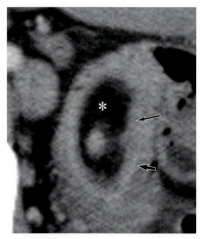

図4 造影CT

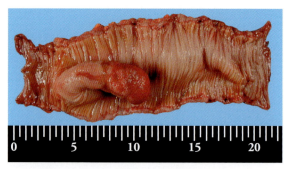

図5 翻転したMeckel憩室の摘出標本

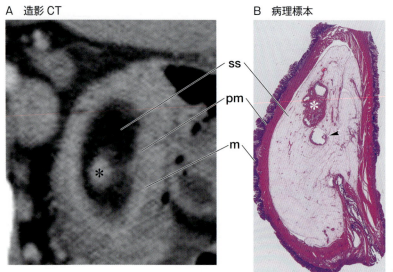

A 造影CT　　B 病理標本

図6 翻転したMeckel憩室の造影CT（A）と病理標本（B）の対比

認めた．つまり，CTでの脂肪成分は肥厚した漿膜下層(ss)，その周囲の造影効果の乏しい内層は固有筋層(pm)，その外側のよく濃染する薄い層は粘膜層(m)を反映していた．また脂肪性腫瘤内のよく濃染する結節は膵組織(＊)，近傍の管状構造，囊胞構造は拡張した膵管(▶)を反映していた．

診断
翻転したMeckel憩室による腸重積

解説

Meckel憩室は卵黄腸管遺残で，卵黄管は胎生期に臍帯と小腸との間に発生し，自然消退するが，消退せずに遺残してMeckel憩室になる．回盲弁から40～60cm口側にて，腸間膜付着部の反対側に発生する真性憩室で，発生頻度は約2%である．胃粘膜，膵組織を含むことがある．合併症として消化管出血，潰瘍，腸閉塞，腸重積，憩室炎，穿孔，穿通がある．

翻転したMeckel憩室のCT所見は，翻転した憩室の肥厚した漿膜下層の脂肪組織が描出され，脂肪腫（図7）に似た画像を呈し，pseudolipomaと呼ばれる．両者の鑑別点は，翻転したMeckel憩室の場合，脂肪性腫瘤の周囲に固有筋層，粘膜層からなる厚い壁を認め（図6, 8），一方，脂肪腫では壁を認めない[1)2)]（図7）．さらに膵組織，膵管，仮性嚢胞が見られることがある．造影CTでは固有筋層，粘膜層が明瞭に描出され，膵組織はよく濃染する結節，膵管，仮性嚢胞は造影されない管状構造，嚢胞構造として描出される．

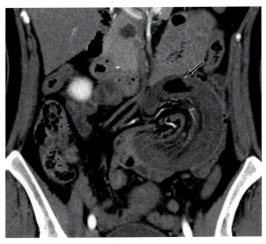

図7　小腸脂肪腫の腸重積
腸重積の先進部である脂肪腫（→）の周囲には壁を認めない．

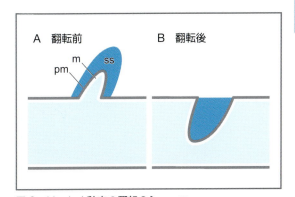

図8　Meckel憩室の翻転のシェーマ
Meckel憩室は粘膜層（m），固有筋層（pm），肥厚した脂肪組織である漿膜下層（ss）からなり，翻転すると脂肪成分（ss）とその周囲に固有筋層（pm），粘膜層（m）を認める．

参考文献

1) Levy AD, Hobbs CM: From the archives of the AFIP. Meckel diverticulum: radiologic features with pathologic correlation. RadioGraphics 24: 565-587, 2004.
2) Blakeborough A, McWilliams RG, Raja U, et al: Pseudolipoma of inverted Meckel's diverticulum: clinical, radiological and pathological correlation. Eur Radiol 7: 900-904, 1997.

ちょっと豆知識

Littre ヘルニアと Richter ヘルニア

　Littre（リットレ）ヘルニアは，Meckel 憩室を内容とするヘルニアと定義されている（**図1**）．内訳は，50％ が鼠径ヘルニア，20％ が大腿ヘルニア，20％ は臍ヘルニアである．症状は腫瘤触知であるが，疼痛，発熱，嘔吐で発症することがある．憩室のみの嵌頓では，腸管閉塞の症状を呈することが少ない．合併症として，憩室の壊死，穿孔，膿瘍形成，腸管壁の虚血，壊死がある．治療は憩室切除で，腸管の壊死や虚血性所見が強い場合は，腸切除が追加される．

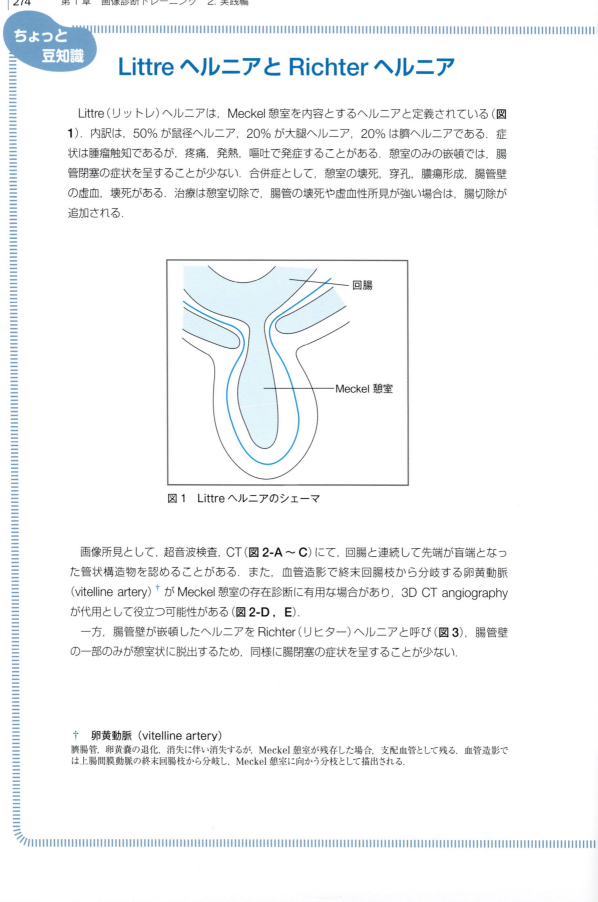

図1　Littre ヘルニアのシェーマ

　画像所見として，超音波検査，CT（**図 2-A 〜 C**）にて，回腸と連続して先端が盲端となった管状構造物を認めることがある．また，血管造影で終末回腸枝から分岐する卵黄動脈（vitelline artery）† が Meckel 憩室の存在診断に有用な場合があり，3D CT angiography が代用として役立つ可能性がある（**図 2-D，E**）．
　一方，腸管壁が嵌頓したヘルニアを Richter（リヒター）ヘルニアと呼び（**図 3**），腸管壁の一部のみが憩室状に脱出するため，同様に腸閉塞の症状を呈することが少ない．

---

†　**卵黄動脈（vitelline artery）**
臍腸管，卵黄囊の退化，消失に伴い消失するが，Meckel 憩室が残存した場合，支配血管として残る．血管造影では上腸間膜動脈の終末回腸枝から分岐し，Meckel 憩室に向かう分枝として描出される．

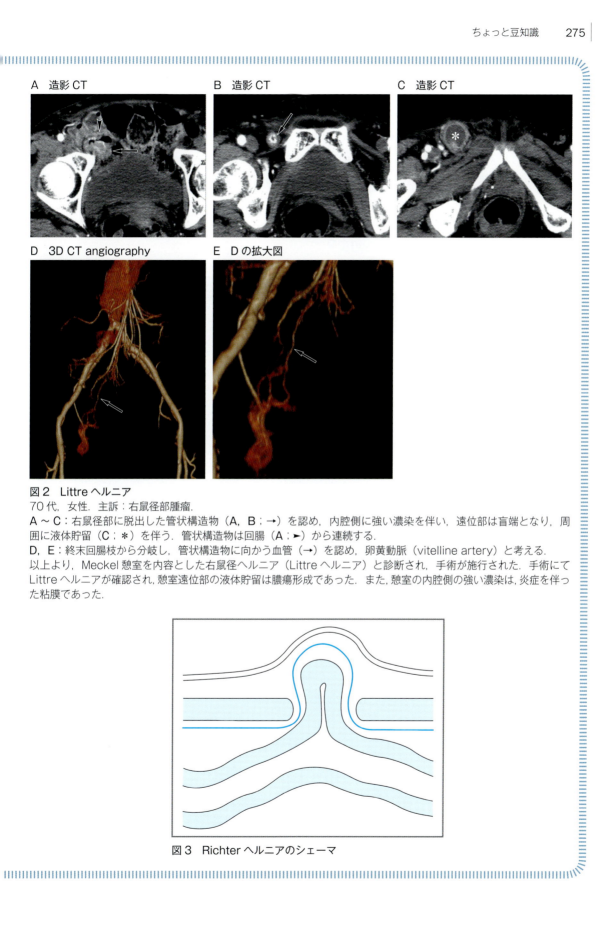

図2 Littre ヘルニア
70代，女性．主訴：右鼠径部腫瘤．
A～C：右鼠径部に脱出した管状構造物（A, B；→）を認め，内腔側に強い濃染を伴い，遠位部は盲端となり，周囲に液体貯留（C；＊）を伴う．管状構造物は回腸（A；▶）から連続する．
D, E：終末回腸枝から分岐し，管状構造物に向かう血管（→）を認め，卵黄動脈（vitelline artery）と考える．
以上より，Meckel憩室を内容とした右鼠径ヘルニア（Littreヘルニア）と診断され，手術が施行された．手術にてLittreヘルニアが確認され，憩室遠位部の液体貯留は膿瘍形成であった．また，憩室の内腔側の強い濃染は，炎症を伴った粘膜であった．

図3 Richter ヘルニアのシェーマ

症例
実践31

解剖の知識を駆使すれば，さらに興味深い疾患・病態！

40代，男性．主訴：腹痛，嘔気．

現病歴 起床時に突然，腹部全体の疼痛を自覚した．以降，症状の改善なく嘔気も出現したため，翌日深夜に救急受診した．左鼠径部にヘルニアを認め，容易に徒手整復できたが，腹部症状の改善なく，造影CTが撮影された．

血液所見 白血球16000/μl↑，CRP 0.44mg/dl↑．

（康生会武田病院放射線科　金﨑周造先生のご厚意による）

Q さて，画像所見は？ 診断は？

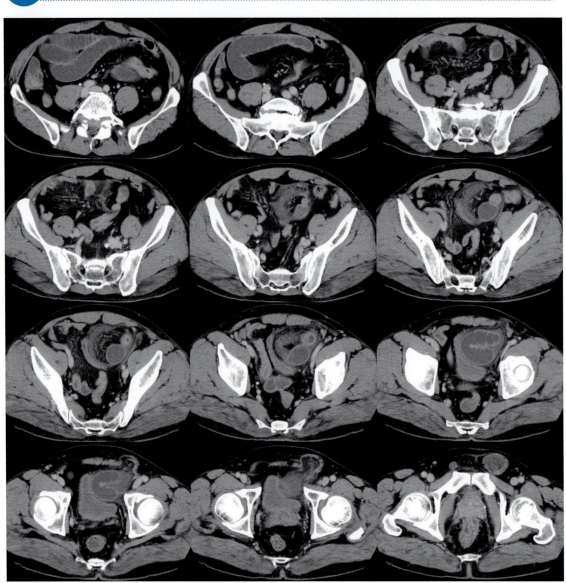

図1　造影CT

画像所見＆診断

膀胱（図2；B）の左前方に馬蹄形の小腸拡張（*）を認め，同一か所で caliber change を示し（◯印），closed loop と考える．また，closed loop の口側の腸管拡張を認める．closed loop の外側に腹壁正中直下から連続する索状物を認め，膀胱外側付近まで連続し，内側臍靱帯（臍動脈索：→）と考えられる．よって，内膀胱上窩ヘルニアと考える．さらに左鼠径部に fluid，濃度上昇を伴った脂肪組織を認め，その外側には外側臍靱帯（下腹壁動静脈：▶）が指摘され，繰り返す内鼠径ヘルニアの自己還納による慢性変化と考える．以上より，今回の内膀胱上窩ヘルニアは偽還納によって生じたと考えられる．

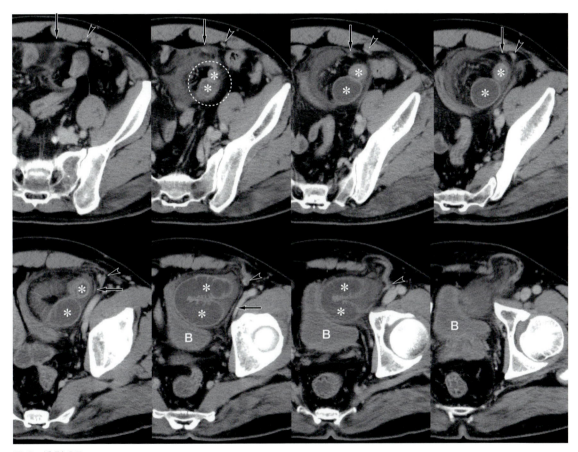

図2 造影CT

経過

腹腔鏡下にて左膀胱上窩に引き込まれる小腸を認めたため，約20cmの小腸を引き出し，腸閉塞を解除した．嵌頓していた腸管は赤色調でうっ血を認めたが，解除によって色調は改善したため，腸管切除は行わず，ヘルニア門を縫合，閉鎖した．

診断

偽還納による内膀胱上窩ヘルニア

解説

　正中臍靭帯（尿膜管索）は，胎生期の尿膜管の遺残で臍と膀胱頂部をつなぐ線維性索状構造で，内側臍靭帯（臍動脈索）は，臍動脈の遺残で臍から外下方に斜走する線維性索状構造で，外側臍靭帯は下腹壁動静脈を容れる索状構造である（図3）．膀胱上窩は，正中臍靭帯と内側臍靭帯との間にある腹膜のくぼみで，膀胱上窩ヘルニアは膀胱上窩をヘルニア嚢とする（図3）．

　膀胱上窩ヘルニアは，ヘルニア嚢が膀胱周囲に進展する内膀胱上窩ヘルニアと，前方に進展して外ヘルニアとなる外膀胱上窩ヘルニアに分けられる．内膀胱上窩ヘルニアは，ヘルニア嚢の進展方向により，

　①anterior supravesical hernia：膀胱の前方に進展する内ヘルニアで，恥骨後方 Retzius 腔に進展する retropubic supravesical hernia と，膀胱壁を圧排して膀胱内腔方向へ向かう invaginating supravesical hernia に分類される．
　②lateral supravesical hernia：膀胱の側方に進展するヘルニア，
　③posterior hernia：膀胱の後方に進展するヘルニア，

に分けられる．今回は，内膀胱上窩ヘルニア嚢が膀胱前方に進展して膀胱壁を圧排していることより，anterior supravesical hernia の invaginating hernia と考えられる．

　膀胱上窩ヘルニアの CT 所見は，膀胱の外側前方に拡張した腸管の拡張を認め，膀胱壁を外方から内方へ圧排する[1]．今回は，ヘルニア嚢によって外側に圧排される内側臍靭帯を認め，診断に有用な所見と考えられた．さらに今回の症例では，繰り返す内鼠径ヘルニアの自己還納による慢性変化を認め，膀胱上窩ヘルニアは内鼠径ヘルニアの偽還納によって生じたと考えられる[2]．

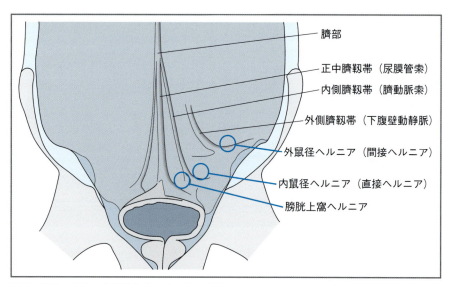

図3　腹腔内から見た膀胱上窩，内鼠径，外鼠径ヘルニア
膀胱上窩は，正中臍靭帯（尿膜管索）と内側臍靭帯（臍動脈）との間にある腹膜のくぼみで，膀胱上窩ヘルニアは膀胱上窩をヘルニア嚢とする．また，外鼠径ヘルニア（間接ヘルニア）は，外側臍靭帯（下腹壁動静脈）の外側にある深鼠径輪（内鼠径輪）から鼠径管，浅鼠径輪（外鼠径輪）を通って脱出するヘルニアで，内鼠径ヘルニア（直接ヘルニア）は外側臍靭帯の内側で内側臍靭帯の外側から浅鼠径輪（外鼠径輪）に直接脱出するヘルニアである．

参考文献
1）遠藤雄基，高橋周史，眞鍋繁雄・他：術前に診断することができた内膀胱上窩ヘルニアによるイレウスの1例．京都医会誌 61: 77-80, 2014.
2）長谷　諭，片山晃子，田原　浩・他：外膀胱上窩ヘルニアと内膀胱上窩ヘルニアの両方の特徴を呈した1例．日臨外会誌 72: 778-781, 2011.

症例

実践 32

> 早く鑑別しないと，手遅れになることもあるよ

80代，男性．主訴：意識障害．

現病歴 突然の意識障害のため，救急搬送となった．右片麻痺が出現し，脳梗塞疑いのもと，頭部MRIと，全身評価のため胸部単純X線写真および体幹部CTが撮影された．

既往歴 急性心筋梗塞，胃癌（胃亜全摘後），慢性腎不全．

Q さて，画像所見は？ 診断は？

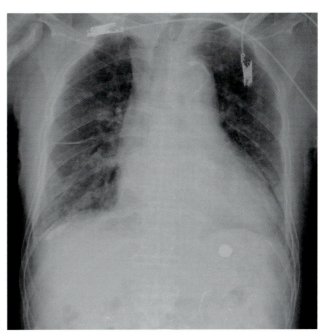

図1　単純X線写真

A　scout view

B　スライスデータ

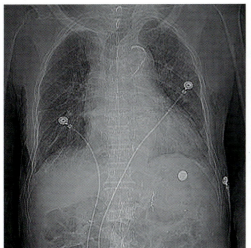
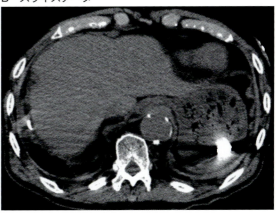

図2　体幹部単純CT

画像所見＆診断

胸部単純X線写真（図1），scout view（図2-A）にて左横隔膜下に円形のX線非透過性構造物を認める．CTのスライスデータ（図2-B）では残胃内と思われる部位にビームハードニングアーチファクトを伴った高吸収な構造物を認める．さらに胸部単純X線写真とscout viewを拡大して詳細に観察すると，scout view（図3-B）にてdouble contour sign（二重輪郭）を認めるが，単純X線写真（図3-A）では認めない．

CTにて消化管内にビームハードニングアーチファクトを伴った高吸収な構造物に遭遇した場合，鑑別として①電池：ボタン電池，単三電池など，②義歯，③硬貨，④バリウム，⑤ホスレノール®錠（炭酸ランタン水和物；高リン血症治療剤），⑥その他の金属などが挙がる．

今回，円形の形状，サイズから①ボタン電池，②ホスレノール®錠が疑われる．

A 単純X線写真の拡大　　B scout viewの拡大

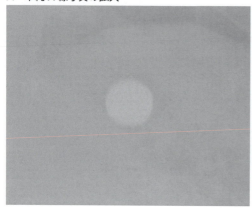 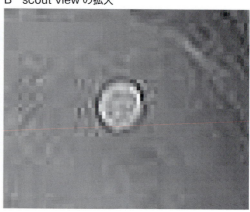

図3

経過

本人，家人からボタン電池誤飲のエピソードはなく，現在維持透析中で，ホスレノール®錠（250mg，3錠分3）を内服中であることが判明した．

診断

噛み砕かずに服用したホスレノール®錠

解説

①ボタン電池と②ホスレノール®錠を鑑別することは，日常臨床にとって非常に重要である．ホスレノール®錠である炭酸ランタンは，リン吸着剤で，内服すると食物に含まれるリン酸と結合し，不溶性のリン酸ランタンが生成され，そのまま便中に排泄される．それによって消化管からのリンの吸収を阻害し，慢性腎臓病患者における高リン血症に対する治療薬として用いられている．錠剤の場合，噛み砕かないと消化管内で溶けにくく，食物と混ざり合わないので，噛み砕くように指示される．リン酸ランタンのランタンは，原子番号が57と大きく（ヨウ素：53，バリウム：56），よってX線の吸収が大きい．よって，ホスレノール®錠を噛み砕いて服用した場合（図4-A），単純X線写真，CTにて胃腸管にバリウム様の陰影として描出されるが，噛み砕かずに服用する（図4-B）と，単純X線写真にてX線非透過性構造物として，

CTではビームハードニングアーチファクトを伴ったボタン電池様の高吸収域として描出されると報告されている[1]．

一方，ボタン電池は主にアルカリ電池とリチウム電池の2種類がある．アルカリ電池は胃の中に入ると，胃酸で表面の金属被膜が腐食され，電池内のアルカリ性物質が流れ出て胃壁を損傷させることが報告されている．最近多用されているリチウム電池では放電能力が高く，電池の寿命がきれるまで一定の電圧を維持する特性がある．誤飲した場合，電池の外に電流が流れ，電気分解により電池の外側（マイナス極側）にアルカリ性の液体が作られる．このアルカリ性の液体は，タンパク質を溶かす性質を有している．つまり，アルカリ電池では金属被膜の腐食には時間がかかるが，リチウム電池は放電によって障害を与えるため，30分〜1時間という非常に短時間でも消化管の壁に潰瘍を作ると報告され（図5-C），早急な処置が必要とされる[2]．

単純X線写真にてX線非透過性構造物に見られるdouble contour signは，ボタン電池にとって特徴的な所見とされる[3]（図5-A, B）．これは電池の外枠の金属成分と内部の金属成分が異なり，そのX線透過性の差が2重輪郭として描出される．ホスレノール®錠は均一な組成からなるため，単純X線写真ではdouble contour signを示さないと考えられる．しかし，scout viewではedge enhancement effectによってX線透過性以外に形状が強く反映され[4]，均一なX線透過性であっても，形状によってはdouble contour signを呈する．おそらくホスレノール®錠の辺縁の傾斜（図6）が，scout viewにおけるdouble contour signの原因と考えられる．

以上，消化管内にX線非透過性構造物に遭遇し，ボタン電池とホスレノール®錠の鑑別を要した場合，単純X線写真でのdouble contour signをチェックし，ホスレノール®内服および異物誤嚥の既往を詳細に聴取すべきと考える．

参考症例

A 錠剤を噛み砕いて服用した場合

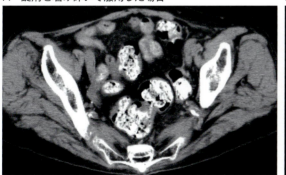

B 錠剤を噛み砕かずに服用した場合

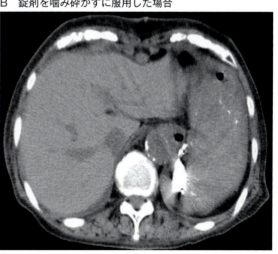

図4 ホスレノール®錠服用患者の単純CT
錠剤を噛み砕いて服用した場合（A）は，小腸，大腸にバリウム様の高吸収域として認めるが，噛み砕かずに服用した場合（B）はビームハードニングアーチファクトを伴ったボタン電池様の高吸収域として認める．

A 単純X線写真

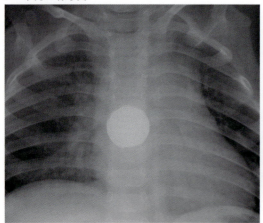

B CT scout view

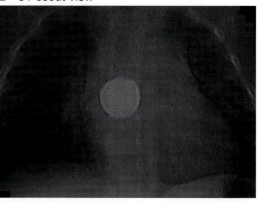

C リチウム電池摘出後の食道内視鏡写真

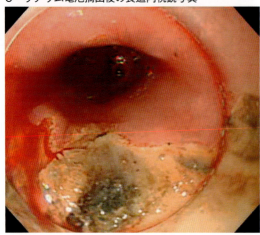

図5 リチウム電池誤嚥例
2歳，男児．主訴：発熱，嘔吐．
A：気管分岐部下に2cm大の円形のX線非透過性構造物を認め，double contour signが指摘され，ボタン電池と考える．
B：scout viewでも同様にdouble contour signを認める．
C：全身麻酔下で内視鏡的に食道内のリチウム電池を摘出した後，電池のあった食道粘膜に潰瘍を認める．

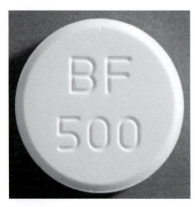

図6 ホスレノール®チュアブル錠500mg

参考文献

1) 杉原史恵，林　宏光，上田達夫・他：炭酸ランタン水和物であるホスレノールチュアブル錠をボタン電池と誤認した1例．臨床放射線 55: 1263-1266, 2010.
2) リチウム電池に関する警告：日本小児外科学会ホームページ．available at: http://www.jsps.gr.jp/general/attension/litium-battery
3) Lin VY, Daniel SJ, Papsin BC: Button batteries in the ear, nose and upper aerodigestive tract. Int J Pediatr Otorhinolaryngol 68: 473-479, 2004.
4) Lane EJ, Proto AV, Phillips TW: Mach bands and density perception. Radiology 121: 9-17, 1976.

症例
実践33

いろいろな疾患や病態が浮かんでくるが…

50代，男性．主訴：喉の焼けるような痛み．

現病歴 夕食後しばらくして嘔気，蕁麻疹が出現した．その後，喉に焼けるような痛みを自覚したため，救急受診した．

血液一般・生化学所見 著変なし．

Q さて，画像所見は？ 診断は？

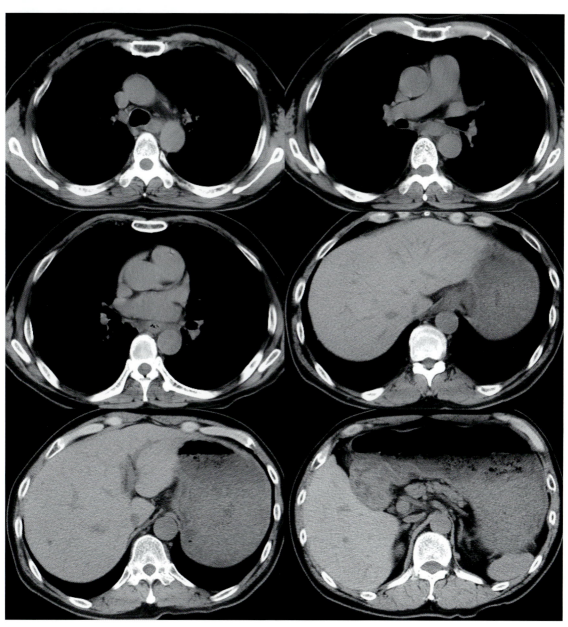

図1　単純CT

画像所見＆診断

食道壁にほぼ均一な全周性浮腫性壁肥厚が認められ（図2-A；→），食道周囲の脂肪濃度上昇が指摘される（図2-A；►）．また，胃は食餌で充満し，胃小彎壁にも食道と同様に浮腫性壁肥厚が認められる（図2-B；→）．胃壁周囲の脂肪組織にも淡い濃度上昇域が見られる．胃前庭部にも浮腫性壁肥厚を認める（図2-C；→）．脾臓は萎縮している（図2-C；＊）

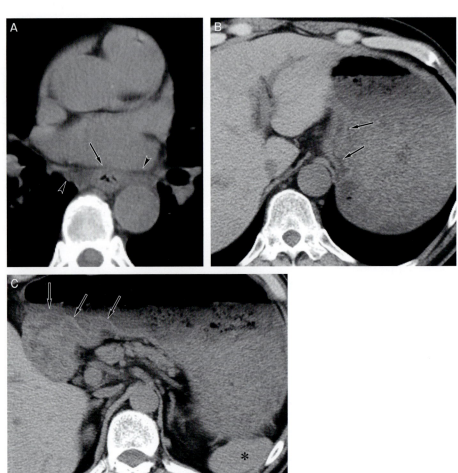

図2　単純CT

画像診断

食道壁および胃噴門〜小彎壁に浮腫性壁肥厚が認められ，周囲脂肪濃度の上昇を伴う．よって食道，胃の炎症性変化が周囲に波及していると考える．そこで，食道壁の全周性浮腫性壁肥厚を来す疾患の鑑別診断として，①アルコール摂取後，②有機リン系農薬摂取後，③強アルカリ性溶剤・塩素系洗剤摂取後，④アニサキス症，⑤好酸球性食道炎，⑥ヒスタミン中毒が挙げられる．

経過

本症例は健常者であり，毒物，劇物の服用はなく，食物摂取歴を聴取すると，夕食に焼きサバを摂取しており，ヒスタミン中毒と診断された．また今回は脾臓の萎縮を認めたが，おそら

くヒスタミンによる血圧降下，平滑筋収縮，血管拡張が原因と推測される．

診断
サバによるヒスタミン中毒

解説

食道の全周性浮腫性壁肥厚を見た場合は，画像のみから診断を絞り込むことは難しく，以下のような鑑別診断を挙げ，食物の摂取歴などを聴取することが重要である．

①**アルコール摂取後**：高濃度のアルコールを摂取した場合は食道に直接的な障害が生じるが，その程度は軽微である．むしろアルコールを多量摂取した後で生じる嘔吐による胃液・胆汁による粘膜損傷の方が高度であり，全周性浮腫性壁肥厚が特徴的である．食道周囲脂肪組織にも浮腫が生じることがあり，画像のみでは鑑別困難である．アルコール濃度の高いウォッカを服用して腐食性食道炎を生じた報告もあり，かなり幅の広い病態と思われる[1]．

②**有機リン系農薬摂取後**：有機リンは多量に摂取されると体内のアセチルコリンエステラーゼを阻害して血中のアセチルコリン値が上昇し，副交感神経のムスカリン・アセチルコリン受容体は過剰刺激状態となり，いわゆるSLUDGE・BAM症候群となる[2]．SLUDGE・BAM症候群とは，salivation（唾液分泌），lacrimation（流涙），urination（失禁），defecation（失便），GI（gastrointestinal）upset（胃腸障害），emesis（嘔吐），bronchorrhea（気管支漏），bradycardia（徐脈），abdominal pain（腹痛），miosis（縮瞳），muscle fasciculation（筋痙攣），の略である．有機リン中毒の急性期には，死亡原因としても重要であるbronchorrhea（気管支漏）が見られるため，臨床診断が先行し，CTは除外診断もしくは合併症の検索が目的となる．

③**強アルカリ性溶剤・塩素系洗剤摂取後**：精神疾患合併率が高い．パイプ洗浄剤を代表とするアルカリ性物質は，強い吸湿性や鹸化作用および表面蛋白の融解作用により組織壊死を起こす．酸性物質と異なり，病変は深部にまで達することが多く，腐食性食道炎からびまん性食道狭窄を来すとされる[3]．発症早期でのCT所見は軽微であるが，慢性期は特徴的なびまん性食道狭窄を認める．

④**アニサキス症**：食道に生じることは非常に稀であるが，局所の所見は類似している．アニサキスは虫体が食い付いた壁にアレルギー性の浮腫を起こすために，偏在性の浮腫性変化を生じるが，時間が経過すると全周性になることもある[4]．消化管壁外の脂肪組織にも浮腫が存在することが特徴的であり，この点では本症例に類似している．

⑤**好酸球性食道炎（図3）**[5]：食道の上皮層内に多数の好酸球浸潤を伴うアレルギー性の慢性炎症で，食道扁平上皮の透過性亢進，増殖促進，粘膜下層の浮腫と線維化が起こる．嚥下困難や食道のつまり感などを主訴とし，胃食道逆流症（GERD）との鑑別を要する[6]．内視鏡ではカンジダ様白斑，縦走溝，輪状溝を特徴とし，CTにて57%に粘膜下層の浮腫を反映し[7]，また血管透過性亢進によって周囲に浮腫を伴うことがあり，この点では本症例に類似している．約半数に喘息などのアレルギー疾患を認め，血液検査にて約30%に好酸球増多，約70%にIgE上昇が見られる[6]．

⑥**ヒスタミン中毒**：サバ科（サバ，サンマ，マグロ，カツオ）をはじめとする温帯・熱帯に生息する食用魚（scombroid fish）は，筋肉内に多量のヒスチジンを蓄えており，釣った魚を常温で放置した場合，魚の体内に存在する細菌がヒスタミンに分解するため，それをヒトが摂

取した場合，通常数分〜3時間以内に悪心，嘔吐，下痢，蕁麻疹といった症状を引き起こす．これを scombroid fish poisoning（ヒスタミン中毒）と呼ぶ[8)9)]．ヒスタミンが多く含まれる魚肉を摂取すると，上部消化管壁に沿ってヒスタミンによる急性アレルギー性炎症が惹起されるため，食道壁の全周性浮腫性壁肥厚が生じ，また血管透過性亢進によって周囲に浮腫を伴うことがあり，この点では本症例に類似している．ヒスタミンは，血圧降下，血管透過性亢進，平滑筋収縮，血管拡張，腺分泌促進などの薬理作用があり，アレルギー反応や炎症の発現に介在物質として働く．またヒスタミンは熱によって分解されないため，焼き魚として摂取してもヒスタミン中毒は生じる．したがって，調理前の魚が適切に保冷されているかどうかをチェックする必要がある[8)9)]．

参考症例

A 造影 CT

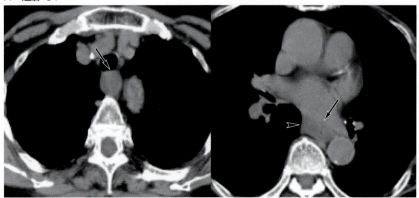

B 上部内視鏡検査

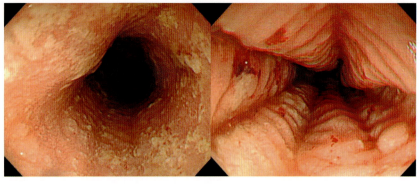

図3 好酸球性食道炎
80代，女性．主訴：喘鳴，食欲低下．血中好酸球数正常，血清 IgE 値正常．
A：食道に広範囲に全周性浮腫性壁肥厚（→）を認め，周囲脂肪濃度の上昇（▶）を伴う．
B：カンジダ様白斑，縦走溝，輪状溝を認める．
（屋島総合病院放射線科 北村弘樹先生のご厚意による．B：文献5）より転載）

参考文献
1) 津福達二，田中寿明，末吉 晋・他：ウォッカの大量飲酒により腐食性食道狭窄を生じた1例．日消外会誌 40: 1661-1665, 2007.
2) Eddleston M, Buckley NA, Eyer P, et al: Management of acute organophosphorus pesticide poisoning. Lancet 371: 597-607, 2008.
3) 森 直樹，藤田博正，末吉 晋・他：強アルカリ飲用による腐蝕性咽頭食道狭窄の2例．日消外会誌 38: 1684-1689, 2005.
4) 楠 隆昌，武井ゆりあ，大川 修・他：縦隔炎を併発した食道胃アニサキス症の1例．Prog Dig Endosc 84: 68-69, 2014.
5) 北村弘樹，原田太平：好酸球性食道炎の2例．臨床放射線 61: 943-951, 2016.
6) 木下芳一，石原俊治，天野祐二・他：好酸球性食道炎の診断と治療．Gastroenterological Endoscopy 53: 3-15, 2011.
7) Kinoshita Y, Furuta K, Ishimaura N, et al: Clinical characteristics of Japanese patients with eosinophilic esophagitis and eosinophilic gastroenteritis. J Gastroenterol 48: 333-339, 2013.
8) Bédry R, Gabinski C, Paty MC: Diagnosis of scombroid poisoning by measurement of plasma histamine. N Engl J Med 342: 520-521, 2000.
9) O'Connor MM, Forbes GM: Scombroid poisoning: not fish allergy. Aust N Z J Med 30: 520, 2000.

症例
実践 34

他臓器や血管の偏移を理解することこそ，この病態を診断することへの近道！

80代，男性．主訴：嘔吐，排便・排ガスの停止．

現病歴	2日前からの嘔吐，排便・排ガスの停止があり，当院救急外来を受診した．
既往歴	左腎盂癌に対して腹腔鏡下左腎盂尿管全摘術．膀胱癌に対して経尿道的膀胱腫瘍切除術（TUR-Bt）．小脳出血．
血液所見	白血球 8100/μl，CRP 4.8mg/dl↑，BUN 69.6mg/dl↑，Cr 1.63mg/dl↑，LDH 168IU/l．

Q さて，画像所見は？ 診断は？

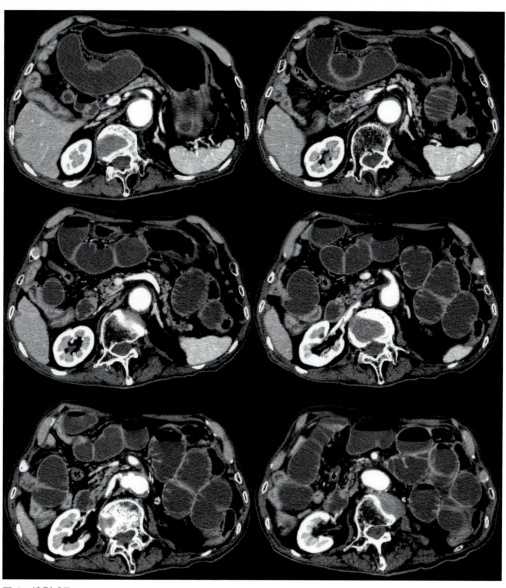

図1　造影CT

画像所見 & 診断

胃（図2；S）の背側，膵臓（P）の腹側，つまり網嚢内に，液体で充満し拡張した小腸を認める（＊）．その拡張した小腸は同一箇所での caliber change（図2；▶）を認め，網嚢内の closed loop と考える．また口側腸管の拡張を伴う．さらに closed loop（＊）は，横行結腸（T）の腹側に認め，Winslow孔（門脈－下大静脈間）には腸管の通過を認めず，大網裂孔ヘルニア（gastrocolic type）と考える．

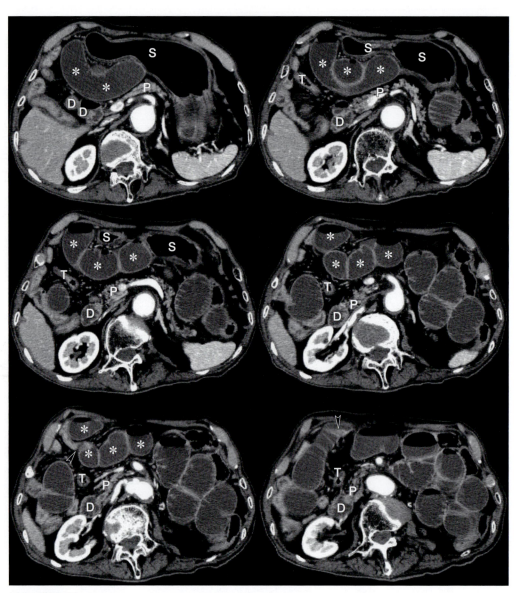

図2　造影 CT
D：十二指腸，P：膵臓，S：胃

経過

thin slice CT で観察すると,右胃大網動静脈(図3;GEA, V)は closed loop の右側を回り込むように走行し,胃大網静脈の分枝(B)と考えられる血管構造が,ヘルニア門(caliber change の部位:▸)に向かって牽引されている.中結腸動静脈(MCA, V)の牽引は認めない(T:横行結腸).以上より,大網裂孔ヘルニア(gastrocolic type)の診断のもと,開腹手術が施行された.

大網上部の胃結腸間膜に 3cm の裂孔が存在し,裂孔を介し網囊内腔へ小腸が脱出していた.脱出小腸は Treitz 靱帯から 160cm 程度,30cm にわたって脱出していた.絞扼部の回腸はやや発赤していたが絞扼解除にて色調は速やかに改善した.

診断

大網裂孔ヘルニア(gastrocolic type)

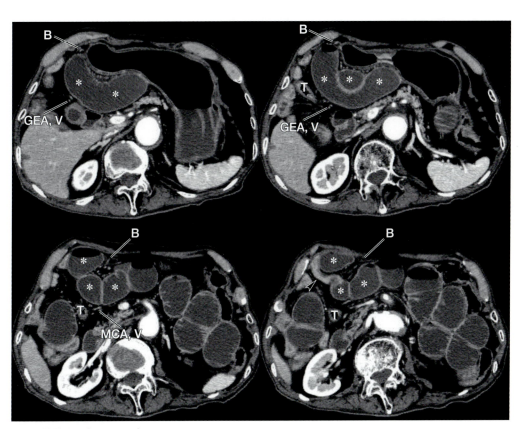

図3 造影CT(thin slice)
B:胃大網静脈の分枝,GEA, V:右胃大網動静脈,MCA, V:中結腸動静脈,T:横行結腸

解説

網嚢内に内ヘルニアが疑われた場合，Winslow 孔ヘルニア，大網裂孔ヘルニア（gastrocolic type），横行結腸間膜裂孔ヘルニア，小網裂孔ヘルニア腸管が鑑別診断に挙がり（図4），ヘルニア門に相当する caliber change の位置をチェックし，鑑別する（表）．さらにヘルニア門となった間膜は，嵌入した腸管によって牽引されるが，間膜自体は同定することは困難なため，間膜に走行する血管あるいは腸管をランドマークとしてチェックする（表）．

大網裂孔ヘルニアは，嵌入部位によって transomental type と gastrocolic type に分けられる[1)2)]（図5）．大部分は transomental type で，腹腔内の腸管が大網裂孔を介し，腹腔内に脱出するタイプである（図6）．一方，今回の gastrocolic type は，腹腔内の腸管が大網の

表　網嚢内の内ヘルニア

	ヘルニア門となる間膜	間膜を走行する血管など
Winslow 孔ヘルニア	Winslow 孔：門脈－下大静脈間	
大網裂孔ヘルニア　transomental type	大網：横行結腸の尾側	胃大網動静脈
gastrocolic type	大網：横行結腸の腹側	
横行結腸間膜裂孔ヘルニア	横行結腸間膜：横行結腸の背側	中結腸動静脈
小網裂孔ヘルニア	小網	門脈，固有肝動脈，総胆管

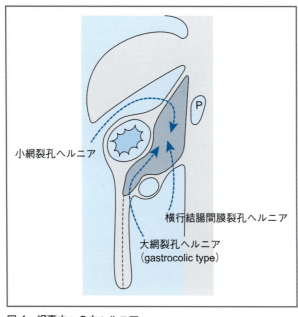

図4　網嚢内への内ヘルニア

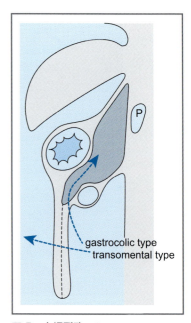

図5　大網裂孔ヘルニア

前葉・後葉の間に生じた嚢から網嚢内に脱出するタイプである．成因は先天性と後天性に分類され，先天性は大網の形成不全や横行結腸との癒合異常などが考えられ，若年者に多く見られ，gastrocolic type の頻度が高いとされる．後天性は外傷，大網の萎縮，急激なるい痩・ステロイド服用などによる大網の萎縮，炎症による癒着など，環境因子を受けやすい高齢者に多く，transomental type が多いとされている．

　大網裂孔ヘルニアの CT（gastrocolic type）[3)4)]所見は，胃の背側，膵臓の腹側である網嚢内に内ヘルニアを認め，ヘルニア門となった大網上部の胃結腸間膜の牽引によって，胃大網動静脈の分枝が牽引され，横行結腸は背側に位置し，中結腸動静脈の牽引は認めない．

参考症例

A　単純 CT

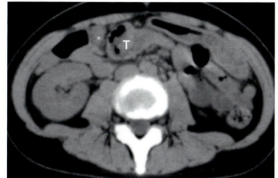

B　単純 CT

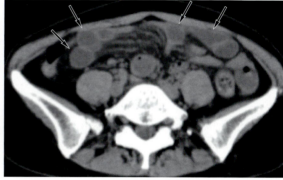

図6　大網裂孔ヘルニア（transomental type）
腹壁直下に放射状に広がった拡張した腸管（B；→）を認め，腸間膜の浮腫（dairty fat）を伴い，closed loop で絞扼性腸閉塞を疑う．胃大網動脈の分枝が不明であるが，頭側に牽引される横行結腸（T）を認め，大網裂孔ヘルニア（transomental type）が疑われる．
（屋島総合病院放射線科　北村弘樹先生のご厚意による）

参考文献
1) 山口　隆：大網裂隙内S状結腸陥入の1例．臨外 33: 1041-1045, 1978.
2) 高田知明, 吉田秀明, 塚田守雄・他：術前診断しえた高齢者の大網裂孔ヘルニアの1例．日消外会誌 34: 224-248, 2001.
3) Chou CK, Mak CW, Wu RH, et al: Combined transmesocolic-transomental internal hernia. AJR 184: 1532-1534, 2005.
4) Delabrousse E, Couvreur M, Saguet O, et al: Strangulated transomental hernia: CT findings. Abdom Imaging 26: 86-88, 2001.

第2章

プロセス

> 拾った所見を合わせると，浮かび上がってくる

症例1
60代，女性．主訴：意識障害，下血．

現病歴 2型糖尿病で加療中．1週間前からなんとなく状態が悪化していたが，某日，家人が意識レベルの低下を認めたため，救急搬送となる．糖尿病性ケトアシドーシス（diabetic ketoacidosis：DKA）と診断され，加療目的にICU入室となる．入院後，輸液負荷にていったん意識レベルの改善を認めるも，輸液に反応しない血圧低下を認めたためドパミン（DOA）の投与も実施．同日夜間に下血および腹痛の訴えあり，精査のため単純CTが施行された．

既往歴 過去に3回DKAにて入院加療．60歳時に子宮筋腫に対して単純子宮全摘（TAH）＋両側付属器切除（BSO），統合失調症，Wolff-Parkinson-White（WPW）症候群．

血液所見 Hb 16.6g/dl，白血球 16800/μl，CRP 0.1mg/dl，Cr 3.8mg/dl．

Q さて，あなたの診断は？

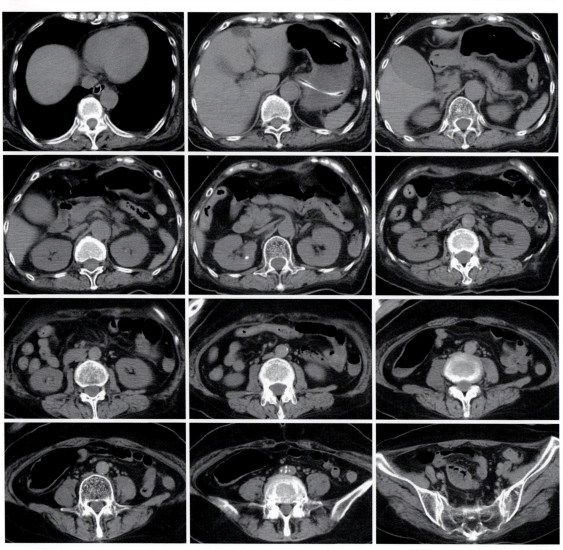

図1 単純CT

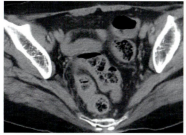 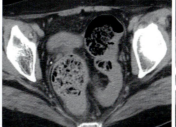 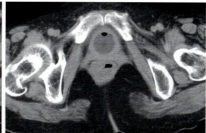

図1　単純CT（続き）

単純CT

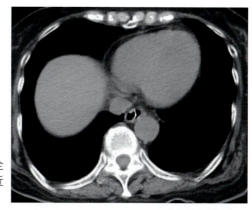

図1-1
- 心拡大・胸水貯留・皮下浮腫は見られず，心不全は否定的．肺底部の無気肺も見られず，横隔膜近傍の炎症性病変はなさそうである．

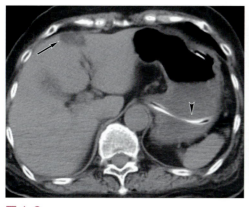 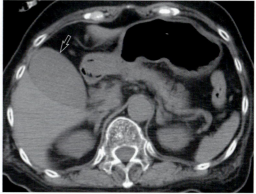

図1-2
- 肝左葉に囊胞が見られる（→）．単純CTではあるが，肝内胆管の拡張はないと考える．門脈内血栓の有無については詳細不明である．
- 胃内にNGチューブが留置されている（▶）．胃はやや拡張しており，胃壁は弛緩しているように見える．意識障害による脱神経性変化が疑われる．
- 胆囊はやや緊満しているが，腹壁の圧排や周囲脂肪組織の吸収値上昇は見られず，胆囊炎ではないと考える（⇒）．膵臓に腫大は見られず，急性膵炎の可能性は低い．

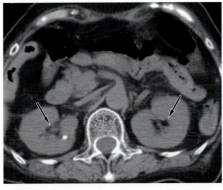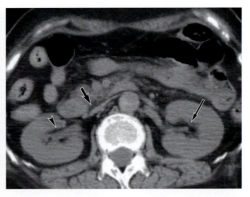

図 1-3
- 両腎に軽度の腫大が見られるが，腎洞脂肪の吸収値上昇が見られず（→），糖尿病性腎症に合致する．急性腎盂腎炎の可能性は低い．
- 右腎盂に軽度の拡張が見られるが（►），尾側のスライスを見ても尿管結石は見られず，一過性変化と考えられる．下大静脈は虚脱しており，脱水所見と考えられる（➔）．DKA に合致する．

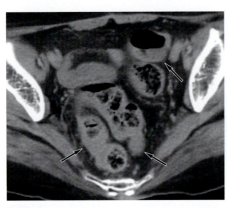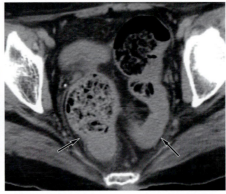

図 1-4
- S 状結腸～直腸の壁に浮腫性変化が見られ（→），虚血性大腸炎と考えられる．下血の原因と考えられる．
- 一般的に虚血性大腸炎は屈曲部から屈曲部に分布し，直腸に生じることは稀であることから，分布としては非典型的である．虚血性大腸炎は通常，排便時のいきみに起因する静脈うっ滞が発症の原因であることから，本症例の臨床経過とは合致せず，動脈性虚血の可能性がある．そこで下腸間膜動脈の開存を確認することにした．

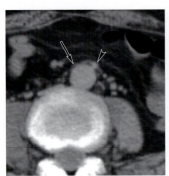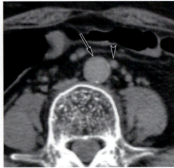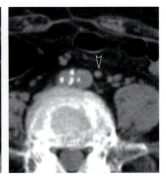

図 1-5
- 下腸間膜動脈の近位部（►）は腹部大動脈（→）と同様の吸収値を示しており，一見正常に見える．どちらもやや吸収値が高く，血栓が存在するかもしれない．そこで，腹部大動脈を俯瞰することにした．

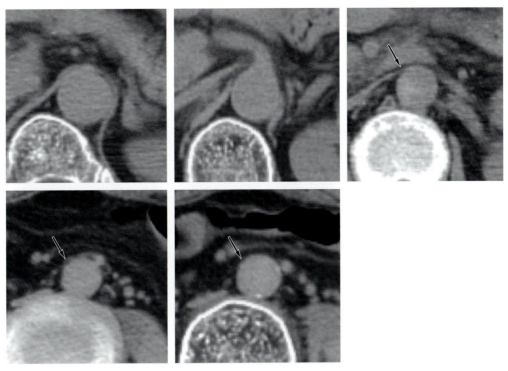

図 1-6
● 副腎が描出されるレベルから下腸間膜動脈が描出されるレベルにおいて腹部大動脈を観察すると，腎動脈合流部付近で内部に不均一な吸収値上昇が認められ，尾側の腹部大動脈の内腔は全体的に高吸収値を示していることがわかる（→）．腹部大動脈に血栓性閉塞が生じていると推測される．

単純 CT 所見のまとめ

1. DKA・糖尿病に関する所見
   ① 胃壁の弛緩
   ② 下大静脈の虚脱
   ③ 両腎の腫大（糖尿病性腎症）
2. 下血に関する所見
   ① S状結腸から直腸にかけての浮腫性変化（虚血性大腸炎）
   ② 上記の原因としての下腸間膜動脈血栓症
   ③ さらに上記の原因としての腹部大動脈血栓症

以上の所見を確認するため，翌日造影 CT を施行することとなった．

■■ 造影CT（翌日）

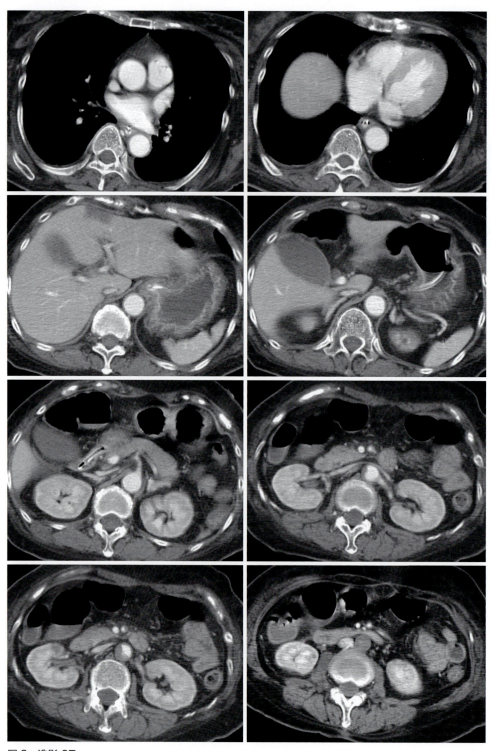

図2 造影CT

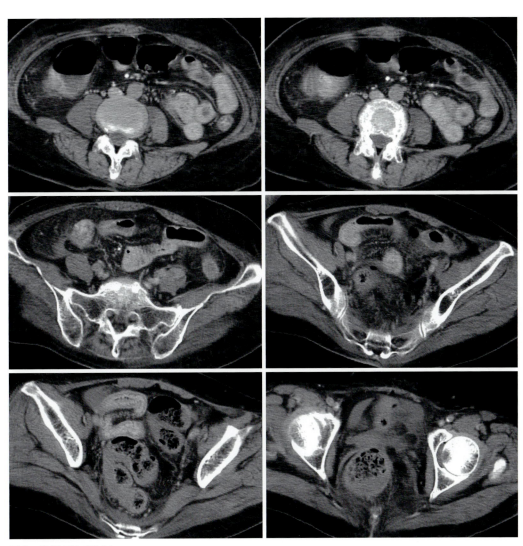

図2 造影CT（続き）

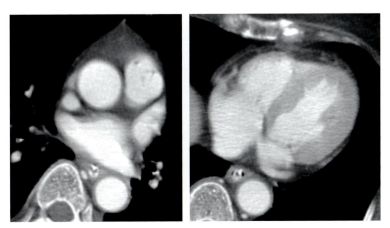

図2-1
● 心内腔に血栓は見られない．左室心筋の造影効果は良好である．

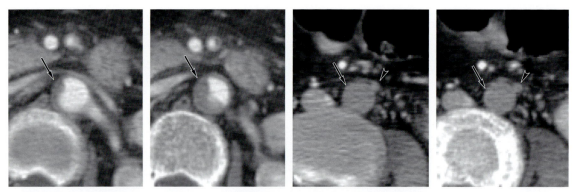

図 2-2
- 腹部大動脈に血栓性閉塞が見られる（→）．下腸間膜動脈にも血栓性閉塞が見られる（▶）．

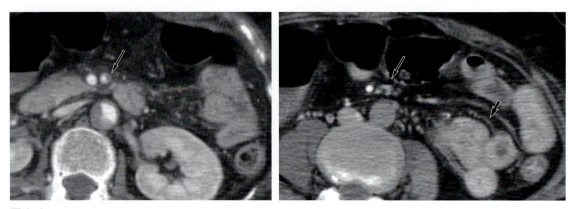

図 2-3
- 単純 CT では明らかではなかったが，上腸間膜動脈にも血栓が散在性に認められる（→）．小腸の造影効果は保たれているが，壁に浮腫性変化が見られ（➡），軽度の虚血性変化が存在すると考えられる．

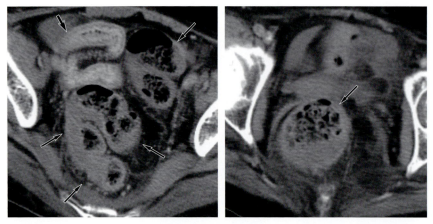

図 2-4
- S状結腸から直腸にかけて壁の造影不良が認められ（→），造影効果が見られる回腸（➡）と対照的である．

造影 CT 初見のまとめ

1. 腹部大動脈は腎動脈分岐部以遠で閉塞し，下腸間膜動脈の造影効果は消失，S状結腸〜直腸の壁の造影効果消失．
   → この所見は単純 CT で予想された通りだった．
2. 心腔内に血栓は見られず，塞栓源はない．
3. 上腸間膜動脈に血栓が認められ，小腸に軽度の虚血性変化あり．

その後の経過

造影 CT で腹部大動脈閉塞が明らかとなり，同日から高度の代謝性アシドーシスおよび筋逸脱酵素の上昇が出現し，翌日永眠された．

最終診断

糖尿病性ケトアシドーシス（DKA）に関連した腹部大動脈の血栓性閉塞による遠位結腸の動脈性虚血性大腸炎

本症例のまとめ

1. DKA による意識障害で入院中の患者に生じた下血の原因を探った．
2. S状結腸〜直腸の非典型的な壁肥厚像から動脈性虚血を疑い，下腸間膜動脈および腹部大動脈の吸収値が高いことを検知し，造影 CT でその所見を確認した．
3. 腹部大動脈閉塞の原因は，DKA による急性血栓症と考えられた．

本症例から学んだこと

1. 下血という症状から動脈性虚血性大腸炎の可能性を疑い，単純 CT で腹部大動脈の血栓性閉塞を疑うことができた．
2. 単純 CT で腹部大動脈の血栓性閉塞を診断する際には，同一スライス内では比較対象がない（下腸間膜動脈も同じ吸収値だった）ので診断が難しいが，他のスライスにおける大動脈の吸収値と比較することで可能となる．冠状断再構成画像があれば，有効だと考えられる．

奇妙な backflow

症例2 50代，女性．主訴：右背部痛．

現病歴 子宮筋腫に対し，腹式単純子宮全摘術が施行された．その後，右腰痛，右水腎症が出現．右尿管損傷に対する再建目的で転科となる．術後3日目に造影CTが施行された．

既往歴 腺腫様甲状腺腫，関節リウマチ，腰椎椎間板ヘルニア．

Q さて，あなたの診断は？

術後3日目

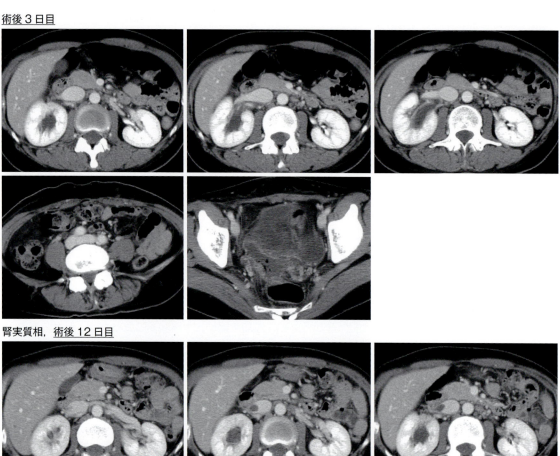

腎実質相，術後12日目

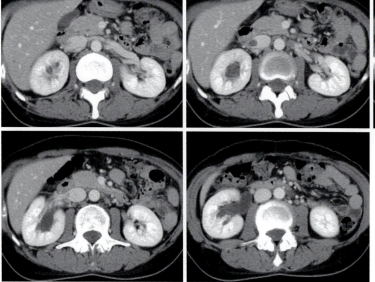

図1　造影CT

排泄相，術後12日目

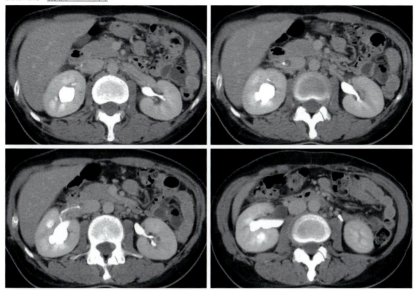

冠状断 MIP 像，排泄相，術後12日目

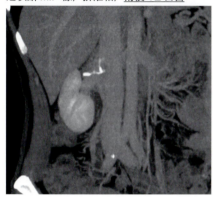

図1 造影CT（続き）

■■ 造影CT（術後3日目，12日目）

術後3日目

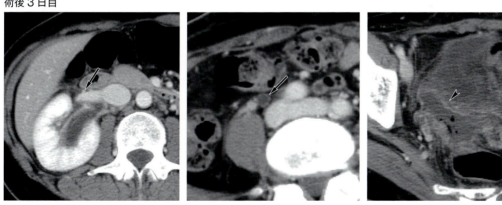

図 1-1
- 右水腎症・水尿管症が認められ（→），子宮摘出部右寄りに膿瘍形成が見られる（▶）．尿管損傷が疑われる．

術後3日目

腎実質相，術後12日目

排泄相，術後12日目

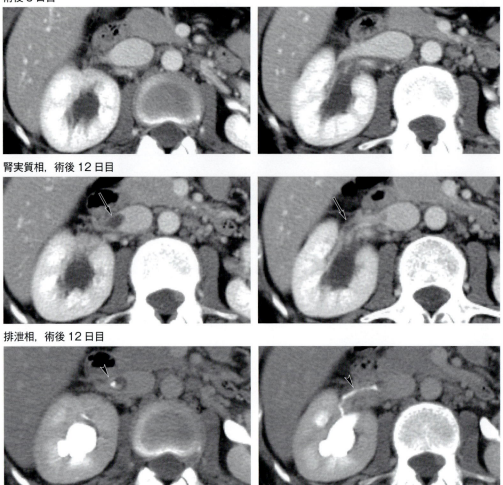

図1-2（縦の列は同一断面）
- 術後3日目のCTでは認められないが，術後12日目のCTにて下大静脈の右側に血栓様の造影不良域が出現し，右腎静脈内に連続している（→）．排泄相では，同部に腎盂内から漏出した造影剤が流入していることがわかる（▶）．

提示画像の所見のまとめ

1. 術後3日目のCT（図1-1）では右水腎症・水尿管症が認められ，子宮摘出部右寄りに膿瘍形成が見られる．尿管損傷に合致する．
2. 術後12日目のCT（図1-2）では，下大静脈の右縁に血栓様の造影不良域が出現し，右腎静脈内に連続している．排泄相（図1-2）では，この低吸収病変に沿って腎盂内から漏出した造影剤が認められる．

■■【追加提示画像】造影CT（術後16日目，1か月）

術後16日目

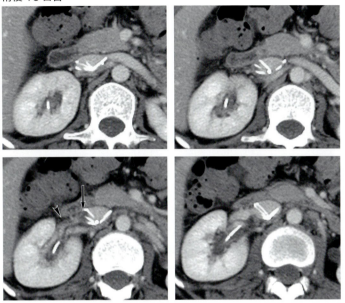

図2
- IVCフィルターおよび右尿管ステントが留置され，水腎症は消失している．IVCフィルターの右縁に見られた低吸収病変はIVCフィルターの脚によって圧排されている（→）．右腎静脈内に連続する低吸収病変は残存している（▶）．

術後1か月
腎実質相　　　　　　　　排泄相

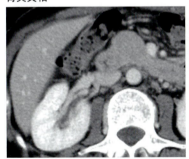 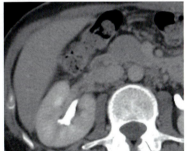

図3
- 腎実質相・排泄相ともに，下大静脈・右腎静脈内の病変は消失している．

追加提示画像の所見のまとめ

1. 術後16日目の造影CT（図2）では，IVCフィルターおよび右尿管ステントが留置され，水腎症は消失している．IVCフィルターの右縁に見られた低吸収病変は，IVCフィルターの脚によってやや圧排されている．また，右腎静脈内に連続する低吸収病変は残存している．
2. 術後1か月の造影CT（図3）では，腎実質相・排泄相ともに下大静脈・右腎静脈内の病変は消失している．IVCフィルターが回収されたが，血栓の付着は見られなかった．

最終診断
pyelovenous backflow による右腎静脈・下大静脈内血栓形成

本症例のまとめ・考察

　急性水腎症によって腎盂内圧が上昇し，尿路閉塞原因が解除されない場合は，さまざまなルートを介して尿が腎盂外へ漏出する（溢尿）．腎周囲腔や腎洞への逆流が最も多いが，稀に脈管を介した溢尿を生じ，経静脈性であれば pyelovenous backflow，経リンパ行性であれば pyelolymphatic backflow と称される．

　下大静脈の辺縁に見られた造影不良域は当初，血栓と考えられ，血栓の由来は腎盂から漏出した尿によって引き起こされていることは，容易に想像がついた．問題はそのルートである．

　当初は漏出した造影剤の形態がところどころで結節状になっていることから，弁を有する脈管，すなわちリンパ管を介した漏出と考えられた．腎門部から下大静脈に向かうリンパ路のうち，一部は下大静脈の壁内においてリンパ網を形成し，上行して胸管に達するルートが存在するため，この経路を介した場合には，下大静脈壁内にリンパ液貯留が生じることになる．

　仮にリンパ路を介して造影剤が漏出したと考えると，血管周囲の間質を介して下大静脈壁に達することになり，下大静脈内の血液との境界部には血管内膜が存在することになる．したがって，血管内腔に向かって，いわゆる粘膜下腫瘍様の境界を形成するはずである．ところが，図 1-2 中段（腎実質相）をよく見ると，造影不良域は下大静脈の内腔に向かって凸の形態を示しているものの，辺縁にくさび状の血管内腔が認められている．したがって，この構造物は血管壁内に存在するものではなく，血管内腔に存在していることになり，血栓と考えられる．

　また，詳細に過去画像と比較すると，腎静脈を介して尿が漏れ出ていることがわかる（図 1-2）．以上から，尿の漏出ルートは腎静脈であり，本例は pyelovenous backflow ということになる．

　本例に類似した症例報告を見つけることができた（図 4）[1]．本例と同様に腎静脈を介して造影剤が漏出し，血栓を下大静脈内に形成している．この症例では，漏出した造影剤の量が比較的多く，頭尾側方向に長い壁在血栓（▶）を形成している．軸位断で血栓と血管内腔との境界を見ると，辺縁にくさび状に血管内腔が存在していることから，粘膜下腫瘍様の形態ではなく，血管内腔に存在していることがわかる．

■■ 参考症例

造影 CT

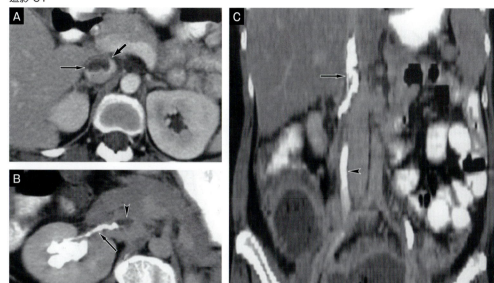

図4 30代，女性．pyelovenous backflow
- 腎盂内に排泄された造影剤が，腎静脈を介して下大静脈に達し，下大静脈に沿って頭尾側方向に細長い血栓を形成している（A〜C；→，B；►）．Cの►は右尿管を示す．
- 図Aにおいて，血栓の辺縁と血管壁の間にくさび状の血管内腔（A；➔）が認められることから，この血栓は血管壁内ではなく，血管内腔に存在する構造物であることがわかる．

（文献1）より転載）

本症例から学んだこと

1. pyelovenous backflowにおいて，腎盂から漏出した造影剤がリンパ管様の形態を示したが，比較画像と照らし合わせることで，経静脈性の漏出であることが判明した．

2. 腎盂から下大静脈に向かって尿が逸脱するルートとして，経静脈性と経リンパ行性があるが，両者の鑑別は下大静脈の辺縁に形成された血栓様構造物と血管内腔との境界を見れば，比較画像がなくても可能と思われる．

参考文献
1) Nemeth AJ, Patel SK: Pyelovenous backflow seen on CT urography. AJR 182: 532-533, 2004.

> 胃はどうしてここにあるのでしょう？

症例3　80代，女性．主訴：胃痛．

現病歴　10か月前に，横行結腸癌にて拡大右半結腸切除術（D3郭清，機能的端々吻合，大網・小網合併切除）を施行．その後，化学療法を施行している．5か月前にイレウスを生じたが，保存的加療にて軽快．今回も同様の症状にてイレウスの疑いで入院．

Q　さて，どんな位置異常が生じているのだろうか？

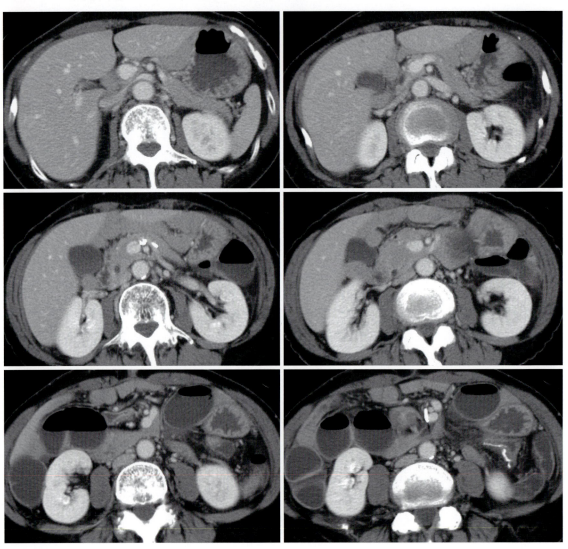

図1　造影CT

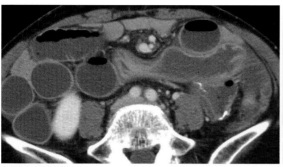
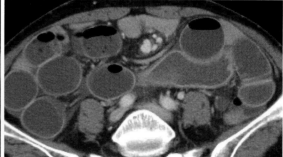

再構成冠状断像

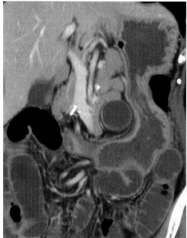
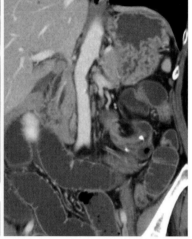

再構成矢状断像

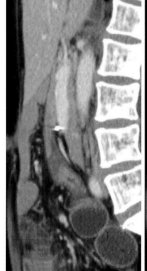
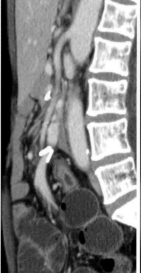
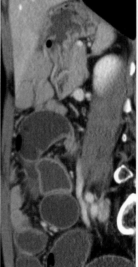
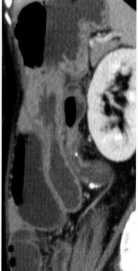

図1 造影CT（続き）

造影CT（図1にマーキングをしたもの）

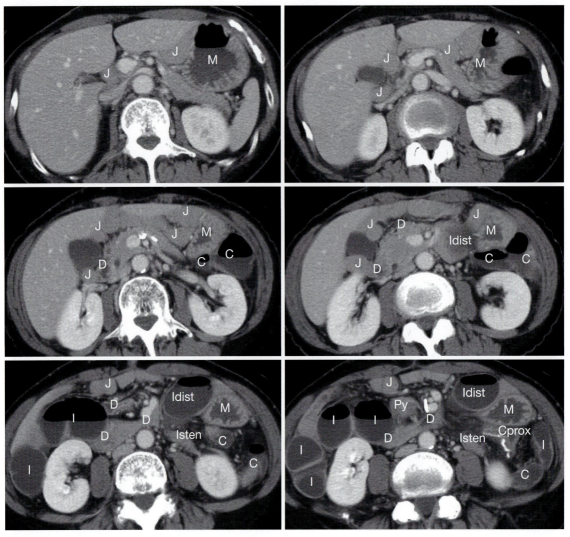

図 1-1
C：結腸
Cprox：結腸近位端
D：十二指腸
I：回腸
Idist：回腸遠位部
Isten：回腸狭窄部
J：空腸
M：胃
Py：幽門

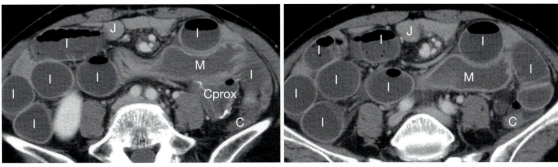

再構成冠状断像

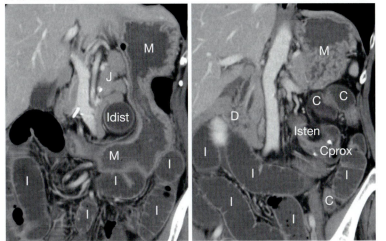

再構成矢状断像

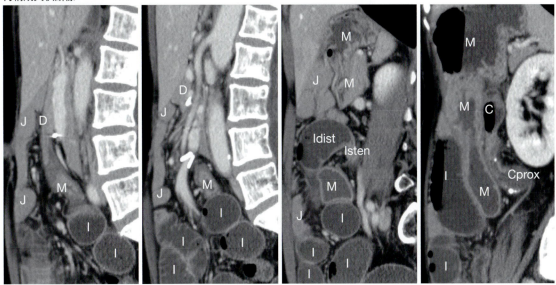

図1-1（続き）

■■ 造影CT

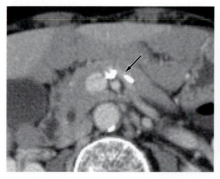
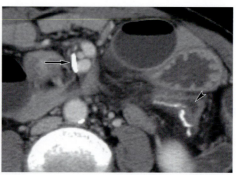

図 1-2
- 腹腔鏡下拡大右半結腸切除術後の変化として，小腸間膜リンパ節郭清術後の金属クリップ（→），回腸結腸端々吻合部（自動吻合器使用，▶）が見られる．

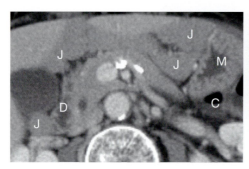
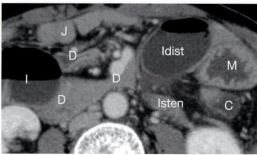

図 1-3
- 虚脱した空腸（J）は肝臓と胃（M）の間，すなわち網嚢内に存在している．十二指腸（D）は上腸間膜動静脈と胃（M）の間を通って，前腹壁直下（網嚢内）の空腸（J）に連続している．拡張した回腸遠位部（Idist）は胃の小弯側を介して背側に向かい，回腸狭窄部（Isten）に連続している．C：結腸

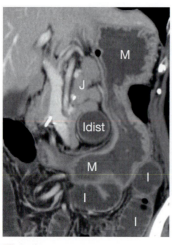
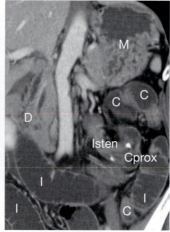

図 1-4
- 冠状断再構成画像で見ると，回腸狭窄部（Isten）近傍と胃（M）の関係がわかりやすい．拡張した回腸遠位部（Idist）は，胃体下部を左側に，胃角部を尾側に圧排している．
  D：十二指腸，C：結腸，Cprox：結腸近位端

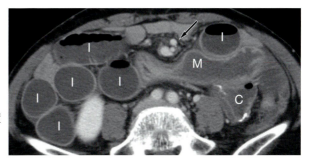

図 1-5
- 胃角部（M）が上腸間膜動静脈（→）の背側に位置している．この症例の最も興味深い所見といえる．
C：結腸，I：回腸

造影 CT 所見のまとめ

1. 腹腔鏡下拡大右半結腸切除後の所見として，小腸間膜リンパ節郭清術後の変化，回腸結腸端々吻合術後の変化が見られる．
2. 主に回腸が拡張し，回腸結腸吻合部の口側部の狭窄による小腸閉塞の状態である．
3. 十二指腸遠位部は上腸間膜動静脈と胃の間を通って，前腹壁直下（網嚢内）に位置する虚脱した空腸に連続する．
4. 拡張した回腸遠位部は胃の小弯側を介して背側に向かい，回腸狭窄部に連続する．
5. 胃角部は上腸間膜動静脈の背側に位置している．

胃角部が上腸間膜動静脈の背側に位置しているが，これは説明可能だろうか？

1. 本症例では，拡大右半結腸切除術の際に大網・小網を合併切除している（理由は不明）．その結果，胃は幽門部と噴門部で固定されているが，小弯側には前後に自由に連続する腹腔が存在することになる．
2. 十二指腸の遠位部が，この自由に交通する胃小弯側の腹腔を背側から腹側に向かっていること，拡張した回腸が胃小弯側の腹腔を腹側から背側に向かっていることから，小腸全体がかつての小網（肝胃間膜）をヘルニア門とする内ヘルニアを生じていることになる．したがって，脱出した小腸がわずかであれば部分的な内ヘルニアとなるが，小腸全体が脱出した場合は，その栄養血管である上腸間膜動静脈も，かつての小網を介して背側から腹側に向かうことになる．その結果，胃角部は上腸間膜動静脈の背側に位置することになる．
3. また，本例ではイレウスの原因は内ヘルニアそのものではなく，回腸遠位部に存在する狭窄が原因であった．当初は，ヘルニア門（かつての小網）における回腸の閉塞と考えられたが，空腸が虚脱していることと，過去にイレウスを発症した際に撮影された CT と閉塞部位が同一であったことから，炎症性狭窄による閉塞性イレウスに非絞扼性内ヘルニアを伴った病態と思われた．
4. 胃が上腸間膜動静脈の背側に位置することは，発生異常や胃腸管術後の位置異常などを考慮してみても，生じえない病態である．したがって，かなり特異的な現象と考えられ，腹腔鏡下小網切除後の内ヘルニアを，この現象が生じる病態として記憶に留めたい．

> **最終診断**
> 回腸遠位部の炎症性狭窄による閉塞性イレウス，
> かつての小網（肝胃間膜）をヘルニア門とする小腸全体の非絞扼性内ヘルニア

本症例から学んだこと

1. 小網切除後の欠損部を介した小腸全体をヘルニア内容とする内ヘルニアによって，胃角部が上腸間膜動静脈の背側に存在するという位置異常が見られた．

2. 本例のような腹腔鏡下手術後では，術後の癒着が生じにくいために，思わぬ内ヘルニアを生じることがある．未知の病態であっても，根気強く考えれば病態を理解することができることを学んだ．

治療方針に迷う…

Case 4

症例 4 80代，男性．主訴：腹部膨満感．

現病歴 昨日の夕食後から腹部膨満感あり．自発痛なし，腹痛なし．朝に普通の便が出ている．嘔吐・嘔気・下痢なし．

既往歴 腹腔鏡下大腸切除の既往あり，2年前に前立腺全摘術．

血液所見 白血球 9600/μl（好中球 82.7％），Hb 12.8g/dl，AST（GOT）21U/l，ALT（GPT）13U/l，LDH 227U/l，Alb 4.3g/dl，CRP 0.1mg/dl，Glu 128mg/dl，静脈血ガス分析：pH 7.349，cLac 1.6．

Q さて，主治医にはどのようにアドバイスすべきか？ あなたの診断は？

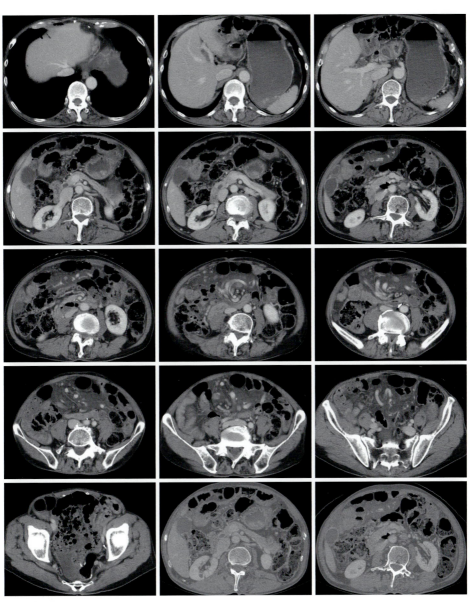

図1 造影CT

■■ 造影CT

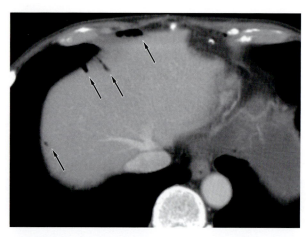

図1-1
- 右横隔膜下に多発ガス像が認められ（→），腹腔内遊離ガスと考える．

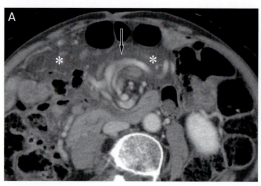 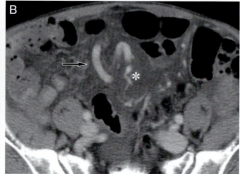

図1-2
- 小腸間膜は時計回りに捻れており，上腸間膜静脈の拡張（→）が見られることから，静脈うっ滞の存在が疑われる．小腸間膜は中心部を除いて広範な浮腫が認められ（＊），低吸収を示すリンパ節腫大も見られる．
- 観察範囲内では，小腸壁に浮腫性変化や脱神経性変化を示唆する弛緩所見は見られない．

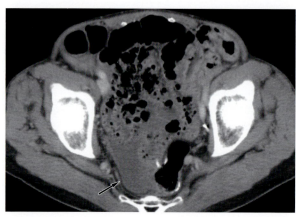

図1-3
- 腹水貯留を認める（→）．腹水の吸収値はやや高く，血性腹水の可能性がある．

Case 4   317

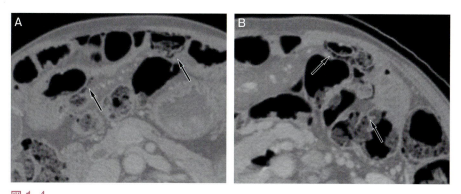

図 1-4
● 小腸壁に散在性に気腫が認められ（→），PCI と考えられる．

■■ 1年前の造影 CT

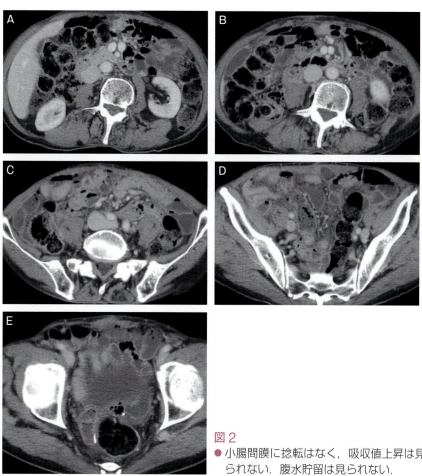

図 2
● 小腸間膜に捻転はなく，吸収値上昇は見られない．腹水貯留は見られない．

提示画像の所見のまとめ

1. 右横隔膜下に多発するガス像が認められ，腹腔内遊離ガスと考える（図1-1）．小腸間膜は時計回りに捻れており，広範な浮腫と上腸間膜静脈の拡張が見られることから，静脈うっ滞の存在が疑われる（図1-2）．小腸間膜は中心部を除いて広範な浮腫が認められ，リンパ節腫大も見られる．観察範囲内では，小腸壁に浮腫性変化や脱神経性変化を示唆する弛緩所見は見られない．
2. 骨盤腔内において，やや吸収値の高い腹水貯留が認められ（図1-3），血性腹水の可能性がある．
3. 上腹部レベルを肺野条件で観察すると，小腸壁に沿って散在性に気腫が認められ（図1-4），pneumatosis cystoides intestinalis（PCI）と考えられる．腹腔内遊離ガスの原因の可能性がある．
4. 参考までに示した1年前の無症状時のCTでは（図2），小腸間膜の捻転や吸収値上昇，腹水貯留は見られない．
5. 臨床的には腹部膨満感以外の腹部所見に乏しく，血液データ上も高度の炎症所見や虚血性変化が認められなかったが，腹腔内遊離ガスとやや吸収値の高い腹水貯留の所見から消化管穿孔が否定できず，開腹術が選択された．

手術所見

1. 腹水は白濁しており（図3），乳糜腹水と考えられた．小腸間膜根部は時計回りに180°捻転し，小腸間膜は白色調で乳糜の貯留が疑われた．
2. 腸管穿孔が疑われていたため，詳細に全小腸・結腸を検索したものの，明らかな穿孔部位は同定できなかった．腸管に絞扼性変化は見られず，整腸して閉腹した．したがって，腹腔内遊離ガスの原因はPCIと推測された．

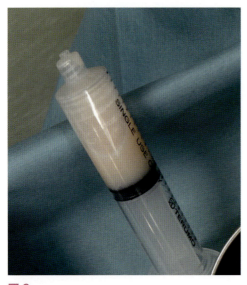

図3
● 術中に採取された乳糜腹水．

最終診断

小腸間膜捻転による小腸間膜の乳糜うっ滞，乳糜腹水，PCIによる腹腔内遊離ガス

本症例のまとめ・考察（その1）

1. 小腸イレウスにおいて，小腸間膜の浮腫性変化と腹腔内遊離ガス，やや吸収値の高い腹水を伴った症例であった．

2. 小腸間膜の捻転によって小腸間膜に高度の浮腫性変化が認められ，上腸間膜静脈の締め付けが高度であるにもかかわらず，腸管壁の浮腫性変化が乏しく，明らかな造影不良域が見られなかった点は，急性経過とは考えにくく，十分な静脈系側副路が形成されていることが推測されるため，慢性的に経過した病態と考えるべきである．臨床的にも，腹部症状が軽微であることや，血液データ上も高度のアシドーシスがなく軽微な炎症所見に留まるなど，急性腹症としては非典型的であった．

3. 本例が投げかける問題点は，「腹腔内遊離ガスと小腸間膜の浮腫，やや吸収値の高い腹水という条件が揃った場合，消化管穿孔の可能性がどれくらいあると見積もるか」である．

4. 消化管穿孔が存在する場合，①穿孔部での壁破綻を示唆する壁の浮腫や高度の菲薄化，②腹腔内遊離ガスおよび腹腔内出血，という所見が揃う可能性が高い．この場合に問題となるのは，①の所見が小さく指摘困難な場合である．この場合は，腹腔内遊離ガスが少量であっても腹部症状が強いもしくは明瞭な場合が多く，腹腔内遊離ガスが穿孔部近傍に位置している可能性が高い．また，詳細に観察すると何らかの壁異常（潰瘍・浮腫・不整な壁肥厚）が存在することが多いが，膨大なスライスの中からこの所見を拾い上げるのは大変な労力であり，見逃されやすい．

5. 小さい壁破綻からの消化管穿孔の存在を否定するヒントになるのが，消化管壁内ガス「PCIもしくはpneumatosis coli（PC）」の存在である．消化管壁内ガスのみが所見として存在する場合は，そのガスの発生要因は壁の脆弱性にあることを示している．したがって，消化管壁内ガスがあって，明らかな虚血性変化を示唆する他の所見が存在しない場合，開腹手術を要する消化管穿孔はないと考えるべきである．

6. 小腸間膜捻転における小腸間膜の浮腫と静脈うっ滞の関係であるが，静脈うっ滞の時間が長ければ浮腫の程度も高度になると予想される．急性捻転における静脈うっ滞は臨床症状が急激であることから上腸間膜動静脈周囲に限局した浮腫を生じ，血管炎（図4）でも同様な所見が認められる．

7. これに対し，本症例のような慢性経過を示す小腸間膜捻転であれば，静脈還流は側副路の形成により保たれ，静脈の拡張のみが明瞭となり，代わってリンパ浮腫（乳糜うっ滞）が主体となる．この場合，リンパ管の分布する間膜全域に浮腫が生じ，進行すると小腸間膜の腫大や小腸間膜リンパ節の浮腫性腫大が出現する．間膜内の浮腫の広がりは静脈うっ滞の時間経過を反映するが，リンパ節腫大はその状態が慢性かつ代償された病態であることを示唆する．提示症例に類似した小腸間膜所見を示した症例として，50代，女性の小腸間膜軸捻転症例を提示する（図5）．

■■ 参考症例

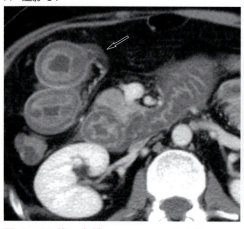
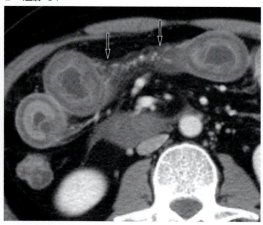

A 造影CT　　B 造影CT

図4　40代，女性．Lupus enteritis
- 小腸に高度の浮腫性変化と漿膜の造影効果が認められる．小腸間膜の浮腫を伴っているが，血管周囲に限局している（→）．

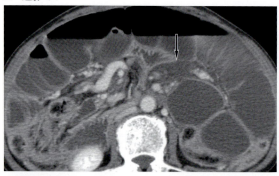
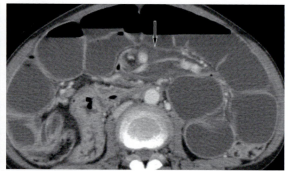

A 造影CT　　B 造影CT

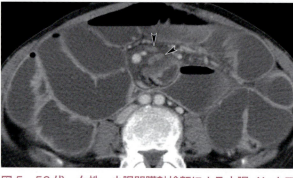
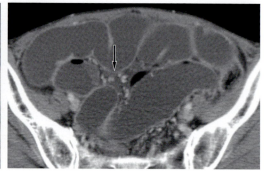

C 造影CT　　D 造影CT

図5　50代，女性．小腸間膜軸捻転による小腸イレウス
- 明らかな絞扼所見がなかったため，イレウス管挿入にて経過を見るも改善せず．発症10日後に開腹術が施行された．
- 画像上は静脈うっ滞と広範な小腸間膜浮腫（→）が見られるが，腸管壁の造影効果は保たれている．小腸間膜リンパ節の浮腫性腫脹（▶）が認められ，リンパうっ滞の存在が示唆される．
  術中所見では，癒着による小腸間膜軸捻転と判明したが，明らかな絞扼所見は認めず，整腸のみで閉腹となった．

本症例のまとめ・考察（その2）

8. 壊死の判断に関して興味深い症例を提示する（図6）．急激な下腹部痛で来院した60代，男性で，CTにて小腸に多量のガス貯留が認められ，回腸遠位部に間膜の捻転が認められ（→），間膜内に浮腫が認められる（➜）．間膜内脈管の造影不良かつ小腸間膜に広範な浮腫が見られることから，壊死を伴う絞扼性イレウスを思わせる．しかし詳細に見ると，散在性に小腸の収縮性変化が認められ（▷），蠕動の存在が示唆される．したがって，壊死に陥っていないと判断し，イレウス管挿入にて経過観察したところ，数日で腸管閉塞は消失した．==蠕動の有無の判断には超音波が有用であるが，CTでも判断可能なことがあり，積極的に拾っていきたい所見である==．

9. 小腸間膜の物理的圧排以外の要因による，==びまん性小腸間膜浮腫を生じる病態として，低蛋白血症と門脈圧亢進症が挙げられる==．ともに，小腸間膜の捻転や内ヘルニアなどの位置異常がないことや，所見が腹腔内全体に見られる点で鑑別可能と思われる．

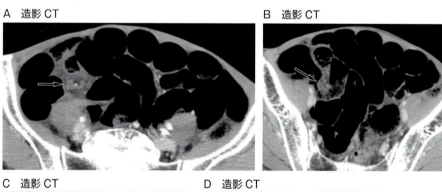

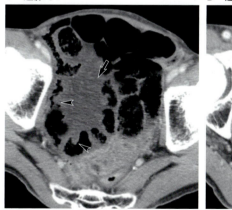 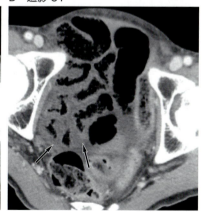

図6　60代，男性．小腸イレウス
- 急激な下腹部痛で受診．
- 小腸内に多量のガス貯留が認められ，大腸は虚脱していることから，小腸イレウスと考えられる．
- 回盲部に向かう脈管（回結腸動静脈）は捻転により造影不良となり（→），同部の間膜に広範な浮腫が見られる（➜）．絞扼の存在が強く疑われる所見であるが，蠕動の存在を示唆する収縮像が散在性に認められる（▷）ことから，壊死に陥っていない可能性が高いことがわかる．

10. 本症例では，外科医に開腹術を決断させた重要な所見として，吸収値の高い腹水の存在がある．一般的には血性腹水を想起させる所見であるが，本症例のように乳糜腹水でも高吸収値となり，腸管アニサキス症に伴う腹水（図7）も高吸収値を示すことが知られている．これらの病態は，腸管の所見や臨床症状から鑑別可能である．小腸間膜のびまん性浮腫が見られた場合には，乳糜腹水の可能性を考慮すべきと考える．

■■ 参考症例

A 造影 CT

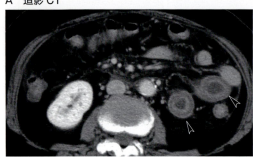

B 単純 CT

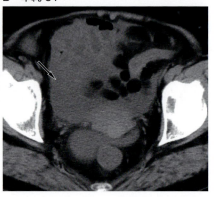

図7　60代，女性．腸管アニサキス症に伴う腹水
- 鯖を食べた翌日に腹痛．
- 小腸に全周性壁肥厚像が見られる（▶）．骨盤腔内にやや吸収値の高い腹水が貯留している（→）．

本症例から学んだこと

1. 慢性経過によって形成された小腸間膜捻転の場合，乳糜うっ滞による小腸間膜の浮腫性変化と乳糜腹水を生じる．イレウス患者で腹腔内遊離ガスを見た場合は，その原因としての PCI や PC を積極的に探しに行くべきである．

2. 小腸間膜の捻転などによる物理的圧排での静脈うっ滞では，間膜の浮腫の程度は静脈うっ滞が生じてからの時間を反映する．したがって，急激な循環不全に陥る動脈性虚血を生じた腸管では間膜の浮腫は軽度であるが，静脈うっ滞が存在しつつも末梢循環が保持された状態が遷延すると，間膜の浮腫は高度になっていく．浮腫性間膜の中に浮腫性リンパ節腫大が認められた場合は，慢性経過かつ末梢循環が保持されていることを示す．

3. 急性腹症が疑われた場合でも，急性所見に類似した慢性所見に出会うことがあり，緊急手術の適応かどうかは，臨床症状・経過も含めて総合的に判断する必要がある．

> 放射線診断の醍醐味は…

症例 5 80代，男性．主訴：食欲不振，腹痛．

現病歴 数週前から食欲不振，腹痛あり来院．白血球 15000/μl，CRP 10mg/dl と高値．超音波検査で十二指腸下行脚の壁肥厚，周囲に cystic lesion あり．

Q 何か異常はありませんか？

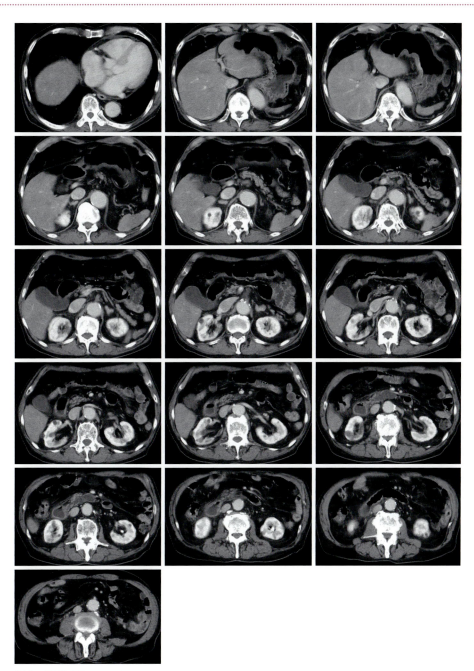

図1 造影CT

■■ 造影CT（初回）（注入速度2ml/秒，注入開始90秒後に撮影）

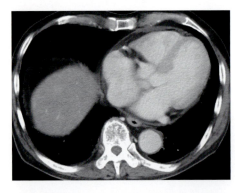

図1-1
- 心拡大，大動脈の軽度拡張，壁の石灰化が認められ，高血圧性変化と考えられる．心筋の造影効果はほぼ均一であり，急性心筋梗塞はほぼ除外できる．
- 少量心嚢水貯留が見られるが，心外膜の異常造影効果が見られないことから，病的意義は低いと考える．

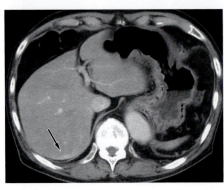 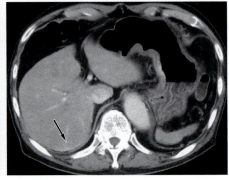

図1-2
- 肝実質の造影効果は低下しており，通常認められる肝静脈の描出が認められない．肝右葉背側被膜下に造影効果が認められ（→），門脈主幹外静脈還流域と思われる．
- 門脈臍部を含めた肝内門脈の造影効果が不良な印象であり，門脈血流低下が疑われる．

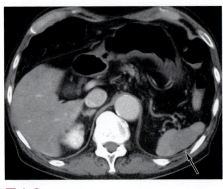 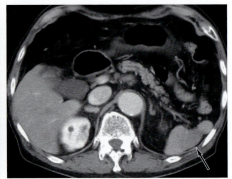

図1-3
- 脾臓の造影効果が不良で，全体的に萎縮している（→）．脾動脈血流の低下が疑われる．脾臓内部のくさび型の萎縮は陳旧性梗塞と思われる．
- 通常は腹腔動脈が何らかの影響で閉塞した場合（多くは正中弓状靱帯症候群），膵頭部のアーケードを介して脾動脈への血流が保たれるが，（後述するように）上腸間膜動脈からの血流が期待できない場合，腹腔動脈血流低下の影響が脾臓に現れる．
- 脾臓の萎縮が見られた場合，石灰化がなければ，ショックなどを含めた脾動脈血流低下を疑うべきである．

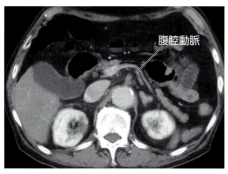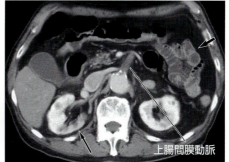

図 1-4

- 腹腔動脈と上腸間膜動脈（SMA）の近位部に，血栓性閉塞が認められる．上腸間膜動脈の遠位部の造影効果が保たれていること，上腸間膜静脈（SMV）/SMAの径の比が 1.2 程度であることから，腸管への血流は保たれていると考えられる．
- 通常，左上腹部のスライスでしばしば腸管の集簇像（→）が認められるが，結腸を除けば，まず空腸である．Kerkring ヒダの存在からも空腸とわかる．その空腸の集簇部において本例のように造影効果が保たれている場合，上腸間膜動脈血栓症を見逃すおそれがある．
- 本例では，上腸間膜動脈の血栓が第一空腸枝の分岐直前までで留まっていたため，空腸の造影効果が保たれていた．血栓症の診断には，臓器の造影不良の確認もさることながら，血管そのものの濃度・造影効果を常に確認することが大切である．
- 両腎に多発嚢胞が認められ，辺縁がやや不整に陥凹している．慢性虚血性変化もしくは慢性尿路感染症が疑われるが，右腎の背側半分の実質に萎縮と造影不良が認められ（→），虚血性変化が主な原因と推測される．

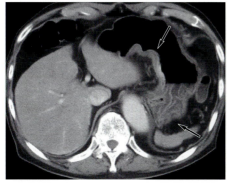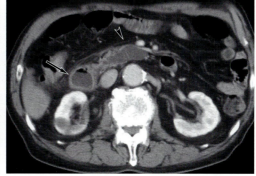

図 1-5

- 胃から十二指腸下行脚の壁に軽度の浮腫性変化が見られる（→）．活動性潰瘍は認められないが，広範なびらんは存在する可能性がある．
- 浮腫が広く存在する場合は，ショックによる全体的な血流低下や血管炎［Henoch-Schönlein 紫斑病や SLE（systemic lupus erythematosus）など］，遺伝性血管原性浮腫，急性胃腸炎などが考えやすいが，浮腫の範囲が胃十二指腸に限局していることから，部分的な血流障害もしくは感染性胃腸炎などが考えられる．
- 本例では，腹腔動脈と上腸間膜動脈近位部の血栓による動脈血流低下（腹部アンギーナ）が最も病態に合致すると考えられる．
- 膵鉤部に細長い嚢胞性腫瘤が認められ，内部に隔壁様構造物が見られる（►）．明らかな壁在結節なし．内部均一な低濃度を示していることと，辺縁分葉状の形態，高齢者であることから，良性の分枝型 IPMN（intraductal papillary mucinous neoplasm）が最も疑われる．

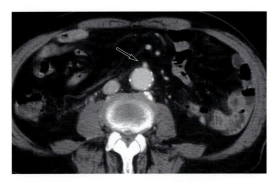

図 1-6
● 下腸間膜動脈（→）はやや拡張している印象．
● 上腸間膜動脈に血栓性閉塞が見られる場合には，側副路となりやすい下腸間膜動脈と腹腔動脈は必ずチェックしたい．

造影 CT（初回）所見のまとめ

1. 動脈硬化性変化
   1) 心拡大，腹部大動脈拡張
   2) 腹腔動脈・上腸間膜動脈近位部の血栓性閉塞
      ① 門脈血流低下による肝実質の造影不良
      ② 胃十二指腸壁の浮腫性変化
      ③ 脾臓の萎縮，脾動脈血流低下，陳旧性脾梗塞
      ④ 下腸間膜動脈の軽度拡張
   3) 右腎背側半分の萎縮と造影不良，両腎の辺縁不整

2. 膵鉤部の分枝型 IPMN
   ・その後，上部消化管内視鏡が施行され，胃十二指腸粘膜にびらんが広く認められ，急性胃十二指腸粘膜病変（acute gastroduodenal mucosal lesion：AGDML）と診断された．原因は CT 所見から動脈性虚血（腹部アンギーナ）と考えられた．
   ・その後，絶食およびプロトンポンプ阻害薬，抗血小板薬の投与で入院加療を行ったところ，症状は軽快し，上部消化管内視鏡でも胃粘膜の所見は改善していた．
   ・経過観察目的で 13 日後に造影 CT を施行することとなった．

次の CT では，血行動態の変化について注目していただきたい．
また，一見関係のなさそうな膵 IPMN に，ある変化が出現することになる．読者は予想できるだろうか？

dynamic CT（2回目，13日後）
（注入速度 3ml/秒，注入開始 40 秒後に早期相，80 秒後に後期相を撮影）

早期相

後期相

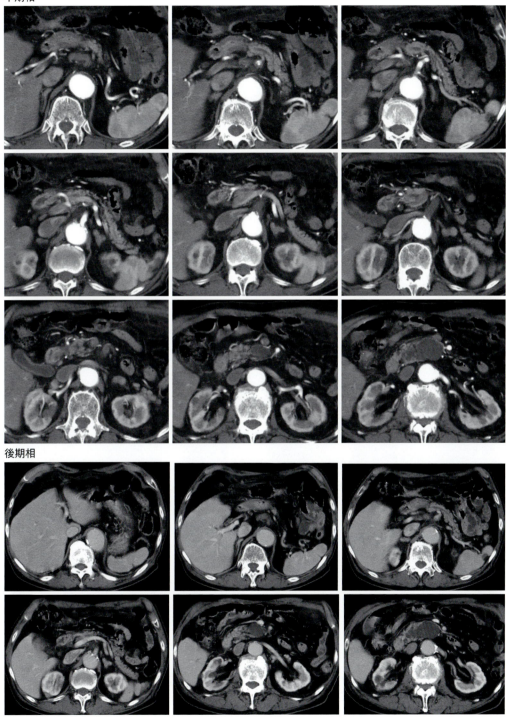

図2　dynamic CT

早期相

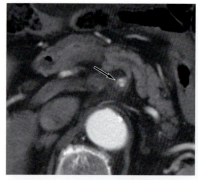
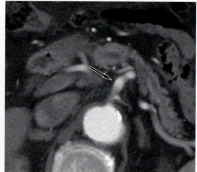

後期相

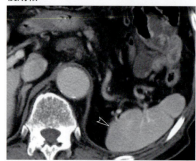

図 2-1
- 腹腔動脈の造影効果が回復している．内腔にflapが認められ，解離が存在することがわかる（→）．脾動脈の造影効果も回復し，脾臓の体積が増大している（▻）．
- 脾臓の体積が脾動脈血流の増減によってダイナミックに変化するのは，ショック時に脾臓が萎縮することと同様の機序と思われ，興味深い．

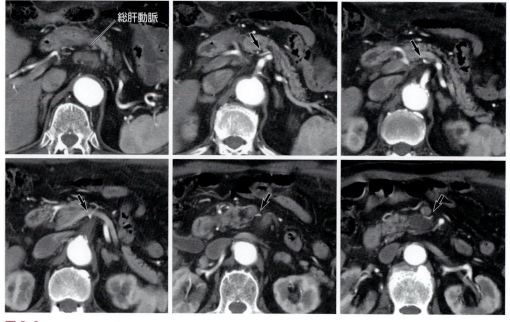

図 2-2
- 総肝動脈に血栓性閉塞が認められ，膵頭部アーケードを介して固有肝動脈以遠の動脈が造影されている．よく見ると，背側膵動脈（➤）が明瞭に造影され，腹腔動脈と胃十二指腸動脈を連絡する経路として働いていることがわかる．
- すなわち，腹腔動脈 → 背側膵動脈 → 膵頭部アーケード → 胃十二指腸動脈 → 固有肝動脈の順で，肝臓への動脈血流が回復している．

2回目のdynamic CT（後期相）

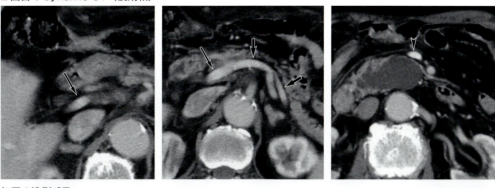

初回の造影CT

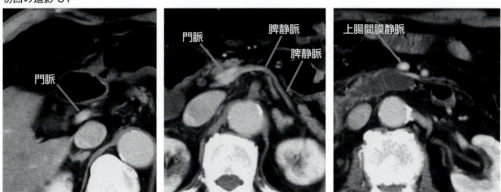

図2-3

- 後期相において肝実質の造影効果が回復している．
  この事実は固有肝動脈の血流増加のみで説明可能であろうか？
  動脈血流優位な肝臓であれば，dynamic studyの早期相で肝実質の造影効果が認められるはずであるが，本例では認められない．したがって，動脈血流による代償はわずかと考えるべきで，門脈血流が回復しているはずである．
- そこで門脈の前後径を比較すると，どちらも9mmで変化が見られず，上腸間膜静脈の前後径も7mmとほぼ同様であるが，上腸間膜静脈の造影効果がやや回復している．これに対し，脾静脈の前後径は4mmから6mmに回復し，造影効果も良好となっている．
- 以上から，門脈血流の増加は，脾動脈血流の回復による脾静脈血流の増加が主たる原因であると推測される．胃十二指腸壁の浮腫は消失し，粘膜にほぼ均一な造影効果が認められる．胃十二指腸動脈およびその分枝である右胃大網動脈および右胃動脈の血流回復による変化と考えられる．

2回目のdynamic CT（後期相） 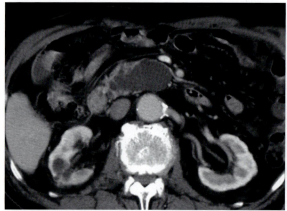　　　初回の造影CT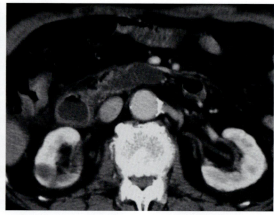

図2-4
- 膵鉤部の嚢胞性腫瘤は増大している（最大前後径で17mm → 26mm）．同時に主膵管が全体的に軽度拡張している．
  IPMNが増大する理由として，腫瘍そのものの増大，粘液産生量の増加，粘液の排泄障害，主膵管からの膵液の逆流などが挙げられるが，わずか13日間での変化を考慮すると，粘液の排泄障害もしくは主膵管からの膵液の逆流の2つが考えられる．この現象と今回の血流障害とは，どのような関連があるのだろうか？
- 腹腔動脈が途絶していた間，胃十二指腸壁に浮腫が生じていた．これは十二指腸乳頭にも同様に生じていたと予想される．したがって，虚血が持続していた間は，十二指腸乳頭における浮腫が胆汁・膵液の通過障害を生じていたはずである．
- 一般的に分枝型IPMNでは粘液産生能は低いため，粘液産生亢進による急速増大は考えにくく，膵液のIPMNへの逆流による現象と考えるべきである．

dynamic CT（2回目）で見られた変化のまとめ

1. 腹腔動脈の血栓が消失
   1) 脾動脈血流が回復 → 脾臓体積の回復 → 脾静脈血流が回復 → 門脈血流が回復 → 肝実質の造影効果が回復
   2) 背側膵動脈を介する膵頭部アーケードの血流回復 → 胃十二指腸粘膜の造影効果回復，胃十二指腸壁の浮腫の消失
2. 膵鉤部のIPMNが増大
   1) 短期間での増大から，原因はIPMNの粘液産生能亢進よりは，十二指腸乳頭での浮腫による膵液のIPMNへの逆流が考えられる．
   2) 今後，IPMNが辿る経過は，閉塞要因が解除されて元の大きさに戻るか，解除されずに増大したままのどちらかと思われる．

■■ dynamic CT（3回目，26日後）

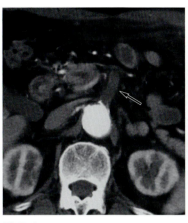
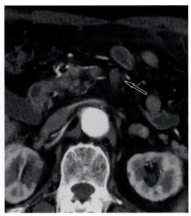
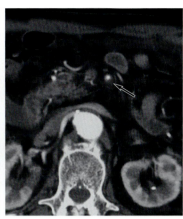

図 3-1
- 上腸間膜動脈近位部の血栓性閉塞に変化なし（→）．
- 経時的変化が見られないことから，かなり以前から存在している器質化血栓かもしれない．

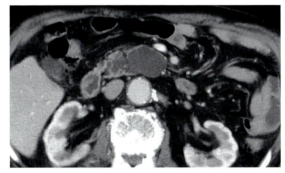

図 3-2
- 膵鉤部のIPMNの前後径は26mmと変化なし．

■■ 腹部 MRI（2 か月後）

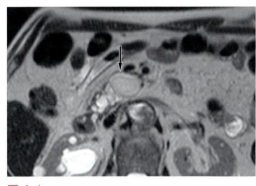
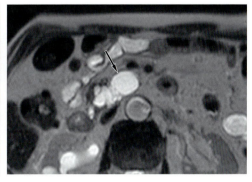

図 4-1
- さらに1か月後にMRIで膵鉤部IPMNの経過観察が行われた．
  膵臓全体が右側に移動しているが，膵鉤部IPMNの形態に大きな変化は見られなかった（→）．
- 本例ではIPMN内に逆流した膵液の貯留状態が遷延したために，壁の弾性が失われて大きくなったままになったようである．

■■ 参考症例

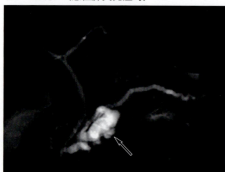

1A　MRCP（急性膵炎発症時）

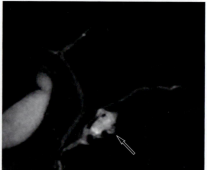

1B　MRCP（2か月後，急性膵炎が軽快）

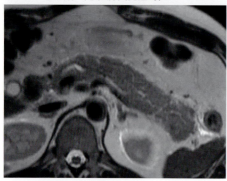

2A　T2強調像（急性膵炎発症時）

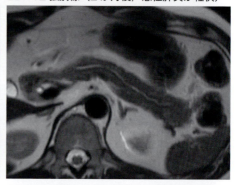

2B　T2強調像（2か月後，急性膵炎が軽快）

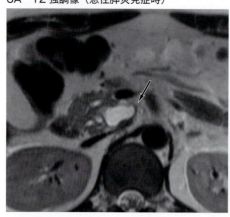

3A　T2強調像（急性膵炎発症時）

3B　T2強調像（2か月後，急性膵炎が軽快）

図5　30代，男性．急性膵炎を合併したIPMN

- 急性膵炎発症時（A）に主膵管の拡張および膵鉤部に分枝型IPMN（→）が認められるが，急性膵炎軽快後（B）では，主膵管の拡張は消失し，IPMN（→）に縮小が見られる．
- おそらく，急性膵炎において十二指腸乳頭での膵液流出障害が生じ，もともと存在していたIPMNに主膵管から逆流してきた膵液が合わさって増大していたIPMNが，炎症消褪後に本来の粘液のみが貯留する病態に戻り，あたかも縮小したように見えた，と推測される．
- 本症例から，急性膵炎のような一過性の膵液流出障害においては，IPMNの増大が一過性に生じることがありうる．

本症例のまとめ

1. もともと，上腸間膜動脈近位部に血栓性閉塞が存在していた状態で，腹腔動脈に血栓性閉塞が生じ，胃十二指腸壁に虚血性浮腫が生じた．いわゆる腹部アンギーナの状態であり，急性胃十二指腸粘膜病変（AGDML）の臨床像に合致する．

2. 2回目のCTで腹腔動脈の血栓が消失した．これにより脾動脈血流が回復し，脾臓の萎縮が改善し，脾静脈血流の回復による門脈血流の回復によって，造影後期相における肝実質の造影効果が正常化した．また，背側膵動脈を介する側副路により膵頭部アーケードの血流が回復し，胃十二指腸壁の虚血性浮腫が消失した．

3. 膵鉤部のIPMNはわずか13日で増大した．十二指腸乳頭の虚血性浮腫による膵液の通過障害によって膵液がIPMNに逆流したことが原因と思われる．

4. その後の経過で増大したIPMNに縮小は見られず，膵液の流出障害の遷延によるIPMNの壁の弾性低下が生じたと推測される．

本症例から学んだこと

1. 脾臓は，脾動脈血流の比較的早い減少・増加に対応して，縮小や増大を示す．

2. 分枝型IPMNの短期間での増大の背景には，膵液の流出障害に伴うIPMN内への膵液の逆流が存在するようである．

3. 一度増大した分枝型IPMNが元の大きさに戻るか，増大したままになるかは，十二指腸乳頭での膵液流出障害が一過性であるか遷延するかにかかっているようである．

薬剤性肝障害の2例から

症例6-1　70代，女性．主訴：黄疸，全身倦怠感．

現病歴　今月に入りうつ状態になり，リーマスに加えてルジオミール（四環系抗うつ薬）10mg 2T/日を追加処方された．翌日から皮疹が出現し，次第に全身性消耗が激しくなった．薬剤性肝障害との臨床診断となる．

既往歴　躁うつ病で他院通院中．

血液所見　白血球 7400/μl，Hb 11.5g/dl，CRP 8.76mg/dl，AST（GOT）186U/l（正常値13〜33），ALT（GPT）233U/l（正常値8〜42），LDH 289U/l（正常値119〜240），ALP 2281U/l（正常値115〜360），γ-GTP 234U/l（正常値10〜47），T-Bil 6.9mg/dl（正常値0.2〜1.2），D-Bil 5.1mg/dl（正常値0〜0.4），AMY 100IU/l（正常値37〜124），Glu 115mg/dl．

Q　さて，本症例における血液データ異常値に対応する画像所見は？

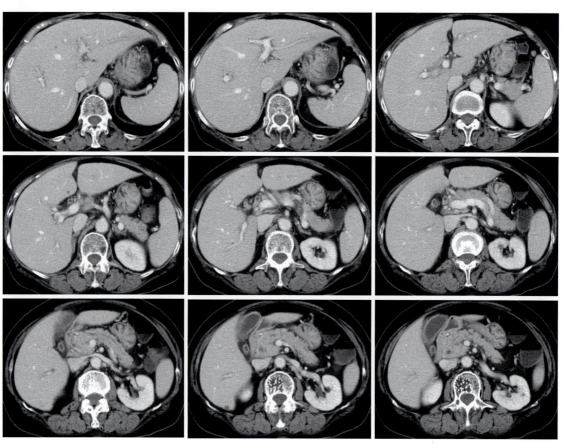

図1　造影CT

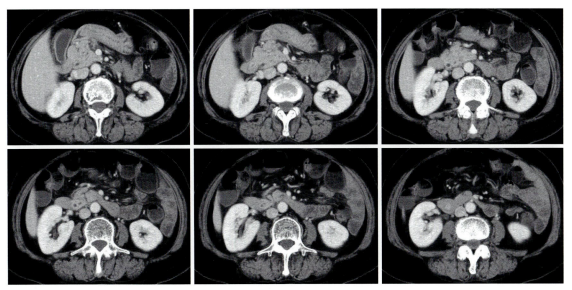

図1 造影CT（続き）

■■ 造影CT

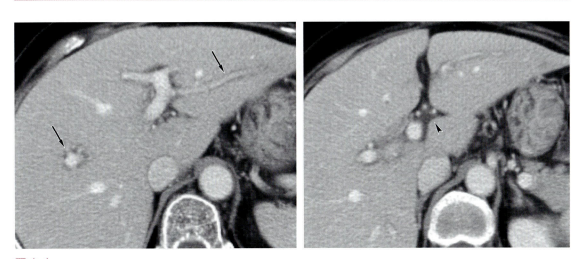

図1-1
- 肝内門脈の両側に低吸収域（いわゆるperiportal collar，→）が認められ，肝障害によるGlisson鞘の浮腫と思われる．肝脾腫も見られる．
- また，肝門部において肝動脈周囲にも浮腫が認められ（▶），リンパ浮腫を見ていると思われる．

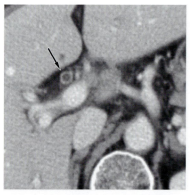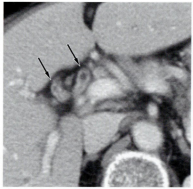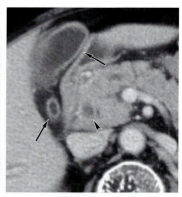

図1-2
- 肝外胆管近位部，胆嚢管，胆嚢壁に明瞭な肥厚像が認められ（→），胆管炎に合致する．
- 下部胆管に壁肥厚がないように見えるが，わずかに浮腫性変化を示す壁が見える（▸）ことから，胆管炎の範囲は肝外胆管に広く存在していることがわかる．

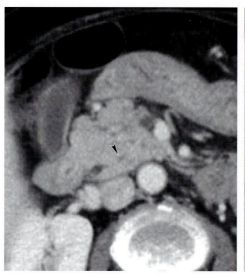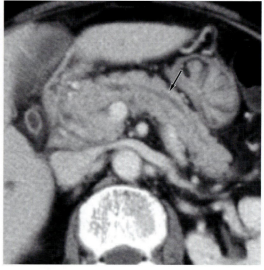

図1-3
- 膵頭部の主膵管は壁肥厚を示し，内腔が狭小化している（▸）が，膵体部の主膵管に軽度の拡張が見られる（→）．膵腫大は見られない．

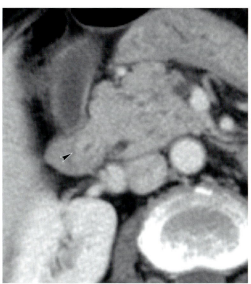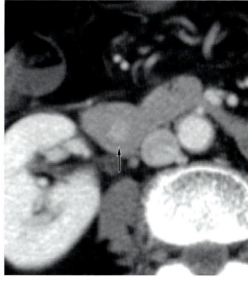

図 1-4
● 副乳頭（►）および主乳頭（→）に造影効果と腫大が認められ，乳頭炎に合致する．

症例 6-1：造影 CT の所見のまとめ

1. 肝内門脈周囲の浮腫，肝脾腫の存在から，急性肝障害が疑われる．
2. 肝外胆管に明瞭な壁肥厚像が認められ，胆管炎が疑われる．
3. 副乳頭・主乳頭に造影効果が認められ，乳頭炎が疑われる．
4. 膵頭部の主膵管に壁肥厚と内腔狭小化が見られ，膵体部の主膵管に軽度の拡張が見られる．膵腫大は見られない．

症例 6-1：本症例における血液データと画像所見の対比

1. ALT（GPT）優位であることから肝細胞障害が推測され，これは門脈周囲の浮腫と肝脾腫の画像所見に合致する．
2. ALP・γ-GTP の上昇，直接ビリルビン高値から胆管障害が推測され，これは胆管壁の肥厚像と乳頭の造影効果に合致する．
3. アミラーゼの上昇は認めないが，副乳頭・主乳頭の造影効果および膵頭部主膵管の壁肥厚・内腔狭窄が見られることから，軽度の膵液流出障害が疑われる．明らかな膵腫大は見られない．

最終診断

薬剤性肝障害（胆汁うっ滞型）

症例 6-2 に続く

症例 6-2　70代，女性．主訴：全身倦怠感，上腹部痛．

現病歴　stage ⅡAの肺扁平上皮癌に対し，術後化学療法を開始．パクリタキセルにて化学療法開始．その後，全身倦怠感，上腹部痛が出現してきたため，精査となる．

血液所見　白血球 2700/μl, Hb 8.6g/dl, CRP 0.57mg/dl, AST（GOT）381U/l, ALT（GPT）157U/l, LDH 389U/l, ALP 368U/l, γ-GTP 202U/l, T-Bil 1.5mg/dl, AMY 967IU/l, Glu 105mg/dl.

Q　さて，本症例における血液データ異常値に対応する画像所見は？

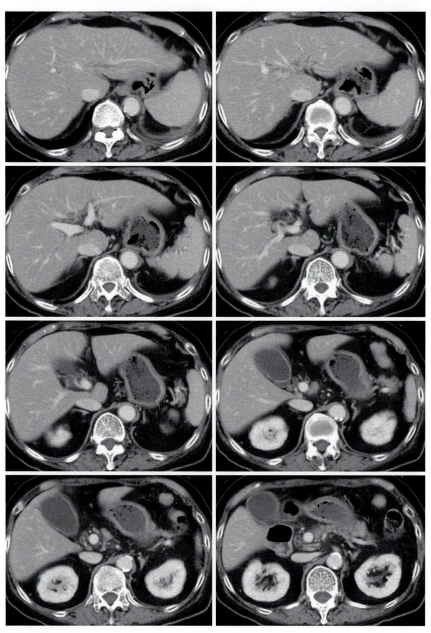

図2　造影CT

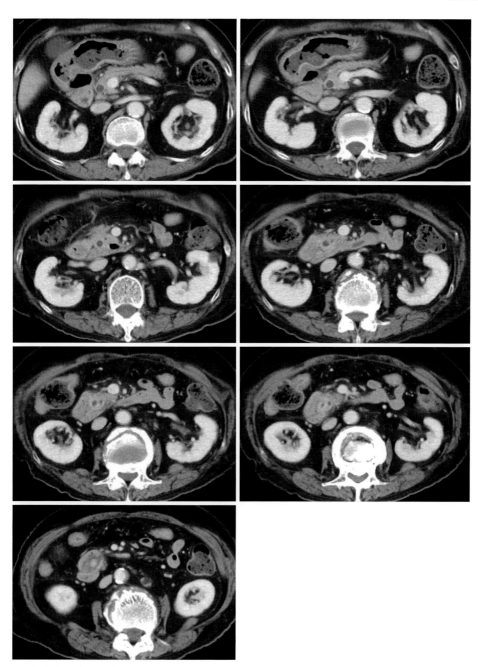

図2 造影CT（続き）

造影CT

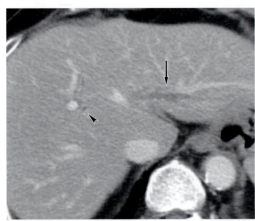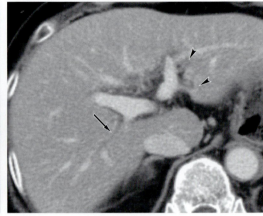

図 2-1
- 軽度の肝内胆管拡張が見られる（→）．軽微であるが，門脈周囲に浮腫が認められる（▶）．

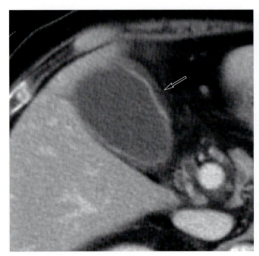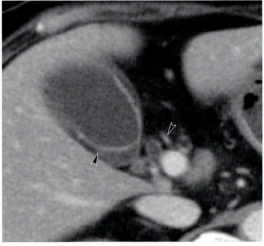

図 2-2
- 胆嚢壁に浮腫性変化が見られるが，胆嚢内腔に緊満感は乏しく，なだらかな陥凹面（→）を有することから，急性胆嚢炎とは考えにくい．胆嚢壁への直接的な炎症性変化，もしくは肝障害に伴うリンパうっ滞を見ていると考えられる．
- 胆嚢壁・肝外胆管壁に造影効果が認められ（▶），胆管炎が疑われる．

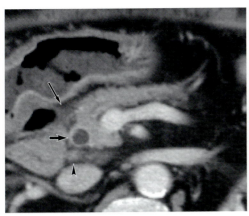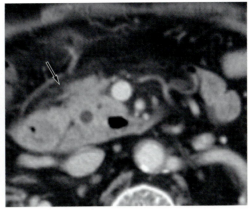

図 2-3
- 膵臓の腫大は明らかではないが，主膵管が膵頭部でのみ軽度拡張している．高アミラーゼ血症と主乳頭の高度の腫大所見を合わせると，乳頭炎に伴う膵液流出障害が膵炎の原因と推測される．
- 膵頭部周囲の脂肪組織に淡い濃度上昇域が見られ（→），膵頭後部リンパ節の腫大も見られる（▶）．これらの所見は，胆管炎もしくは膵炎の影響と考えられる．
- 総胆管に拡張が見られるが，内部に線状の造影効果が認められ，上皮の造影効果と考えられる（→）．下部胆管にも炎症が存在すると思われる．

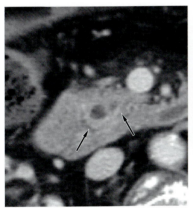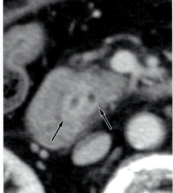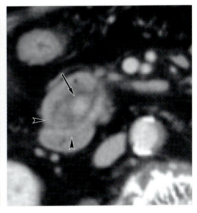

図 2-4
- 十二指腸乳頭から総胆管・主膵管にかけて造影効果が認められ（→），十二指腸乳頭周囲に浮腫が見られる（▶）．比較的高度な乳頭炎に合致する．

造影CTの所見のまとめ

1. 肝内門脈周囲に軽度の浮腫，肝内胆管に軽度の拡張が認められる．
2. 肝外胆管壁にわずかに造影効果が見られ，軽微な胆管炎が疑われる．
3. 胆嚢壁に浮腫性変化が見られるが，内腔の緊満感に乏しい．肝外胆管壁に造影効果が見られることと合わせると，胆嚢壁への直接的な炎症性変化が疑われる．
4. 下部総胆管に浮腫性壁肥厚が認められ，胆管炎の影響と考えられる．
5. 十二指腸主乳頭に造影効果と周囲に浮腫が認められ，主乳頭と連続する総胆管・主膵管にも壁肥厚が見られる．比較的高度な乳頭炎が疑われる．
6. 胆道および膵頭部主膵管に軽度の拡張が見られ，乳頭炎に伴う通過障害と考えられる．
7. 肝十二指腸靱帯に沿った浮腫が認められ，胆管炎もしくは軽度の膵炎に伴う変化と推測される．

症例6-2：本症例における血液データと画像所見の対比

1. 肝胆道系酵素が広く上昇しており，肝内門脈周囲浮腫および軽度の胆管拡張，胆管壁肥厚に合致する．
2. アミラーゼ高値の原因は，主乳頭の高度の浮腫による膵液流出障害，およびそれによる膵頭部を中心とする軽度の膵炎と考えられる．肝十二指腸靱帯に沿った軽度の浮腫と膵頭後部リンパ節の腫大は，胆管炎もしくは膵炎に伴う二次性変化と考えられる．
3. なお，血球減少は抗癌剤投与の影響と考えられる．

最終診断

薬剤性肝障害（混合型）

■ 2症例から考えたこと

1. 本稿では，一般的に用いられている薬剤性肝障害という名称を，障害のターゲットとなっているであろう，肝細胞と胆道上皮細胞の障害を反映した病態と捉え，薬剤性肝胆道障害と命名させていただいた．

2. 薬剤性肝胆道障害は臨床的にR値によって，肝細胞障害性，胆汁うっ滞性，混合性に分けられる．R値は（ALTの測定値／正常上限値）÷（ALPの測定値／正常上限値）で定義され，R値が5以上で肝細胞障害性，2未満で胆汁うっ滞性，2以上5未満で混合性とされる．症例6-1のR値は0.76と胆汁うっ滞性を示し，症例6-2のR値は3.6と混合性を示している．それでは画像所見を見てみよう．

3. 造影CTにおいて，胆道障害の所見である胆管壁の肥厚所見は肝外胆管において明瞭であるが，肝臓および膵頭部に接する部位では認識しにくい．膵頭部では一見したところ胆管壁肥厚は認められないが，よく見ると浮腫性肥厚を示す胆管壁が低濃度の内腔の辺縁に存在しているのがわかる(図1-2)．この所見は，造影MRIでは総胆管上皮のリング状造影効果として視認可能である．

   一方，肝内胆管に生じた場合は，膵頭部と同様に隣接する肝実質の存在によって壁肥厚は指摘困難であり，造影CTでは肝内胆管炎の結果としての門脈周囲浮腫が描出されるに過ぎない．

   以上から，造影CTによる胆道障害の診断には，肝外胆管壁の肥厚・浮腫を見つけることが鍵となる．

4. 胆嚢壁の浮腫を評価する上で重要なのは，胆嚢内圧の有無である．胆嚢内圧は胆嚢の膨らみ方から推測できるので，一部でも陥凹している部分があれば，胆嚢内圧上昇による胆嚢壁浮腫を生じる病態である急性胆嚢炎は否定的となる．その場合，胆嚢壁そのものに障害が生じる胆管炎や，胆嚢壁のリンパうっ滞を生じる肝障害・右心不全，胆嚢腺筋腫症などが鑑別疾患に挙がってくる．

   症例6-1および症例6-2において胆嚢壁に広く浮腫性変化が見られるものの，なだらかな陥凹を示す曲面が存在することから，急性胆嚢炎は考えにくい(図1-2，図2-2)．肝外胆管と異なり，胆嚢壁には豊富なリンパ網が存在することから，壁そのものの炎症が生じる薬剤性胆道障害においては浮腫が目立つことも特徴と考えられる．

5. 肝外胆管の壁肥厚所見は症例6-1では明瞭，症例6-2では軽度であり，胆道系酵素上昇の程度と相関しているようである．同様に胆嚢壁の造影効果も肝外胆管の壁肥厚の程度とリンクしているようである．肝外胆管・胆嚢の壁の造影効果の程度は薬剤性胆道障害を反映していると推測される．

6. 両症例での主膵管狭窄所見が異なっており，症例6-1では膵頭部，症例6-2では主乳頭部である．症例6-1で壁肥厚を認める膵頭部主膵管は腹側膵原基由来の膵管に相当する(図1-3)．また，症例6-2で主乳頭の造影効果と連続して主膵管の壁肥厚が見られる所見(図2-4)も，部位が類似している．腹側膵原基は発生学的に胆管から発生するため(図3)[1]，抗原性が類似しており，薬剤性胆道障害において同時に障害されるのではないかと推測される．

7. 薬剤性肝胆道障害において胆管および主膵管の内腔拡張が見られた場合は，乳頭炎の存在を念頭に置く必要がある．乳頭炎の機序は不明であるが，薬剤性胆道障害の一部として発症している可能性が高い．しかし，提示した症例のように，胆管炎の程度と乳頭炎の程度は関連しないようである．血液データ上での胆汁うっ滞型に相当する肝胆道障害の症例の一部では，組織学的な胆汁うっ滞ではなく，乳頭浮腫による胆汁うっ滞が主体となっている可能性があることを考慮する必要がある．総胆管と独立して存在する副乳

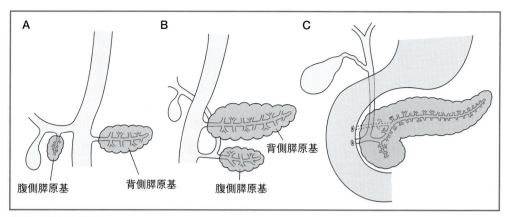

図3　膵臓の発生
膵臓はA→B→Cの順に発生過程をたどる．腹側膵原基は総胆管から発生しており，総胆管とWirsung管との構造類似性が示唆される．
（文献1）を元に作成）

頭にも腫大が生じる機序については，乳頭組織としての類似性が存在するだろうと思われる．

以上の考察は，たった2症例の所見に基づくものであり普遍的な所見とは言いがたいが，読者諸氏が類似した症例を経験された際に，同様な所見があるかどうかをご確認いただければ幸いである．血液データの裏付けとなる画像所見を拾えることを期待して，提示させていただいた．

本症例から学んだこと

1. 薬剤性胆道障害による壁肥厚所見は，肝実質もしくは膵実質が隣接していない場所（肝外胆管近位部および胆嚢）で認識可能であるが，膵頭部でもわずかに視認可能であり，おそらく全胆道に所見が存在すると思われる．

2. 薬剤性胆道障害において，総胆管と発生学的に類似している膵頭部主膵管にも，胆管と同様に壁肥厚が生じるようである．十二指腸乳頭の腫大もおそらく同様な機序で生じると推測される．

3. 胆汁うっ滞型肝胆道障害において，胆管壁肥厚とは別に乳頭浮腫の程度も評価することで，血液データと画像所見の整合性が得られると考える．

参考文献
1) Gilbert-Barness E: Potter's pathology of the fetus and infant. Vol. 1, Mosby, p.774-822, 1997.

> なぜ突然，単純腸閉塞が起こったのか？

症例7 70代，女性．主訴：腹痛・腹部膨満．
現病歴　前医にて肝胆道系酵素異常に対して通院中であった．今回，腹部超音波検査にて下腹部消化管内異物を指摘され，当院に紹介入院となった．精査のために施行された経肛門的ダブルバルーン小腸内視鏡を施行後に腹痛・腹部膨満を自覚したため，単純CT（図1）が撮影された．これまでに腸閉塞の既往はない．

（京都大学医学部附属病院症例）

Q 1. さて，今回のCTを見て，当患者の体内で一体どのようなことが起こっていると考えられるだろうか？

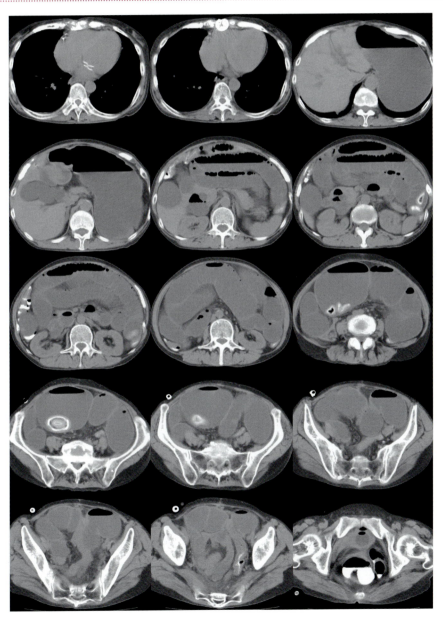

図1　単純CT

単純CT

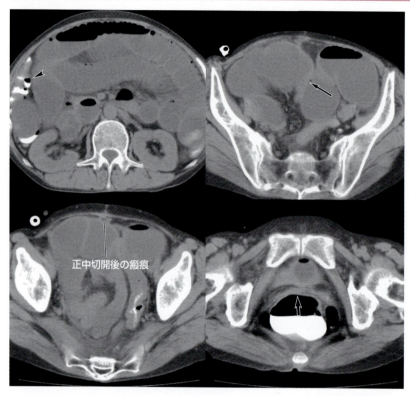

図 1-1
- 小腸の拡張を認め，虚脱した結腸（▶）には小腸内視鏡検査時に注入された造影剤が残存している．
- 回腸に caliber change を認め（→），その周囲に癒着が目立つ．しかも，子宮が確認できず（→），下腹部には正中切開後の瘢痕も見られ，子宮摘出後と考えられる．既往歴を確認すると筋腫に対する子宮摘出後であることがわかり，術後癒着が単純性腸閉塞の要因となっていると考えられた．

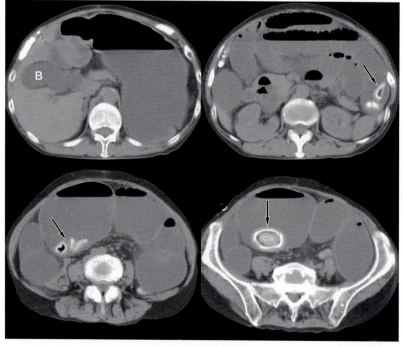

図 1-2
- 拡張した小腸内に石灰化した構造物が複数認められる（→）．大きなものでは層状の石灰化を呈し，ゆっくりと時間をかけて形成された構造物と推測される．
- 消化管の連続性を丹念に評価すると，石灰化した構造物はすべて小腸の内腔に存在し，Meckel憩室などに存在しているのではないことがわかる．
- 今回のような大きな石灰化した構造物に遭遇した場合，まずは落下結石の可能性（通常は胆嚢と十二指腸など消化管との瘻孔を介した胆嚢結石）が疑われるが，その場合は胆嚢（B）内に空気の逆流を確認できるのが一般的である．しかし，今回はそのような空気を認めない．このような場合には，続いて十二指腸憩室の有無を検索するべきである．

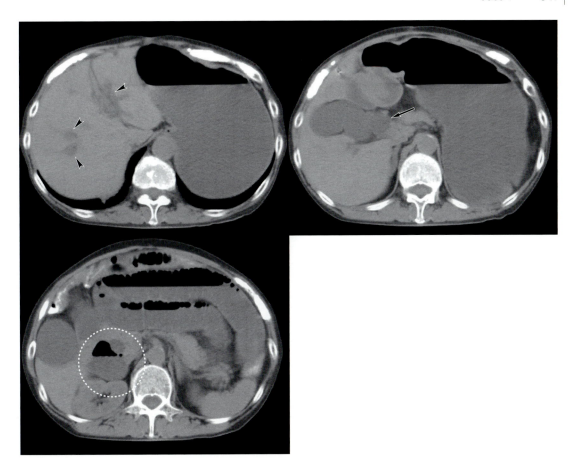

図1-3
- 十二指腸乳頭付近に大きな憩室が確認できる（⚬印で囲った部分）．憩室の大きさも今回の石灰化した構造物とよく合致している．したがって，石灰した構造物は，十二指腸憩室内でゆっくりと時間をかけて形成された結石で，それが小腸内に落下したと推測される．
- 下部胆管がこの憩室内に開口しているか否かは判明していないものの，これだけ多くの結石が反復して形成されていることから，憩室内開口の可能性が十分に疑わしい．
- 病歴を振り返ると，前医で肝胆道系酵素異常に対して経過観察中である．年齢を考慮しても，総胆管（→），肝内胆管（▶）の拡張はやや目立っている．腸閉塞によって胃まで拡張しているため，十二指腸内圧上昇の影響もあるだろうが，以前から肝胆道系酵素異常を指摘されていた点を考慮すると，今回の腸閉塞の影響だけではこの胆管拡張は説明できない．
- 大きな十二指腸憩室があり，下部胆管が憩室内開口している可能性を考慮すると，この憩室によるLemmel症候群は十分ありうるだろう．また，憩室内に結石が反復して形成されるとなれば，憩室内開口によって慢性的に憩室内に胆汁がうっ滞していることも十分に考えられる．

提示画像の所見のまとめ

1. 単純性小腸イレウス（術後癒着を背景とする）
2. 小腸内に複数の大きな結石
3. 小腸内結石のサイズによく合致する大きさの十二指腸憩室

Q 2. 日常臨床で十二指腸憩室内に結石を認めることは稀にあるが，これほど大きな憩室内結石が反復して形成されることはかなり珍しい．何か結石を形成しやすい要因が背景に潜んでいるのではないだろうか？

A 単純CT

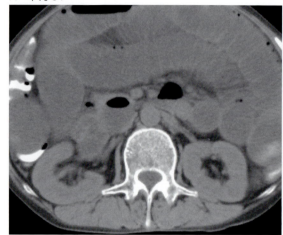

B T2強調像（HASTE）

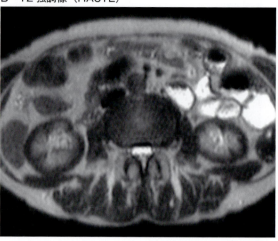

図 1-4

- そこで，何かヒントとなる画像所見はないか，改めて丹念に検索してみると，腎皮質が髄質に比してびまん性に高吸収を呈している（A）ことに気づくだろう．そこで，ある病態を疑う．肝胆道系酵素異常の精査のために別途撮影された腹部 MRI を参照すると，T2 強調像（HASTE；B）で，やはり腎皮質がびまん性に著明な低信号を示している．この腎皮質の CT でのびまん性高吸収および T2 強調像での低信号は，ヘモジデリン沈着を示唆する所見である．この所見は，血管内溶血によって結合しきれなかった遊離ヘモグロビンが腎糸球体で濾過され，近位尿細管で再吸収され，ヘモジデリンとなって腎皮質に沈着する病態を示唆する．この病態を知っていると，ストーリーは急速に展開する．
- なるほど，血管内溶血によって体内で過剰産生されたビリルビンが，肝臓にて十分な抱合を受けずに胆汁中へ排泄され，それによって結石の形成が促進されたと考えられる．心内腔の血液が心筋よりも低吸収を示している所見も貧血が示唆され，血管内溶血によるものとして合致する．

Q 3. さて，それでは本患者における血管内溶血の原因は何だろうか？

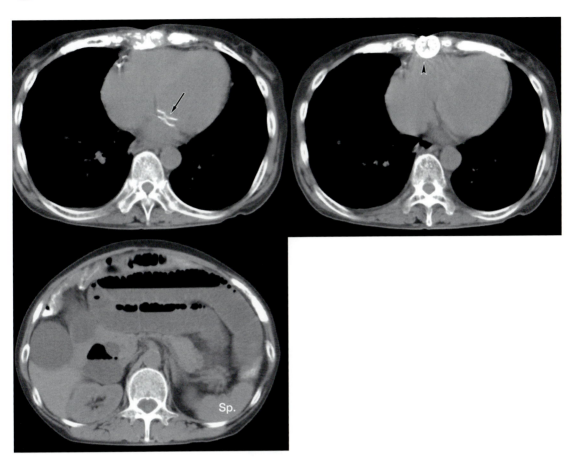

図1-5

- 溶血は，血管内溶血と血管外溶血に分類される．血管内溶血は血管内で溶血が生じる病態で，血管外溶血とは脾臓で溶血が生じる病態である．よって，血管外溶血の場合，脾腫などを伴うことが多いが，本症例では脾腫は認めない（Sp；脾臓）．一方，血管内溶血では通常は脾腫を呈さず，その原因として，発作性夜間血色素尿症，冷式自己免疫性溶血性貧血，溶血性尿毒症症候群，血栓性血小板減少性紫斑病，機械性溶血（弁置換術後や弁形成術後など），行軍ヘモグロビン尿症などが挙げられる．
- 今回，僧帽弁に高吸収構造（→）が見られ，機械的溶血の可能性が疑われる．胸骨にワイヤーも確認でき（▶），開胸術後であることがわかる．既往歴を確認すると，開胸による僧帽弁形成術の既往があることが判明した．多くの機械的溶血は人工弁置換によって生じるが，弁形成術後も生じうる．
- ここまでで考えられた病態を整理すると，図2のようになる．

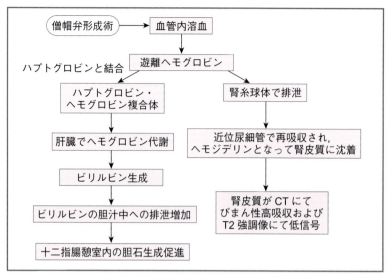

図2 本症例における血管内溶血に関連する病態

Q 4. さて最後に，なぜ突然，単純性腸閉塞が起こったのか？

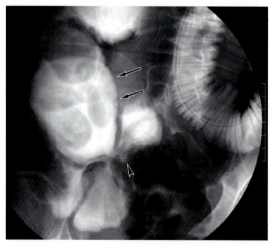

図1-6
- 大きな落下結石が回腸の癒着性狭窄で詰まり，腸閉塞を引き起こしたと疑いたくなる．しかし，よく見ると，これらの落下結石はそれらの部位と関係なく，拡張した小腸内に沈殿しているように存在し，閉塞起点とはなっていない．なぜ突然，腸閉塞で発症したのか？ それは経時的に見て経肛門的ダブルバルーン内視鏡の検査後に生じていることより，内視鏡の関与が疑わしい．ダブルバルーン内視鏡は通常でも腸管に負担がかかるうえ，本症例では回腸の強い癒着のために検査施行時に難渋したようである．したがって，おそらく内視鏡検査が施行されたことにより，一時的に回腸に炎症や浮腫などが生じ，もともとの癒着による狭窄部に一過性の閉塞を生じたと推測するのが妥当だろう．結局，イレウス管が挿入され，比較的速やかに腸閉塞は軽快した．イレウス管からの小腸造影では，複数の結石を内包する拡張した回腸（→）のすぐ肛門側に強い癒着性狭窄が確認されている（▶）.

最終診断

①術後癒着と内視鏡検査による浮腫・炎症に起因する単純性小腸イレウス，
②僧帽弁形成術後の血管内溶血を背景とする十二指腸憩室内結石の小腸への落石

本症例のまとめ

　　ここで改めて考えると，腸管内の結石形成の機序として，癒着性狭窄の口側で停滞した小腸内容から結石が形成された可能性も考慮されるだろう．通常は，長期的な狭窄を背景に結石が形成されることは稀とされるが，血管内溶血という要因が加わればありうるかもしれない．しかし，結石のサイズが十二指腸憩室の大きさとよく合致し，憩室で反復性に形成された結石が落下した可能性の方が高いように思う．さらに反復性の結石形成が疑われた場合には，溶血などを含む何らかの背景・基礎疾患がないかを検索する必要がある．

　　今回，CTにて血管内溶血が疑われ，その原因が弁形成術後であることを指摘し，血管内溶血が十二指腸憩室内の結石形成を促進させ，さらにはその落下結石の停滞が術後癒着によるものと診断することができた．

　　CTにて腸閉塞に遭遇した場合，どうしても拡張した腸管およびその周囲に眼がとられ，絞扼の有無，癒着の有無などに気を配り過ぎて，全体の病態を見落とすことがある．やはり，すべての画像所見を拾い上げ丹念に紐解くことが，遠回りのようで病態解明への最短経路であると再認識させられた．

本症例から学んだこと

1. 素晴らしい画像診断のエキスパートである諸先輩方が，「時として1つのCT検査から，その人のこれまでの人生を垣間見ることができる」とよく言っておられたが，まさにそのような症例であった．日頃から，さまざまな画像所見を有機的に統合して論理的なストーリーを展開することができるよう，好奇心を持って努力する必要があると思っている．

2. 個人的には，たとえ真実とは異なっていても，画像所見の拾い上げや解釈に間違いがなく，かつストーリーに論理破綻がなければ，それは画像診断としては間違いではないと考えている．ただ，もちろん真実と異なっていた場合，その理由や要因から自分の知識や考え方にどのような変更あるいは追加をすべきか，またその症例から何を学ぶことができるか，などを検討することは，もっともっと遥かに重要である．

第3章

ディスカッション

ディスカッション 1

予想外にも全身疾患で説明つくなんて…

70代，男性．1か月程前から全身倦怠感，食欲低下の訴えがあり，呼吸困難が増悪したので救急受診された．既往歴に感染性大動脈瘤と横隔膜ヘルニアがある．

——お昼頃，研修医Aがそ～っと読影室をのぞいて——

研修医A：「あの～．B先生，お食事中ですか．あれ～，いいですね，愛妻弁当ですか…，僕はひとり身なので憧れます．このウインナーは…，タコさん？」

◉放射線科医B：「おいおい，前置きが長いな．どうせ一緒にCT見てくれだろ．すぐ食べ終わるから待っとけ」

研修医A：「はーい」

◉放射線科医B：「そこは"はい"だろ，本当に最近馴れ馴れしくなってきたな．まあ，ええわ，よ～し，ごちそうさま，さあ見ようか」

——そこで，一緒に診断モニターを見ながら——

研修医A：「呼吸困難で救急受診された患者さんです．バイタルサインは血圧150/100mmHg，脈拍1分間100の整，発熱なく，酸素分圧は97％です．胸部から骨盤までCTを撮影したのですが，肺の方は何もなくて，右に胸水が貯まっていて，気になるのは腹部の方で…（図1）」

◉放射線科医B：「どこがおかしい？」

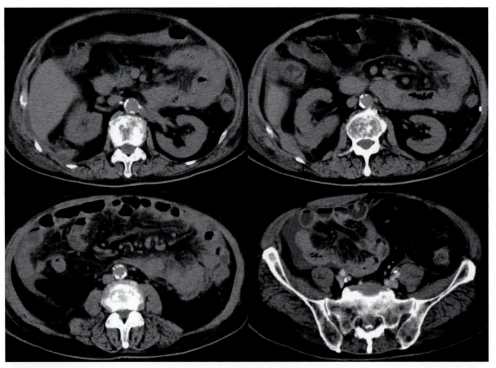

図1　単純CT

| 研修医 A： | 「ここです．小腸が広範囲に肥厚していて（図2；→），周囲の腸間膜も吸収値が高いですよね．腹水もあって，強い炎症が疑わしいんですが，腹痛もなければ，下痢もないのが腑に落ちないんです」 |

● 放射線科医 B：「画像上は感染性腸炎でよさそう？」

| 研修医 A： | 「う～～」 |

● 放射線科医 B：「おいおい，俺が書いたこの本『大津画像カンファレンス 疾患・病態にせまる画像診断 腹部救急疾患』（学研メディカル秀潤社）読んだ？ 自分で言うのもなんやけど，ごっついええ本やで！ cost performance もいいし」

| 研修医 A： | 「す，すいません．後ですぐ本屋に買いに行きます」 |

● 放射線科医 B：「まあそれはよしとして…，感染性腸炎の CT は通常炎症に伴う血管透過性亢進で，粘膜下が浮腫になり，target 状に見えるけど，この小腸はどう？」

| 研修医 A： | 「この小腸は壁肥厚が均一な軟部濃度で，target 状には見えません」 |

● 放射線科医 B：「だよね…，ということは？」

| 研修医 A： | 「う～～」 |

● 放射線科医 B：「小腸の壁肥厚が均一な軟部濃度にみえるということは，まず①小腸の壁内に出血がある場合．例えば Henoch-Schönlein 紫斑病，今で言う IgA 血管炎．②慢性の炎症で肉芽腫を形成したり，線維化を起こす場合．例えば Crohn 病，結核など．また③腫瘍浸潤，特に悪性リンパ腫や低分化型腺癌などが考えられるが，さてどれでしょう？」

| 研修医 A： | 「う～～」 |

● 放射線科医 B：「さっきから，う～～ばっかりだな．よーく，考えてごらん．腸間膜の脂肪濃度上昇も炎症による浮腫だったらもっと水濃度に近いとは思わない」

| 研修医 A： | 「なるほど．あ，先生もうひとつ気になる所見を見つけました．右腎周囲腔や Gerota 筋膜に軟部腫瘤を認めます（図3；→）．これらも水濃度より高く，炎症ではなさそうです．そうす |

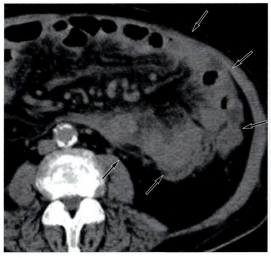

図2　単純CT

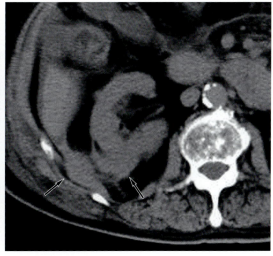

図3　単純CT

- ●放射線科医B：「よーし．造影CTを撮影して確認しようか．撮影が終わり次第連絡して」
—— 造影CTが撮影されたと同時に，採血の結果も出てきた ——
- 研修医A：「先生，採血の結果も出ました．血液一般では白血球が12300/μlと高値で，好酸球の割合が51%とむちゃくちゃ高いです．ということは，好酸球性腸炎ということですか？」
- ●放射線科医B：「いやいや，好酸球性腸炎も血管透過性亢進で粘膜浮腫が起こるから，通常はtarget signだよね．まあ造影CTを見ようか」
- 研修医A：「やっぱり，造影してもtarget状には見えません．むしろ小腸壁肥厚，腸間膜や右腎周囲腔，Gerota筋膜の軟部腫瘤は造影されています（図4：→）」
- ●放射線科医B：「そうだね．広範な小腸壁，腸間膜の広がりと，それとは離れて後腹膜にも病変があり……．あと，もうひとつ気になる所見があるんだけど，わかる？」
- 研修医A：「えっ，それ以外にですか？　もう一度，上から肝臓は問題なし，脾臓は腫れてないし，膵臓も良好に濃染され，腎臓は……．いや〜，他には問題ないと思います」
- ●放射線科医B：「そうだよね」
- 研修医A：「えっ!?　どういうことですか？」
- ●放射線科医B：「いや，いや，お腹の中はそれ以外に問題ないと言っているだけで，気になるのはここ」
- 研修医A：「えっ，脊椎…，骨髄ですか？」
- ●放射線科医B：「そう．脊椎や特に仙骨，腸骨が普通より高吸収でしょ（図1）．この年齢だと骨梁が疎になって，脂肪髄がびまん性に低吸収になっているのが普通なのに，濃度が高くなっているということは？」
- 研修医A：「ということは？」
- ●放射線科医B：「そこで，オウム返しはおかしいだろ（笑）．だけど難しいよね．**骨髄がびまん性に高濃度になっている場合，胃癌などに見られる播種性骨髄癌症や悪性リンパ腫の骨髄浸潤などを疑うんだ**（表1）」
- 研修医A：「広範な小腸壁，腸間膜の広がり，後腹膜の軟部腫瘤に骨髄病変…．ということは，悪性リ

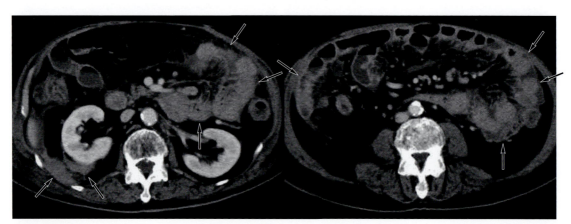

図4　造影CT

ンパ腫ですか？」

●放射線科医B：「そうだね」

研修医A：「この後，どうしたらよろしいですか？」

●放射線科医B：「やっぱり，確定診断と治療方針の決定のため組織診断が必要だな．よーし，今からエコー下で右腎周囲腔の軟部腫瘤を生検しようか」

研修医A：「えっ，先生がしてくださるのですか？」

●放射線科医B：「もちろんだよ．任せておけ．とりあえず，患者さんに説明に行こうか」

—— その後，患者さんからエコー下生検の承諾を得て，エコー室に来てもらった ——

●放射線科医B：「ほら，エコーだと腎臓の外側にechogenicな腫瘤，綺麗に見えるだろ．ちょっとやってみるか」

研修医A：「あ，はい．プローベはこのように持てばよろしいですか．左側臥位にして，背中からこんな感じですよね…．いやいや，さっきみたいに綺麗には写りませんよ」

●放射線科医B：「まあ，これも慣れだからすぐにはできないさ．さて，生検しようか．はい，息を止めて，1，2，3パチーン．これ，病理の部屋に持っていってくれる」

研修医A：「はい」

—— それから4日が経ち，病理の結果が返ってきた．病理結果はT細胞リンパ腫であった．翌日から化学療法を予定していたが，急に意識障害が出現した ——

研修医A：「B先生！　この前のエコー下で生検していただいた患者さんが急に意識障害を起こして，至急で頭部MRI（図5）を撮影してもらうと，急性期梗塞を認めました．これはどういうことですか？」

表1　CTにて骨髄がびまん性に高吸収になる原因

1) 硬化性骨転移：前立腺癌，乳癌，消化器癌など
2) 播種性骨髄癌症：胃癌，肺癌，乳癌など
3) 血液疾患：白血病，悪性リンパ腫
4) 硬化性の多発性骨髄腫：POEMS症候群*
5) G-CSF投与，G-CSF産生腫瘍
6) 骨髄線維症
7) 肥満細胞症

* P：polyneuropathy（多発神経炎），O：organomegaly（臓器腫大），E：endocrinopathy（内分泌障害），M：M-protein（M蛋白），S：skin changes（皮膚症状）
G-CSF：顆粒球コロニー刺激因子

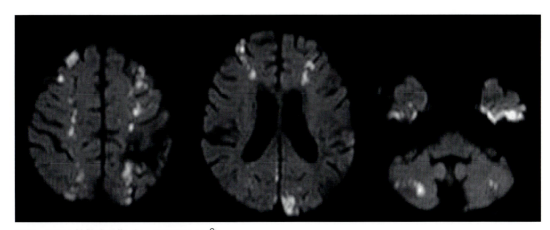

図5　MRI：拡散強調像（b=1000s/mm²）

●放射線科医B：「見せてごらん．ははーん，特徴的な分水嶺領域の梗塞だね」

研修医A：「分水嶺梗塞と言えば，前・中・後大脳動脈の皮質枝の境界に生じる梗塞ですよね．ということは，アテローム血栓性梗塞ということですか？」

●放射線科医B：「いやいや，これっておもしろいことに両側対称性で，大脳半球にも小脳半球にも起こっているだろ．これは好酸球増多症に合併する脳梗塞に特徴的な所見なんだ[1]．好酸球から放出される蛋白によって心内膜炎，心筋炎が生じたり，微小血管障害，凝固能亢進が生じたりして脳梗塞が発生すると言われている．そういえば入院の時，好酸球が増加していると言っていたね」

研修医A：「そうなんですよ．好酸球増多症ということで，入院後いろいろと検査したのですが，寄生虫やアレルギー性疾患，好酸球性多発血管炎性肉芽腫症［eosinophilic granulomatosis with polyangitis（従来のChurg-Strauss症候群）］は否定的で……（表2）」

●放射線科医B：「ということは…？」

研修医A：「ということは？？？」

●放射線科医B：「好酸球増多症は，寄生虫などの感染やアレルギー性疾患，血管炎などによって引き起こされるが，忘れてはならないのが腫瘍随伴性好酸球増多症！ 特にT細胞リンパ腫，Hodgkinリンパ腫，急性リンパ性白血病などで見られるよ[2]」

研修医A：「なるほど，つまり，この方はT細胞性リンパ腫による好酸球増多症で，それによって脳梗塞が生じたわけですよね．謎は解けました！ いつもありがとうございます」

●放射線科医B：「いやいや，困った時はいつでもどうぞ．またのご来店をお待ちしております」

—— その後，T細胞リンパ腫と随伴性好酸球増多症に対しステロイドパルス療法，化学療法を行い，軽快退院した ——

最終診断：T細胞リンパ腫による好酸球増多症

表2　好酸球増多症の原因

1) 特発性
2) アレルギー性（薬剤性を含む）
3) 感染症（寄生虫，真菌，疥癬，HIV，HTLV-1）
4) 悪性腫瘍（血液腫瘍，固形癌）
5) 血管炎（EGPAなど）
6) 膠原病
7) 副腎不全
8) コレステロール塞栓症　など

EGPA：eosinophilic granulomatosis with polyangiitis（好酸球性多発血管炎性肉芽腫症），HIV：human immunodeficiency virus（ヒト免疫不全ウイルス），HTLV-1：human T-cell leukemia virus type 1（ヒトT細胞白血病ウイルス1型）

参考文献

1) McMillan HJ, Johnston DL, Doja A: Watershed infarction due to acute hypereosinophilia. Neurology 70: 80-82, 2008.
2) 中奥由里子，水本智咲，萩原麻衣・他：好酸球増多による多発性脳梗塞が疑われたT細胞性リンパ腫の1剖検例．脳卒中 36: 361-365, 2014.

ディスカッション 2

振り返って画像の経過を見直すと意外な原因が…

40代，女性．腹痛，悪寒を主訴に救急搬送された．既往歴にBasedow病がある．

―― 午前中，普段通りにモニターで読影していると，ふと遭遇した症例が（図1）――

- **放射線科医B**：「こっ，これは…．急いで主治医に知らせないと！ え〜とっ，主治医，主治医…？ おっA君か」ピ，ピ，ピ…「もしもし，A君？ 放射線科のBだけど」
- **研修医A**：「え．また何かやらかしました？」
- **放射線科医B**：「いやいやいや，さっき緊急で撮影されたCTを見ているんやけど，大変な状態になっているよ！」
- **研修医A**：「え．それって，さっき撮影してもらった患者さんですか？ 先生，今から読影室に伺ってもよろしいですか？」
- **放射線科医B**：「いいよ」

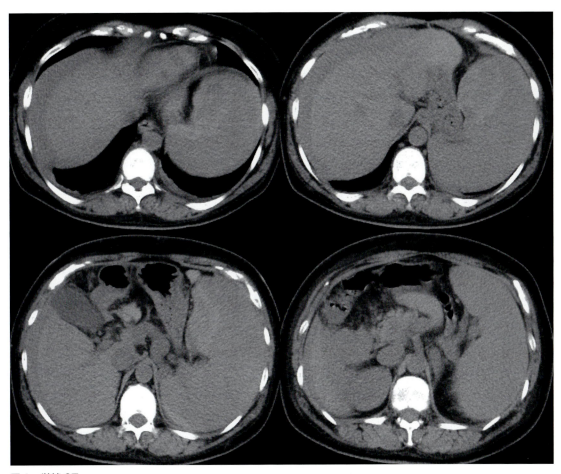

図1　単純CT

―― しばらくして ――

研修医A：「はあ，はあ，はあ……．すみません．わざわざ連絡していただいて．それって，さっき救急から依頼した女性の方ですよね？　この方，他院から救急要請があって運ばれた患者さんですが，どんな感じですか？」

放射線科医B：「これ見てごらん（図1）」

―― 研修医Aは，何度かモニターの画像を見返しながら ――

研修医A：「脾臓が大きくなっていて，腹水が貯留しています．門脈圧亢進ですか？」

放射線科医B：「もっと，じっくり見てごらん．脾臓の辺縁とか，脾門部とか，肝臓周囲の腹水の濃度とか」

研修医A：「あっ．はい！　脾臓の辺縁に高吸収域（図2；→），脾門部にも高吸収な塊（図2；＊）があります．肝臓周囲の腹水の濃度はというと…，確かに水より高吸収で，血性が疑われます（図2；▶）」

放射線科医B：「ということは？」

研修医A：「ということは？　えーっと……，脾破裂ですか？」

放射線科医B：「そうだね，この方は脾腫があって，脾破裂して，被膜下血腫が起こり，引き続き腹腔内破裂したんだろうね」

研修医A：「どうして脾破裂が起こったのですか？　特に外傷の既往もないのに…？」

放射線科医B：「はーい，では非外傷性脾破裂の原因を挙げてごらん．俺の本読んだよねー」

研修医A：「えーっと．ちょっと待ってください．まず**EBウイルス**などの感染症があり，そのほか悪性リンパ腫などの腫瘍浸潤，骨髄線維症などの髄外造血など……です」

放射線科医B：「OK！　そこまで知っていたら合格！」

研修医A：「うーす．いやいや，ありがとうございます」

放射線科医B：「では，この方の臨床経過で思い当たる原因はないか考えてみようか」

研修医A：「この方は，他院でBasedow病の既往があって，抗甲状腺薬であるプロピルチオウラシル（propylthiouracil：PTU）を内服していたんですが，好中球が減少して，薬剤性無顆粒球症になって休薬しているそうです」

放射線科医B：「なるほど．それで…？」

研修医A：「それでG-CSF（顆粒球コロニー刺激因子：granulocyte-colony stimulating factor）を5日間ほど投与され，今に至っています」

放射線科医B：「ほー．なるほど」

研修医A：「えっ！　わかったんですか？」

放射線科医B：「まあ．とりあえずあの本を開いてみてごらん」

研修医A：「はい，このページですよね．非外傷性脾破裂の原因にはこれと，これと…，あっ！　髄外造血のところにG-CSF投与とあります（1章 基礎15, p.65 表参照）」

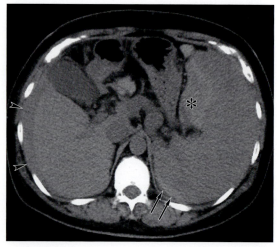

図2　単純CT

- ●放射線科医 B：「だよね．G-CSF による稀な合併症として，脾破裂があるんだよ．特に末梢血幹細胞移植（peripheral blood stem cell transplantation：PBSCT）のために健常人ドナーに高容量 G-CSF を投与して，あるいは急性骨髄性白血病，多発性骨髄腫，アミロイドーシスのため自家末梢血幹細胞移植（auto-PBSCT）を行う際，患者さんに高容量 G-CSF を投与して発症した報告が多く[1]．G-CSF を投与して 4〜6 日後に一過性に脾臓が増大するみたい[2]」
- 研修医 A：「なるほど．謎は解けました．ありがとうございました」

—— 研修医 A が立ち去ろうとした瞬間 ——

- ●放射線科医 B：「ちょっと待ってちょっと待ってお兄さん」
- 研修医 A：「ラッスンゴレライ，ラッスンゴレライ[注1]．あっ，ついつい」
- ●放射線科医 B：「いやいや，冗談，冗談．話は戻るけど，G-CSF の高容量投与では脾破裂は起こるかもしれないけど，今回は通常量だし，原因はそれだけではないのでは？」
- 研修医 A：「そうですよね．確かに腫瘍内科に回っている間，化学療法による骨髄抑制に対し G-CSF をよく使っていましたが，そのような合併症の注意を受けたことがありません」
- ●放射線科医 B：「よーし．今までの臨床経過と画像データと照らし合わせて見直そうか！」
- 研修医 A：「はい！ちょっとお時間下さい」

—— 10 分程経って ——

- 研修医 A：「先生，できました．それが，すごーく興味深い経過を発見しました（図3）！抗甲状腺薬チアマゾール，プロピルチオウラシルを投与して，脾臓が著明に大きくなっています」
- ●放射線科医 B：「なるほど…．最近，抗甲状腺薬の副作用（表）が注目されていて，今回のような無顆粒球症以外に，ANCA 関連血管炎や SLE 様症状があって…．ほらっ，この本に SLE 様症状の中に脾腫があるだろ」

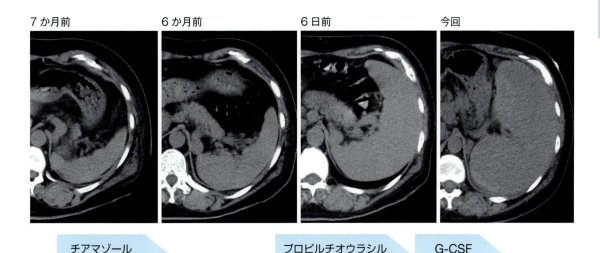

図3　Basedow 病に対し抗甲状腺薬投与後の経過
G-CSF：granulocyte-colony stimulating factor（顆粒球コロニー刺激因子）

注1：編集室の K さんより「すでに古くなってしまいました．変えてはいかがでしょうか？」という提案がありましたが，もうこれ以上，頭に浮かびません．

表　抗甲状腺薬の重篤な副作用

1) 無顆粒球症，白血球減少
2) 再生不良性貧血，低プロトロンビン血症，第7因子欠乏症，血小板減少，血小板減少性紫斑病
3) 劇症肝炎，黄疸
4) SLE様症状：発熱，紅斑，筋肉痛，関節痛，リンパ節腫脹，脾腫，間質性肺炎など
5) ANCA関連血管炎症候群
6) アナフィラキシー
7) 薬剤性過敏症症候群

ANCA：anti-neutrophil cytoplasmic antibody（抗好中球細胞質抗体），SLE：systemic lupus erythematosus（全身性エリテマトーデス）

研修医A：「なるほど！ 抗甲状腺薬によって脾臓が大きくなっていて[3]，そこにG-CSFを投与して，脾破裂が起こったということですよね．画像の経過って，病態を解明する上で本当に重要ですよね．今から指導医の先生に説明に行きます．絶対，びっくりしますよね．ありがとうございました」

―― それから数日が経過して ――

研修医A：「失礼します」

●放射線科医B：「お～．どないした？」

研修医A：「いや前回のお礼ですよ．先生のおっしゃっていたことを指導医に伝えると，案の定，B先生のところでカンニングしたことがばれました．さすがB先生とおっしゃっていましたよ」

●放射線科医B：「いやいや，大したことないよ」

研修医A：「先生って，本当に全身のことをいろいろ知っていて，学生の時から勉強家だったんですか？」

●放射線科医B：「いやいや，学生の頃はクラブに明け暮れて，成績はケツから数えた方が早い方だよ．今でもパソコンは苦手だし…．でもね，放射線科って，いろいろな診療科と交流を持てるし，それに……」

研修医A：「それに？」

●放射線科医B：「それに，多くの施設から持ち寄った画像を，施設間の垣根を越えて，多くのエキスパートの先生とディスカッションできる機会が多く，何と言ってもこのディスカッションが勉強になるし，それが俺の知識の源だね」

研修医A：「画像って，一見とっつきにくそうだけど…，B先生と会話していると画像から患者さんの病気を客観的に解明していく過程が本当にびっくりするばかりで，先生と一緒になって診断するのが本当に楽しくて…，あっ！ やべー，部長回診の時間だ．またお邪魔します」

●放射線科医B：「いつでもどうぞ」

最終診断：抗甲状腺薬による薬剤性無顆粒球症，脾腫．それにG-CSF投与によってさらに脾臓が増大し，脾破裂が生じた．

参考文献

1) Veerappan R, Morrison M, Williams S, et al: Splenic rupture in a patient with plasma cell myeloma following G-CSF/GM-CSF administration for stem cell transplantation and review of the literature. Bone Marrow Transplant 39: 361-364, 2007.
2) Stroncek DF, Dittmar K, Shawker T: Transient spleen enlargement in peripheral blood progenitor cell donors given G-CSF. J Transl Med 2: 25, 2004
3) 宮川めぐみ，佐藤幹二，佐藤雄二・他：白血球減少症および巨大脾腫を伴ったバセドウ病の1例プロピルサイオウラシル誘発性のループス様症候群および自己免疫性好中球減少症の文献的考察．日内会誌 73: 538-545, 1984.

ディスカッション 3

出産してしばらくしてからの出血性ショック… なぜ？

30代，女性．1か月前に経腟分娩にて出産した．出産後に一時腹痛があったが，その後問題なかった．産後約1か月後に突然の腹痛を自覚し，意識レベルも低下し，救急搬送された．来院時の血圧は80/40mmHgで，Hb 8.5g/dℓと出血性ショックが疑われた．

―― 研修医Aが慌てて読影室へ来て ――

研修医A：「失礼します．B先生，さっき，緊急CT（図1）を撮影してもらったのですが，一緒に見ていただけませんか？」

◉放射線科医B：「おっ！ 今，産婦人科にローテートしているのか…．でも，いつにも増して焦っているな？」

研修医A：「そうなんですよ．出血性ショックの女性が搬送されて，出血源精査のためにCTを撮影してもらったのですが，血性腹水がたくさんあって，指導医のC先生に，すぐB先生に聞きに行け！ と言われて．すみません，お忙しいところ」

◉放射線科医B：「いやいや，これが俺らの仕事だから，気にしない，気にしない」

―― そこで，一緒に診断モニターを見ながら ――

◉放射線科医B：「本当だ，かなりの血性腹水だな．さて，どこから出血しているかチェックするのに重要なサイン覚えている？」

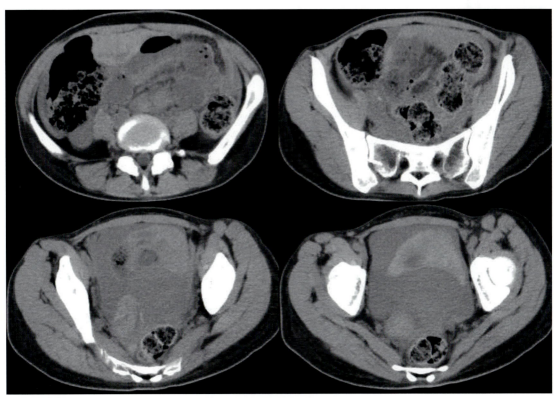

図1　単純CT

研修医A：「もちろん，覚えていますよ．以前先生から "sentinel clot sign" というサインを教えてもらって，出血源の周囲の血腫が特に高吸収域として見えるサインですよね？」

●放射線科医B：「OK！よー覚えとるな」

研修医A：「ありがとうございます．そうすると今回，下腹壁直下から膀胱の腹側にかけて多量の高吸収域（図2：＊）を認めますが，この辺りからの出血ですか？」

●放射線科医B：「そうだね，この辺りはちょうど大網にあたるところだね……．ちょっと待てよ，離れて骨盤腔の右背側にも高吸収な血腫があるよね（図2：→）」

研修医A：「本当だ．でもこれは仰臥位で撮影しているので，腹側の血腫が背側に垂れてきてもいいですよね」

●放射線科医B：「いいこと言うな．ん～，でもこの方，経腟分娩だよね．それだったら大網を傷つけることはないし，大網は脂肪を含んだ膜だから，腹壁直下にこんなにたくさん血腫があれば，その中に脂肪濃度があってもよさそうなものだが」

研修医A：「そうだったら，骨盤腔の方が怪しいということですか？」

●放射線科医B：「そこは右付属器ということになるよね．例えば卵巣は可動性のある臓器だから，立位や座位では腹側に位置して膀胱直上から腹壁に向かって出血し，撮影の仰臥位では卵巣が背側に移動したのでは」

研修医A：「なるへそ！」

●放射線科医B：「えらい古いなあ」

研修医A：「ええ，3浪なもんで」

●放射線科医B：「でも何で卵巣から出血したんやろ？ 卵巣からの出血は，通常だと特発性卵巣出血や異所性妊娠になるけど……．特に多胎妊娠の異所性妊娠はあるけど，出産後でありえんな，卵巣出血はどうかな．そうだ，この方，出産したのはいつだった？」

研修医A：「1か月前で，現在授乳しているそうですよ」

●放射線科医B：「そうか．産後1か月で，さらに授乳中となればプロラクチンによって排卵が抑えられるため，卵巣出血は考えにくいよな．いずれにしても，今出血しているか，造影CTをしようか．

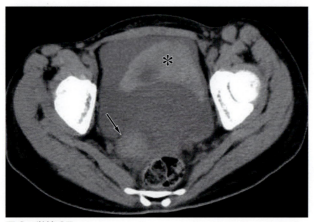

図2　単純CT

研修医 A：	「今から技師さんに連絡するから，造影 CT の依頼出しといて」
研修医 A：	「らじゃー！」
●放射線科医 B：	「やっぱ，古いな．もっと浪人しているんとちゃうん？」

―― その後，造影 CT を撮影して ――

研修医 A：	「造影 CT を撮ってもらいました．でも造影剤の漏出がないように思いますが，どうでしょう？（図3）」
●放射線科医 B：	「どれどれ．確かに右の付属器や腹壁直下やその他にも造影剤の漏出は見えないよな．もう出血は止まっているんだろうな．とりあえず，指導医の C 先生には『右卵巣からの出血が最も疑われるが，今止まっていると思う．原因はおそらく，出産による卵巣へのストレスからの出血が疑わしい』と伝えておくね」
研修医 A：	「ありがとうございます．僕も出産後に卵巣出血が起こるのかどうか調べてみます」

―― その後，患者さんは症状も軽快し，バイタルサインも安定したので退院となった ――

―― 翌日，研修医 A が読影室に来て ――

研修医 A：	「先生，興味深い文献を発見しました！」
●放射線科医 B：	「何や，何や急に，びっくりするやろ」
研修医 A：	「昨日，産後の卵巣出血を調べると，文献にありました．先生がおっしゃるように，妊娠では血圧が高くなったり，子宮の腫大によって骨盤内の血流が増え，産後にもとに戻るのに時間がかかり，卵巣動脈に負荷がかかり，また妊娠中のステロイドホルモンの上昇が血管壁の内膜，中膜や弾性線維に影響を与えて脆弱になり，産後数日から数か月に出血したり，動脈瘤を作ったりするみたいです[1)～4)]」
●放射線科医 B：	「なるほど，興味深い病態だね．勉強になるな．そしたら，今は出血が止まっているけれど，再出血の可能性があるから，厳重に経過観察やな」

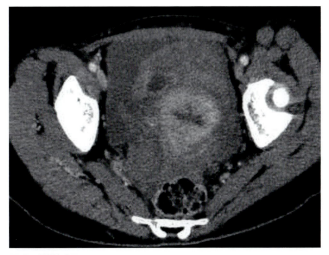

図3 造影 CT

―― 退院後1週間が経って，研修医Aが突然，読影室に来て ――

研修医A：「先生．この前の患者さん，また急にお腹が痛くなって救急搬送されました．さっき造影CTを撮ってもらったのですが，今回は造影剤の漏出がありそうな……．一緒に見てくれますか」

●放射線科医B：「そうか，また腹痛が出てきたか．どれどれ…．本当だね．前言っていた右卵巣出血と思われる部位に動脈相でダルマ状の濃染（図4-A；→）があって，後期相でも同じようにダルマ状の濃染を認め，造影剤の広がりを認めない（図4-B；→）．なるほど〜．これって仮性動脈瘤を形成しているな．今は外に漏れていないが，破裂する危険性があるね」

研修医A：「ということは，今から手術ですか？ 血管外科にも相談した方がいいですよね」

●放射線科医B：「そう慌てるなって．まず，血管造影して本当に仮性動脈瘤かどうか診断して，もしカテーテルで責任血管を選択できたら，塞栓することも可能だよ．僕からも指導医のC先生や患者さんとその家族に説明に行くから」

研修医A：「ありがとうございます．助かります」

―― その後，血管塞栓術について詳しく説明し，血管造影を行うこととなった．
　　患者さんが血管造影室に搬送され ――

●放射線科医B：「さて，始めようか！」

研修医A：「先生，僕も入ってよろしいですか？」

●放射線科医B：「もちろんだよ．早く術着に着替えてこい」

研修医A：「はい」

●放射線科医B：「まずは大動脈から骨盤の血管を造影しようか」

研修医A：「あっ，はい」

●放射線科医B：「お〜．右子宮動脈に造影剤の停滞が見えるやろ（図5；→）．ほら，渦巻き状に造影されて，やっぱ仮性動脈瘤やな」

研修医A：「ということは，子宮からの出血ということですか？」

A 動脈相　　　　　　　　　　　B 後期相

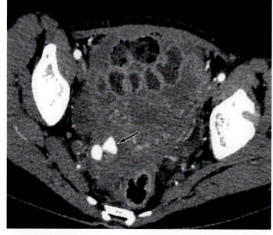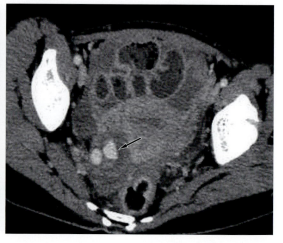

図4　造影CT

●放射線科医B：「いやいや，子宮動脈の上行枝は卵巣動脈と吻合していて，子宮動脈を介して造影されてるんだろう．よ〜し！　そしたら子宮動脈からアプローチして塞栓しようか」

●研修医A：「はい，看護師さんにマイクロカテーテルを出してもらうように言いますね」

●放射線科医B：「いやいや．子宮動脈を選択するならこのMOHRI型カテーテルに限るよ．いま挿入しているカテーテルを抜いて，MOHRI型カテーテルに交換するから手伝って」

●研修医A：「はい」

●放射線科医B：「このMOHRI型カテーテルは優れものでね，カテーテルの先端を内腸骨動脈に下ろしてきて，回転させるとほら，子宮動脈を選択できるやろ」

●研修医A：「すごい！」

●放射線科医B：「ここから造影すると……，やっぱり子宮動脈の上行枝に仮性瘤があるね．さて塞栓といきますか」

●研修医A：「やっぱり，こんな場合は動脈瘤の近位側と遠位側の塞栓…いわゆる，あの，その，ん〜そうだ，isolationですか．動脈瘤のpackingも必要ですか？」

●放射線科医B：「なかなかいいこと言うねえ……．でも，さすがにマイクロカテーテルを使っても，遠位側の血管へのアプローチは難しそうだな．途中で血管にspasmが起これば，治療ができなくなるしね」

●研修医A：「ということは，ゼラチンスポンジですか？」

●放射線科医B：「いやいや，もしゼラチンスポンジを使って近位側の血管だけが詰まれば，卵巣動脈からの

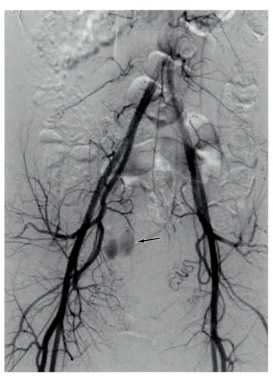

図5　骨盤動脈造影

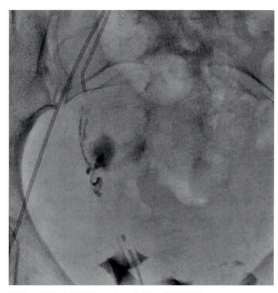

図6　経子宮動脈ヒストアクリル塞栓術後

研修医A：	「血流が増えて破裂するかもしれん．このような場合は，動脈瘤と近位側，遠位側の血管を鋳型状に詰めるため，液体塞栓物質のヒストアクリルがいいと思うよ」
研修医A：	「ヒストアクリルですか．僕，見るのも初めてです」
◉放射線科医B：	「ヒストアクリルだけではX線に映らないので，油性X線造影剤であるリピオドールと混ぜます．またその時の混合比が重要で，ヒストアクリルは接着剤なので，濃いと動脈瘤の近位側ですぐ詰まるし，薄いと動脈瘤をくぐり抜けて他のところに流れていくんだ．だから，血管径などを参考に混合比を決定することが重要！ 今回はヒストアクリル1に対し，リピオドール4ぐらいがよさそうだな」
研修医A：	「すごーい！ 血管塞栓術って，本当に職人技なんですね」
◉放射線科医B：	「見直した？」
研修医A：	「見直したなんて，前から尊敬していますよ」
◉放射線科医B：	「さて，混ぜ終わったので塞栓しようか．こんな感じでゆっくり注入すると，ヒストアクリルで動脈瘤と近位側，遠位側の血管が鋳型状に詰まっていくのがよくわかるやろ(図6)」
研修医A：	「なるほど」
◉放射線科医B：	「よ〜し．これで詰め終わったので，最後に内腸骨と卵巣動脈を造影して，瘤が消えたのを確認して終わりやね」
研修医A：	「ありがとうございました」

—— その後，合併症なく退院し，1年以上が経過した今も再発は認めていない ——

最終診断：産後卵巣出血によって生じたと思われる卵巣動脈瘤（仮性動脈瘤）

参考文献

1) Poilblanc M, Winer N, Bouvier A, et al: Rupture of an aneurysm of the ovarian artery following delivery and endovascular treatment. Am J Obstet Gynecol 199: 7-8, 2008.
2) van Schouwenburg F, Lameen H: Rupture of an ovarian artery aneurysm following normal vaginal delivery. South African Journal of Radiology 15: 50-51, 2011.
3) Enakpene CA, Stern T, Barzallo Salazar MJ, et al: Spontaneous rupture of an ovarian artery aneurysm: a rare postpartum complication. Case Rep Case Rep Obstet Gynecol 2016; 2016.
4) Duhan N, Sangwan N, Rajotia N, et al: Spontaneous uterine artery rupture at delivery. J Obstet Gynaecol India 63: 72-73, 2013.

ディスカッション 4

Ovary is very mobile!

60代，女性．HBs抗原陽性で精査のために実施された腹部超音波検査で腹部腫瘤を偶然発見．

研修医A：「おはようございます」
放射線科医B：「あれ．どないしたん．今日，夏休みじゃなかった？」
研修医A：「前言ったじゃないですか…．夏休みに1日お邪魔して先生の隣で画像の勉強しますって」
放射線科医B：（小声で）「ほんまに来よった，こいつ」
研修医A：「えっ，なんか言いました？」
放射線科医B：「いやいや，ほんまにすごいな，このお方は，と言っただけ」
研修医A：「いや～，それほどでも」
放射線科医B：「はあ～．まぁ，今日は午前中検査は入ってないし，一緒に勉強しようか」
研修医A：「よろしくお願いします」
放射線科医B：「そういえば，最近興味深い症例があって，え～っと．待ってよ…これこれ．60代女性で，HBs抗原陽性で精査のために実施された腹部超音波検査で腹部腫瘤を偶然発見．それで撮影された造影CTがこれ（図1）．どう診断する？」
研修医A：「え～っと．いつものように肝臓は腫大，変形がなく…子宮には小さい筋腫があって，卵巣ははっきりしません．そうなると病変はこの左側腹部の脂肪を伴った腫瘤（図3；T）となります．内部に軟部組織と石灰化もあって，やはり成熟嚢胞性奇形腫と考えます」
放射線科医B：「いいじゃん，いいじゃん．さーて，これが奇形腫とすれば，どこから発生したかが大事．手術をする上でも重要な情報となるので，どこから発生したかを考えてみようか」
研修医A：「奇形腫と言えば，やっぱり卵巣ですか．でも卵巣にしたら子宮からだいぶ離れていますよね…．そうなれば，腸間膜とか，大網とかですか…．う～」

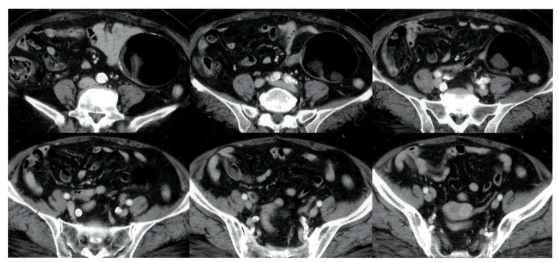

図1　造影CT

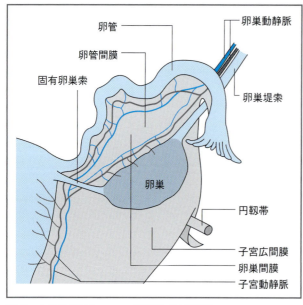

図2　女性骨盤のシェーマ（背側からの観察）

●放射線科医B：「よ〜し．そしたら，ここで女性骨盤の解剖の勉強をしようか．卵巣を支持する組織として何がありますか？」

研修医A：「え〜っと，子宮角と卵巣をつなげている固有卵巣索（卵巣固有靱帯）と骨盤側壁と卵巣をつなげている卵巣提索（骨盤漏斗靱帯）と，卵管を上縁として骨盤から子宮まで覆う子宮広間膜で，その一部に卵管から卵巣を釣り上げている卵巣間膜があります（図2）」

●放射線科医B：「よ〜覚えとるな．そんだけ知っていたら大したもんや」

研修医A：「ありがとうございます．学生の頃，解剖だけはなぜかむちゃくちゃ興味があって，真面目に授業も実習も出て，勉強したもんで．その分，生理や生化学はぼろぼろ…」

●放射線科医B：「おぬしはやっぱ放射線科向きやな．よーし，では子宮，卵巣，卵管への動脈血は二重支配って知ってた？」

研修医A：「いや〜．子宮は子宮動脈，卵巣，卵管は卵巣動脈としか…」

●放射線科医B：「よーし，ここからは少しずつ覚えていったらええんや．卵巣は大動脈や左腎動脈から分岐する卵巣動脈と内腸骨動脈から分岐する子宮動脈の2つで栄養されている．そして，卵巣動静脈は卵巣提索（骨盤漏斗靱帯）と一緒に走行し，子宮動静脈は卵巣間膜の中を通ってくるんや（図2）．だから卵巣由来を疑ったら，まず，その卵巣動静脈や子宮動静脈と連続している

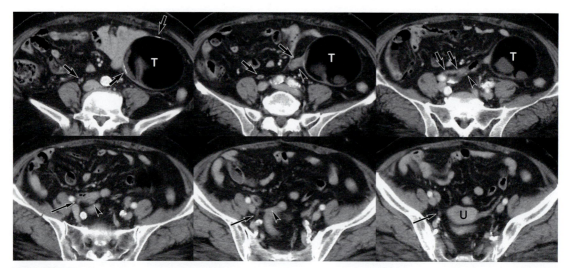

図3　造影CT
T：成熟嚢胞性奇形種，U：子宮，➡：右卵巣動静脈，→：尿管，▶：右子宮動静脈

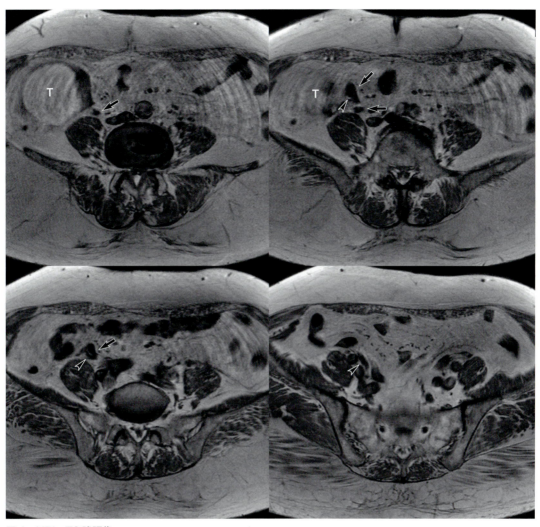

図4　MRI, T2強調像
T：奇形腫，→：右卵巣動静脈，▶：右子宮動静脈

ところを見つければOK！」

研修医A：「なるほど．そしたらこの写真（図3）で，まず右大腰筋の前内側を走行する右卵巣動静脈（図3；→）を追ってみますね．これで，これで，これで……．おや〜，ここで内側に走行して……左側腹部の腫瘤に連続します．今度は右子宮角から右子宮動静脈（図3；▶）を追ってみます．これで，これで，これで……．おや〜．やっぱり途中で内側に走行して，卵巣動静脈と合流して腫瘤に連続します」

●放射線科医B：「そうなれば右卵巣由来の奇形腫ということになるよね」

研修医A：「え〜．こんなに左側にあって右卵巣由来ですか．せめて左卵巣由来と思っていただけに…」

●放射線科医B：「じゃー，今度は2か月後のMRI（図4）を見せましょう．これです」

研修医A：「はい．……あれ〜，この写真って，左右逆ですか…？　いや，そんなことないですね．つまり今度は正反対の右側腹部に奇形腫が移動しています．確かに今回も奇形腫（図4；T）は右

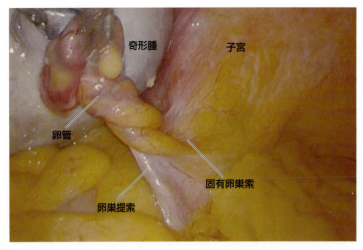

図5　腹腔鏡手術術中写真

卵巣動静脈（図4；→）と子宮動静脈（図4；▶）と連続しています．卵巣ってむちゃくちゃ移動するんですね．驚き(ﾉﾟoﾟ)ﾉ」

◉放射線科医B：「そうなんだよ．本当に"Ovary is very mobile！"を実感するよね．よし，腹腔鏡手術のビデオ（図5）を見てみよう．ほら，これが奇形腫で，卵巣堤索と固有卵巣索が捻れて，卵管が巻きついているのがわかるでしょ．病理では付着していた卵巣に壊死がなかったので，恐らく間欠的に捻転していたんだろうね．でもこの写真からわかるように，靱帯や広間膜って本当に伸びるのがわかるでしょ…．これで卵巣があっちこっちに移動するんだね」

研修医A：「いや，むちゃくちゃ感動します．本当に"Ovary is very mobile！"」

◉放射線科医B：「さらにこの手術ビデオから，CT（図3）やMRI（図4）で見られた卵巣動静脈（図3，4；→）と子宮動静脈（図3，4；▶）が合流している部分が捻転茎（twisted pedicle）を意味していたんだなあと想像できるよね」

研修医A：「なるほど．勉強になります．こういうのを見ていたら，さらに捻転を繰り返しているうちにちぎれたりしないんですかね？」

◉放射線科医B：「いいこと言うね．ちょうど10年以上前に後輩から借りた症例がこれ．この症例（図6）は40代，女性，右卵巣由来の悪性リンパ腫（図6-A；M）の患者さんで，化学療法前の造影CTでは奇形腫（図6-A；→）が骨盤内右側にあったのに，化学療法後の造影CTでは左側に移動（図6-B；→）．結局，手術で腸間膜に少し癒着していた奇形腫を認め，恐らく卵巣から離断した奇形腫で，君が言ったようにもともと卵巣奇形腫があって間欠的な捻転で，緩徐に壊死に陥り，ちぎれたかもしれないね．これって，以前から卵巣のauto amputation（自然離断）として報告され，小児例での報告が多いんだよ」

研修医A：「なるほど！　これも貴重な症例ですね」

◉放射線科医B：「さて，もうひとつ面白いことに，この2症例に共通点があるんだけど，わかる？」

研修医A：「えっ，共通点ですか……，奇形腫ということですか？」

◉放射線科医B：「では，奇形腫の画像的特徴は？」

研修医A：「それは，脂肪成分や石灰化を伴っていて……」

参考症例

A　造影CT（化学療法前）

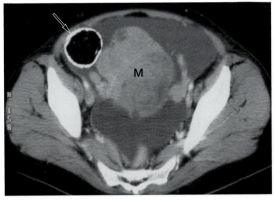

B　造影CT（化学療法後）

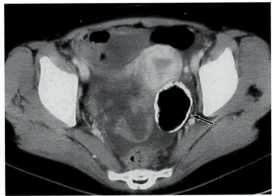

図6　卵巣成熟嚢胞奇形腫の auto amputation（自然離断）
40代，女性．右卵巣由来の悪性リンパ腫（M）

- ●放射線科医B：「そう，そこで成熟嚢胞性奇形腫に見られる石灰化は中胚葉成分である骨または歯芽からなるので通常結節状だけど，この2例はどう？」
- 研修医A：「え〜と……，結節状じゃなくて壁に沿った石灰化が見られます（図3；→）」
- ●放射線科医B：「その通り．おそらくこれらの嚢胞壁に沿った石灰化は，骨や歯芽ではなくて，異栄養性石灰化（dystrophic calcification）で，捻転や離断によって虚血や壊死に陥った嚢胞壁に石灰化が生じたんだと思うよ[3]」
- 研修医A：「なるほど……画像から読み取るものは本当に奥が深いですね」
- ●放射線科医B：「そうだろう，今回も勉強になったやろ……．では，最後にもう一度，あのフレーズを」
- 研修医A：「え〜っと，あ！そうそうそう，"Ovary is very mobile！"」
- ●放射線科医B：「よーし．ちょっと喉が渇いたから売店でジュースでも買いに行こうか．おごるよ」
- 研修医A：「いやいや，僕が買いに行きますよ．いつもの甘さひかえめのアイスコーヒーでしょ」
- ●放射線科医B：「おー気が利くね．いやいや，"おまえって very mobile！"」
- 研修医A：「はいはい…，早いうちに auto amputation（自然離断）！」
- ●放射線科医B：「うまい！」

最終診断：右卵巣成熟嚢胞性奇形腫の間欠的な捻転

参考文献

1) Haliloglua M, Oguza O, Akataa D, et al: Amputated ovarian torsion cyst in an infant: ultrasound and CT findings. CMIG Extra: Cases 28: 47-49, 2004.
2) Currarino G, Rutledge JC: Ovarian torsion and amputation resulting in partially calcified, pedunculated cystic mass. Pediatr Radiol 19: 395-399, 1989.
3) Hasdemir PS, Eskicioglu F, Pekindil G, et al: Adnexal torsion with dystrophic calcifications in an adolescent: a chronic entity？ Case Rep Obstet Gynecol 2013, 235459.

ディスカッション 5

この画像から失神の原因ですか？ ん〜

70代，女性．失神を主訴に他院に救急搬送された．血圧114/55mmHg，脈拍116/分，SpO₂ 97％であった．その後急変し，血圧低下，心停止が起こったが，救命措置で心拍が再開し，当院に救急搬送された．

―― 夕方の5時頃，読影がひと段落ついてコーヒーを飲んでいるとき ――

研修医A：「こんばんは，B先生」

放射線科医B：「おっ．どうした？」

研修医A：「今日は仕事が比較的早く終わったので，先生がお手隙なら，少し読影を教えてもらいたくて」

放射線科医B：「ほ〜．まじめだね！ 今日は花金だよ，デートとかないの？」

研修医A：「いやいやいや．この前BHしたって言ったでしょ」

放射線科医B：「BHって？」

研修医A：「BH…BHですよ．Broken heart，つまりシ・ツ・レ・ン」

放射線科医B：「お前はDAIGOか！」

研修医A：「うぃっしゅ」

放射線科医B：「う〜，むかつく〜」

研修医A：「あっ，すいません」

放射線科医B：「まぁえーわ．ん〜と，そうだ，今日興味深い症例があったからモニターのところに座って」

研修医A：「はい」

放射線科医B：「よーし．どれだったか….あっ，これこれ！ 患者さんは70代女性で，失神を主訴に搬送されたみたい．その時のバイタルサインは頻脈で….すぐに単純CT（図1）が撮影されて，その時の画像がこれ．さて君ならどう診断する？」

研修医A：「いや〜，緊張するな．ひと通り，流してみますね．えっと，肝臓は腫大，変形がなく，占拠性病変は認めません．胆嚢も腫大や胆嚢結石は認めません．脾腫はなく，そのほか….腎動脈分岐下の腹部大動脈から右総腸骨動脈にかけて動脈瘤があります．以上です」

放射線科医B：「いいね，上から順番に所見を拾ってから診断することがまず大事．それだったら診断は大動脈瘤，右総腸骨動脈瘤ということになるよね．そのほかには？」

研修医A：「そのほかには…特に異常所見を認めません．でもそれだったら失神は説明つかないですよね．ん〜」

放射線科医B：「さ〜て，見落としたら，命に関わる大事な所見があるよ．もう一度見て」

研修医A：「はい，肝臓は異常なく…….やっぱり動脈瘤以外に異常所見認めません」

放射線科医B：「その通り！ 正解！」

研修医A：「えっ．それって，どういうことですか？」

放射線科医B：「その通りはその通りだけど，その動脈瘤をしっかり見て」

研修医A：「え〜っと…あれ!? 瘤の壁に三日月状の高吸収があります（図2；→）．壁在血栓ですか？ 高

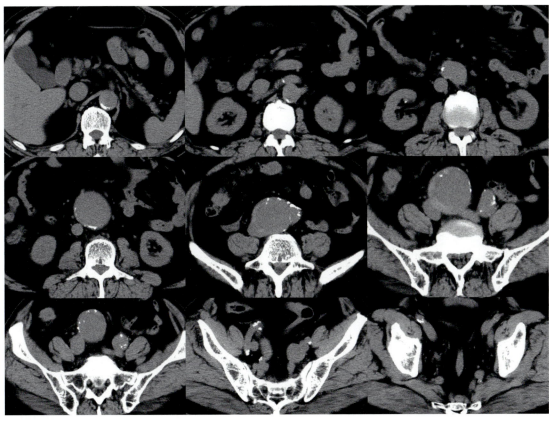

図1 単純CT

吸収だから急性期ということですか？」
- ●放射線科医B：「おやおや．動脈瘤の血栓って，普通，血流が停滞しているところに緩徐にできるものだから，高吸収はおかしくない？」
- 研修医A：「そうですよね．ということは瘤の壁内にできたということですか？」
- ●放射線科医B：「その通り！　これはむちゃくちゃ大事な所見やで．この三日月状の高吸収は hyperattenuating crescent sign と呼ばれ，大動脈瘤の内膜に潰瘍ができて，壁内に血液が流れ込んだ状態

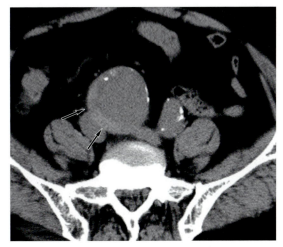

図2 単純CT

で，大動脈壁が今にも破裂しそうな状態，いわゆる impending rupture，つまり切迫破裂を意味するんだよ[1)]」
- 研修医A：「え！　あちゃー．切迫破裂となると，早急に手術が必要ということですか？」
- ●放射線科医B：「その通り．最近ではステントを使って低侵襲に治療することもあり，放射線科の出番でも

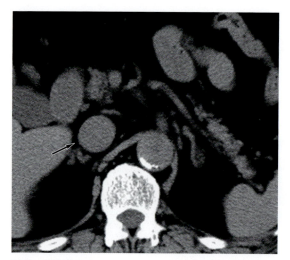

図3 単純CT

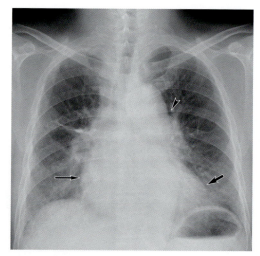

図4 胸部単純X線写真

あるんだよ．しかーし，この症例，これだけでは終わらないよ」

研修医A：「確かに，切迫破裂の状態で，まだ後腹膜に出血してないので，失神は説明つかないですよね．ん〜」

●放射線科医B：「なかなか難しいだろ．さーて，下大静脈はどうなっている？」

研修医A：「いや〜．さっきから気にはなっていたのですが，下大静脈はまん丸く拡張しています（図3；→）．輸液，左右シャントなどによる容量負荷か，右心系の機能低下による圧負荷が考えられます」

●放射線科医B：「そうだよね．これ，その時の胸部単純X線写真（図4），どう？」

研修医A：「え〜っと．心拡大を認め，右第2弓（図4；→），左第2弓（図4；▶）の突出，心尖部の挙上（図4；→）が目立ちます．それと，両側の肺動脈が肺門部から末梢にかけて拡張しています」

●放射線科医B：「OK！これは右心系への容量負荷だよね．よし，切迫破裂のところをもう一度見てみようか」

研修医A：「あっ，はい」

●放射線科医B：「総腸骨動脈瘤より下のレベルの左右の総腸骨静脈の径を比較してごらん」

研修医A：「ん！ほ〜．右総腸骨静脈（図5；RCIV）が左総腸骨静脈（図5；LCIV）よりかなり拡張しています．なるほど…．これって右総腸骨動脈瘤と右総腸骨静脈に瘻孔ができて，動脈血が右総腸骨静脈に逆流しているってことですよね（図6）」

●放射線科医B：「その通り．他院では単純CTから原因がわからず，経過をみていると血圧低下，心停止が起こり，救命処置で回復したみたい．翌日に腹痛を自覚して，はじめて造影CTを撮影したのがこれ（図7）」

研修医A：「え〜っと，これって動脈相ですよね．下大静脈（図7-A；→）と右総腸骨静脈（図7-C；RCIV）が動脈と同等に造影され，左総腸骨静脈（図7-C；LCIV）は造影されず，あっ！ここに瘻孔部分（図7-B；▶）があります」

●放射線科医B：「よーし．そしたら，所見をまとめると？」

研修医A：「まとめると，以前から右総腸骨動脈瘤があって瘤の内膜に潰瘍ができ，壁内血腫が生じ，さ

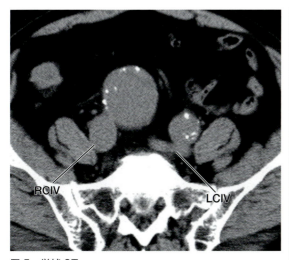

図5 単純CT
RCIV：右総腸骨静脈，LCIV：左総腸骨静脈

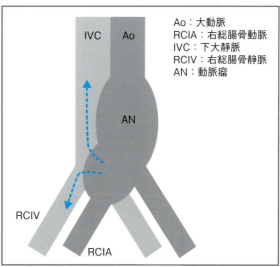

Ao：大動脈
RCIA：右総腸骨動脈
IVC：下大静脈
RCIV：右総腸骨静脈
AN：動脈瘤

図6 自験例のシェーマ（右総腸骨動静脈瘻）

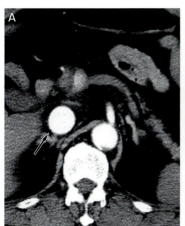
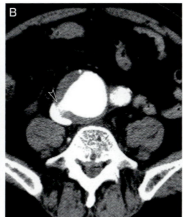
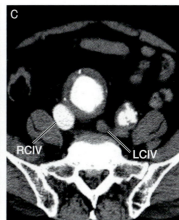

図7 造影CT（動脈相）

らに右総腸骨静脈に瘻孔ができたということですか？」

- ●放射線科医B：「その通～り．右総腸骨動静脈瘻ができ，静脈血が増えて，右心系への容量負荷が生じ，また動脈血流が減少することによって需要量が増し，高拍出性の心不全が生じ，これによって頻脈，失神，心停止が生じたと考えられる．どう？」
- 研修医A：「納得です！いや～，画像は奥深いですね．今日も勉強になりました！」
- ●放射線科医B：「どういたしまして．また時間があったらいつでもどうぞ」
- 研修医A：「うぃっしゅ…いやいや，はい」

最終診断：総腸骨動静脈瘻によって生じた高拍出性心不全

参考文献

1) Rakita D, Newatia A, Hines JJ, et al: Spectrum of CT findings in rupture and impending rupture of abdominal aortic aneurysms. RadioGraphics 27: 497-507, 2007.

ディスカッション 6

腹痛の女の子…こんなの今まで見たことないわ

12歳，女性．2日前より時折，臍周囲痛を自覚する．昨日から嘔吐を繰り返すようになり，他院を救急受診．その後，精査目的のため紹介となった．

——廊下を歩いていると向こうから研修医Aが足早で…——

放射線科医B：「よっ！　お疲れ」

研修医A：「あっ．おはようございます．今，小児科を回っていて，腹痛の女の子が救急外来に来ていて，今から診に行くところです」

放射線科医B：「そうか，よー頑張っているな．あまり無理するなよ」

研修医A：「ありがとうございます．では，失礼します」

——それから1時間ほどして研修医Aが急に読影室に入って来て——

研修医A：「先生!!」

放射線科医B：「おっと，脅かすなよ．コーヒーこぼすところやろ．キーボードにこぼしたら拭くのに一苦労やで．どないしたんや？」

研修医A：「さっき言っていた女の子，どうも今朝，腹痛，嘔吐で他院に受診し，超音波検査で大腸の腸重積が疑われ，高圧浣腸で整復を試みられたのですが，どうも大腸の腸重積ではないみたいで，うちに紹介されたようです」

放射線科医B：「ほんで？」

研修医A：「あの〜，その〜」

放射線科医B：「まあ，ここに来るからにはCTを一緒に見てくださいということやろ．もうその画像，モニターで見られる？」

研修医A：「さっき，外来のモニターで見てきたところなので，もう見られるはずです」

——放射線科医Bは，モニターで造影CT（図1）を何度か繰り返し観察して一言——

放射線科医B：「こんなの今まで見たことないわ」

研修医A：「えっ，B先生でも見たことない症例ってあるんですか？」

放射線科医B：「あれっ，挑発的な言葉やな」

研修医A：「そんなつもりで言ったんじゃ……」

放射線科医B：「しかし，高圧浣腸後で大腸に造影剤が残っているが，大腸には大きな病変はなさそうやね．左下腹部の小腸がtarget状に壁が肥厚し（図2；→），この小腸の腸重積を大腸の腸重積と見間違えたんやろな」

研修医A：「ということは，ポリープや悪性リンパ腫といった腫瘍が原因ですか？」

放射線科医B：「でも，それ以外にもけったいな所見がたくさんあるんや．ほら胃の中，十二指腸の中，それと…ここ小腸にも多数のair bubblesを伴った糞便様所見が（図2；▶）」

研修医A：「確かにそうですね．それって以前，先生が教えてくれたsmall bowel feces signですか？」

放射線科医B：「なかなかいいこと言うけど，small bowel feces signは閉塞部位の口側に糞塊様のair

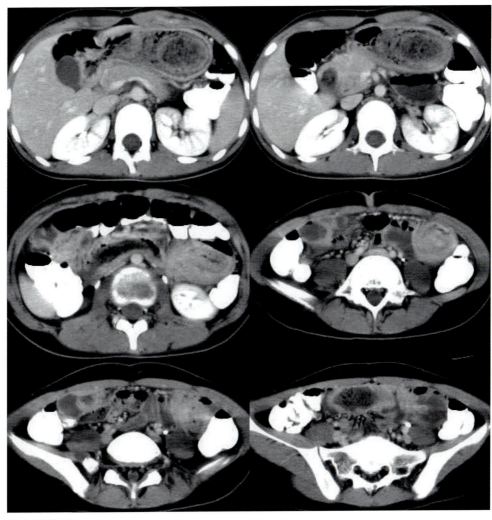

図1 造影CT

　　　　　bubblesが溜まる所見で，閉塞部位の同定に有用なサインって教えたよね．でも今回の糞便様の所見は小腸の腸重積に関係なく，たくさんのところで見えるのは変やろ．その時，似た所見として挙げた疾患，覚えてる？」

研修医A：「ん～，えーと，あっ，**胃石**ですか？」

●放射線科医B：「そうや，今回の胃の中の糞便様の所見は，どう見ても胃石やな．女児に見られる胃石となると，精神的ストレスなんかで髪の毛を飲み込んでできた毛髪胃石やな…」

研修医A：「なるほど…」

●放射線科医B：「でも髪の毛を飲み込んで，胃から小腸まで溜まることってあるのかな」

研修医A：「例えばむちゃくちゃ長～い髪の毛を飲み込めば…．あ，すみません，冗談言って」

●放射線科医B：「とりあえず腹部超音波をしようか．エコー室に患者さん降ろしてくれる？」

研修医A：「はい，わかりました」

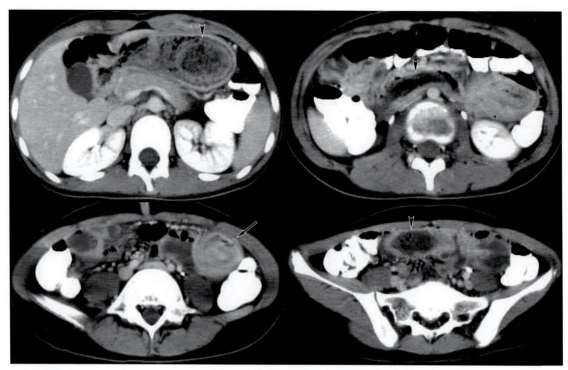

図2 造影 CT

―― エコー室にて ――

●放射線科医 B:「はい,お腹を膨らまして息を止めて…楽にして.そしたらそこで息を止めて…楽にして.どう痛い?」

研修医 A: 「いや,痛くありません」

●放射線科医 B:「あほ! お前に聞いているんじゃない.ごめんね,どう? 押さえて痛い?」

女児 C: 「クス! 少し痛いけど,我慢できます」

●放射線科医 B:「そうか…はい,終わり.よく頑張ったね.お母さんのところに行っていいよ」

A 心窩部縦走査

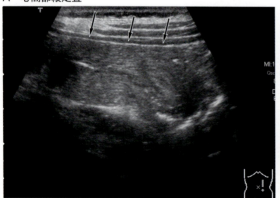

B 左下腹部横操作

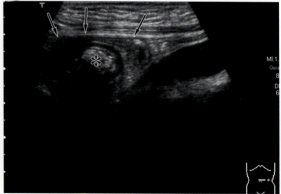

図3 腹部超音波検査

◉研修医 A：「どんな感じですか？」

——放射線科医 B は先ほど撮った腹部超音波の写真をモニターで指さしながら——

◉放射線科医 B：「これ胃の中の所見…．動く高輝度の線状エコー（図 3-A；→）が束になって見えるのがわかる？」

◉研修医 A：「はい，すごい！」

◉放射線科医 B：「これは胃石にほぼ間違いないね．また小腸を観察すると腸重積が数か所あって，ここがちょうど CT で見られた左下腹部の腸重積（図 3-B；→）．ほら，ここの中にも胃石と思われる高輝度の線状エコー（図 3-B；＊）が見えるやろ．普通は胃石による腸閉塞と言えば，胃石が腸に詰まった単純性腸閉塞が一般的やけど，確かに腸重積を合併した報告はあるなあ」

◉研修医 A：「そうとなれば，内視鏡の先生に連絡して胃カメラで観察してもらった方がいいですよね」

◉放射線科医 B：「そうだね．また胃カメラをする時，俺も呼んで．むちゃくちゃ興味あるから…」

◉研修医 A：「はい，わかりました」

——それから 1 時間ほど経って，ピー，ピー，ピー，院内ピッチが鳴る——

◉放射線科医 B：「はい，放射線科の B ですけど…」

◉研修医 A：「A です．午前の最後に内視鏡をして下さるそうです．あと 30 分ぐらいしたら始まるそうなのでお願いします」

◉放射線科医 B：「OK！」

——内視鏡室にて——

◉内視鏡医 D：「B 先生，お疲れ様です．さっき A に聞いたんだけど，毛髪胃石みたいなんですって？」

◉放射線科医 B：「そうなんや．それが小腸まで伸びていて左下腹部では腸重積も合併しているんや．こんなの初めてやけどな」

◉内視鏡医 D：「いや〜本当ですか？ 僕もそんなの初めてです．…ではカメラ始めますね．肩の力を抜いて楽にしててね．いまカメラは喉のところね．はいっ．食道に入ったからね．楽に，楽にして…おっ！ 先生，先生．おっしゃるように胃の中にごっつい毛髪が P ring まで（図 4-A）….

A　胃体部　　　　　　　　　　　　　B　十二指腸下行脚

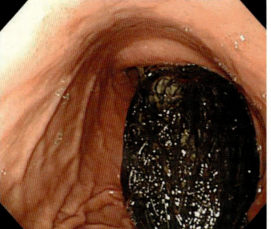
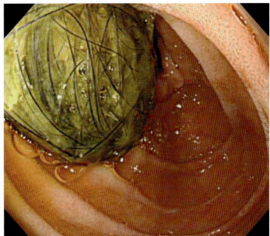

図 4　上部内視鏡検査

　　　　　　　　　P ringを超えますね，ほ〜．十二指腸下行脚まで毛髪が続いていますね（図4-B）．おそら
　　　　　　　　　く先生のおっしゃるようにこの後も小腸まで続いているんでしょうね」
- 放射線科医B：「いや〜なるほど…，D先生，ありがとう」
- 内視鏡医D：「いやいや，B先生の頼みとあればこんなことお安いご用ですよ」
- 研修医A：　「本当にありがとうございます」

――それから数日が経って，研修医Aが読影室に来て――

- 研修医A：　「B先生，おはようございます．この前はどうもありがとうございました」
- 放射線科医B：「それよりあの子，どうなった？」
- 研修医A：　「あれから，消化器外科の先生とも相談して，開腹手術で胃を切開し，摘出してもらいました．鋳型状の胃石が摘出され，重さはなんと180gありました．翌日には毛髪塊の排便もあり，お腹の痛みもなくなり，元気にしています．またお母さんに聞いたところ，髪の毛を抜いて飲み込む食毛癖があって，心療内科の先生とも相談し，今後心理的カウンセリングに行く予定です」
- 放射線科医B：「そうか？」
- 研修医A：　「それから，質問でーす！　今回のような胃から小腸にかけて見られる毛髪胃石は何って呼ばれているか知っていますか？」
- 放射線科医B：「知るか！　何や，その上から目線．早よ，教えろよ」
- 研修医A：　「はーい．欧米では胃から小腸まで及ぶ毛髪胃石を"ラプンツェル症候群"と呼ぶみたいでーす[1]」
- 放射線科医B：「ラプンツェル？　何，それ？」
- 研修医A：　「あれれ．B先生でも知らないことってあるんですか？」
- 放射線科医B：「なんか以前聞いたことのあるいやなフレーズやな」
- 研修医A：　「ラプンツェルはディズニーアニメにも出てくるグリム童話の髪の毛の長〜いお姫様のことでーす」
- 放射線科医B：「なるほど…，外人はうまいこと言うなあ」
- 研修医A：　「そうでしょ．じゃー」
- 放射線科医B：「ありがとうござ……，おいおい，何で立場が逆転するねん！」

最終診断：ラプンツェル症候群（胃から小腸まで及ぶ毛髪胃石）に合併した腸重積

参考文献

1) Lopes LR, Oliveira PS, Pracucho EM: The rapunzel syndrome: an unusual trichobezoar presentation. Case Rep Med 2010: 2010.

腸 石

　腸石は、腸管内の結石，ミネラル成分の凝集であり，仮性腸石と真性腸石に分類され，ほとんどは仮性腸石である。

　仮性腸石は、食物繊維，毛髪，糞石，バリウムなどの不溶性物あるいは毛髪胃石（trichobezoar），植物胃石（phytobezoar），胆嚢結石の落下がある。

　真性腸石は，正常の腸液を主成分として腸内で形成される結石で，狭窄，憩室，吻合による盲端といった腸内容の停滞する病態が関与するとされる．原因として，術後癒着やCrohn病，腸結核などの炎症性疾患による狭窄，十二指腸憩室，小腸憩室，Meckel憩室，輸入脚，重複腸管などがある．成分によって胆汁酸腸石とカルシウム塩腸石に分類される．胆汁酸腸石の形成機序は、胆道から排出された抱合型一次胆汁酸が，腸内細菌酵素の作用により溶解度の低い遊離型二次胆汁酸に変化し，上部消化管の酸性環境下で析出して結石を形成すると考えられている．カルシウム塩腸石は，回腸などアルカリ性の環境下でカルシウム塩が沈殿して形成すると考えられている．

　胆嚢結石の落下（図1）：急性あるいは慢性胆嚢炎によって胆嚢十二指腸瘻が形成され，瘻孔を介して胆石が十二指腸に移行し，閉塞を来す．陥頓する部位は回腸（特にバウヒン弁）が多い．単純CTにて，消化管内の落下結石と瘻孔を介した胆嚢内，胆管内の空気像を認める．

　胃石の落下（図2）：食物胃石は柿によることが最も多く，柿渋の主成分であるシブオールが胃酸により可溶性から不溶性に変化し，それが食物と一緒に凝固して形成される．そのほかオレンジ，野菜繊維などがある．原因として，胃手術の既往があり，幽門括約筋作用の消失による不十分な胃液と食物の混合，塩酸，ペプシン分泌低下による消化作用の低下，胃運

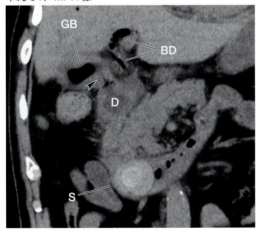

単純CT，MPR像

図1　胆嚢結石の落下
70代，男性．主訴：腹痛，発熱．
十二指腸に逸脱した胆嚢結石（S）を認め，胆嚢（GB），胆管（BD）内に空気像を伴い，胆嚢と十二指腸（D）との瘻孔（▶，胆嚢十二指腸瘻）が指摘される．

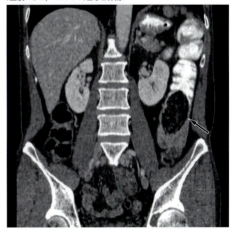

造影CT，MPR冠状断像

図2　胃石の落下
60代，男性．主訴：腹痛．既往歴：胃癌に対する幽門側胃切除後．
ガストログラフィン内服併用造影CTにて，下行結腸に停滞した胃石（→）を認める．

動の低下による食物の停滞などが挙げられる．そのほか咀嚼不十分，高繊維食物によるダイエットなどがある．毛髪胃石は本邦では少なく欧米で多いとされ，ほとんどが女性で，精神的なストレスによって自分の髪の毛を飲み込む癖が原因となる．胃石が消化管に嵌頓して，腸閉塞を来すことがある．CT所見は，閉塞部位に air bubbles を伴った楕円形の糞便様所見を認め，胃内にも同様の所見を認めることが多い．

輸入脚内結石（図3）：胃切除後に Billroth II 法，Roux-en-Y 法によって輸入脚が再建され，輸入脚内に胆汁や膵液が貯留，停滞し，真性結石が形成される．結石によって輸入脚閉塞，穿孔，出血性潰瘍を合併することがある．

その他，**十二指腸憩室**（図4），**Meckel 憩室**（図5）に真性結石を認めることがあり，炎症，出血性潰瘍，穿孔，落下結石を合併することがある．

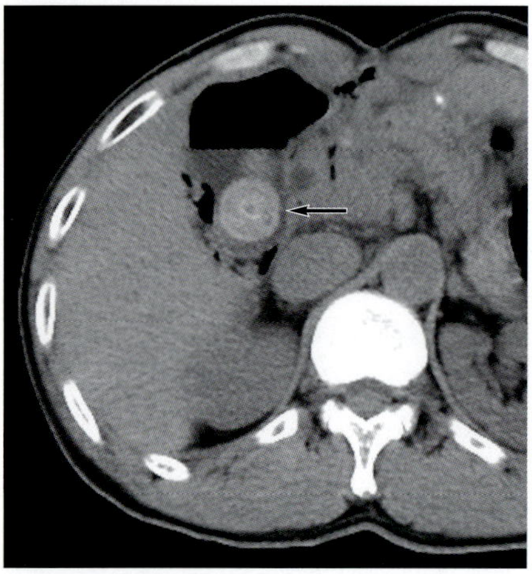

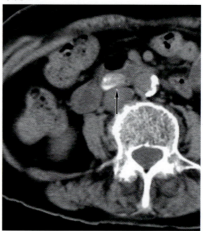

図3 輸入脚内結石
50代，男性．主訴：無症状．既往歴：慢性膵炎に対する膵管空腸吻合術（Roux-en-Y 膵管空腸側々吻合）．
輸入脚である十二指腸内に，層状構造を伴った結石（→）を認める．

図4 十二指腸憩室内結石
70代，女性．主訴：無症状．
十二指腸憩室内に結石（→）を認める．

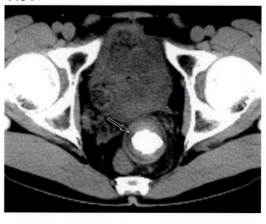

図5 Meckel 憩室内結石
50代，男性．主訴：腹痛．
Meckel 憩室内に結石（→）を認め，壁肥厚を伴い，憩室炎の合併が示唆される．

ディスカッション 7

子宮筋腫の手術予定だったのが…

50代，女性．1か月前より体調不良を自覚した．その後，排尿障害を自覚し，近医を受診した．腹部超音波検査にて子宮筋腫が指摘され，筋腫による膀胱頸部圧迫が原因と考えられ，子宮摘出術が予定された．2週間前から腰痛を自覚し，悪寒，発熱が出現し救急搬送された．
身体学的所見：血圧 140/72mmHg，脈拍 120/分整，呼吸数 24/分，体温 38.3℃．
血液所見：白血球 15900/μl，CRP 13.1mg/dl で，腎機能は正常範囲内であった．

―― 研修医 A が院内中，放射線科医 B を探しまわって ――

研修医 A：「あっ．B先生，水曜日の午前は超音波検査をなされていたんですね？ 読影室におられなかったので探しましたよ！」

●放射線科医 B：「おいおいおい…，俺がなんか隠れてるみたいやんか．人聞き悪いなぁ」

研修医 A：「あっ，すいません．今，救急外来を担当していて，子宮筋腫術前の女性が救急搬送されてきて…」

●放射線科医 B：「ちょっと待って，今検査中だから少し待てる？」

研修医 A：「あ，はい．待っています」

――15分ほど経って――

●放射線科医 B：「待たせてゴメンね．読影室に行って一緒に見ようか．とりあえず患者さんの情報を教えてくれる？」

研修医 A：「50代女性で，近医で子宮筋腫を指摘され，手術を予定されていたのですが，今回，悪寒，発熱を主訴に救急搬送されてきました．どうも敗血症みたいで，熱源精査のため造影CT（図1）を撮影したのですが，確かに子宮筋腫があるのですが，それ以外に腎臓や肝臓にも所見があって…．救急の指導医や婦人科の担当医もおられたのですが，見たことがない所見だったので，いつものように先生に聞いて来いと……」

―― 放射線科医 B はモニターの画面を真剣な眼差しで何度も見ながら ――

●放射線科医 B：「はは～ん．これはなかなか一筋縄ではいかない症例だね」

研修医 A：「先生，そう言わずに」

●放射線科医 B：「とりあえず，所見を丁寧に拾っていこうか」

研修医 A：「はい，まず腎臓ですが，両側の腎皮質が造影されていません」

●放射線科医 B：「その他に異常はある？」

研修医 A：「えーっと，肝臓の門脈周囲が低吸収になっています」

●放射線科医 B：「そうだね．肝臓の門脈周囲以外にも肝静脈や下大静脈周囲も低吸収になっているね．この肝臓の門脈周囲の低吸収は何って呼ばれる？」

研修医 A：「periportal edema ですか？」

●放射線科医 B：「OK！ periportal edema とか periportal collar って呼ばれるよね」

研修医 A：「periportal edema は，うっ血性心不全，急性肝胆道障害，輸液過多，肝移植，敗血症などで見られます」

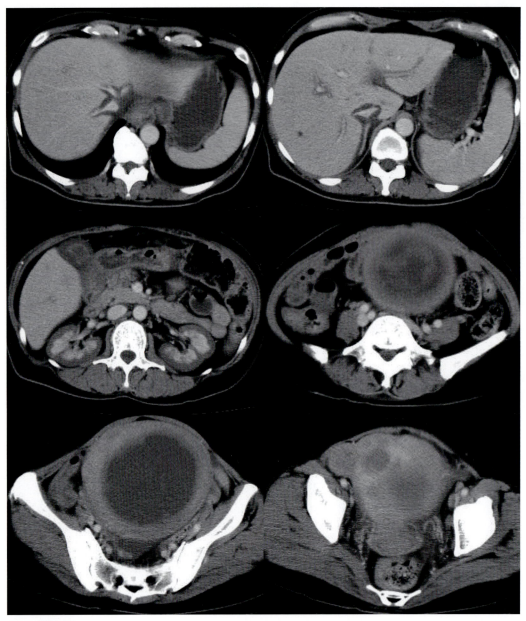

図1 造影CT

- ◉放射線科医B:「むむっ！ ごめん，あまりにも完璧な答えで，川平慈英が入っちゃった」
- —— 研修医Aは読影室にある例の本を指さし ——
- 研修医A:「いやいや，これも先生の本のお陰ですよ！ 読み出したら夢中になって，ついつい夜更かしして」
- ◉放射線科医B:「いいね！ ということは，今回のperiportal edemaは敗血症による血管透過性亢進によって見られたということになるよね」
- 研修医A:「なるほど．そうですね」
- ◉放射線科医B:「続いて，この両側腎皮質に造影効果を認めない所見は何でしょう？」
- 研修医A:「腎梗塞ですか？ この方は心房細動はないですし，大動脈解離も起こしていませんが，何か

血管炎や凝固異常のようなものを考えればよろしいんでしょうか？」

●**放射線科医B**：「これも丁寧に考えてみようか．腎臓の解剖を思い出してみて．腎の動脈血は皮質に流れ，輸入細動脈となり，糸球体で濾過され，輸出細動脈となって髄質に流れるよね[*]．そうなれば，中枢側の動脈が完全に詰まった場合，腎皮質と髄質が同時にやられることが多く，くさび状に造影不良になるよね．また髄質での血流は皮質に比べ遅いので，糖尿病や尿路感染，凝固能異常などによって髄質の血流障害が生じると，乳頭壊死が生じたりする．さて腎皮質が選択的に造影されないということは……，おそらく皮質は腎臓内の血流低下に鋭敏で，ちょっとした虚血で皮質が選択的に壊死するのではと想像できるよね」

[*] 腎動脈→葉間動脈→弓状動脈→小葉間動脈→輸入細動脈→糸球体毛細血管→輸出細動脈→髄質にて直動脈→尿細管周囲毛細血管→静脈系→腎静脈

研修医A：「なるほど」

—— 放射線科医Bは，咄嗟に例の本を取り上げて ——

●**放射線科医B**：「そこで，困った時はまたこの本だ！」

研修医A：「え，載っていました？」

—— 慣れた手つきでパラパラパラとページをめくり，指でさして ——

●**放射線科医B**：「これこれ」

研修医A：「急性腎皮質壊死！ はっ，この写真，くりそつ？」

●**放射線科医B**：「古っ！ …ほら，ここ読んでごらん．急性腎皮質壊死の機序は腎臓内細動脈の一過性の攣縮が原因と考えられ，その他に微小血管の血栓や糸球体毛細血管の内膜障害なども挙げられている[1]．でも実際のところ，詳細な機序はわかっていないんだ」

研修医A：「でも，今回急性腎皮質壊死が起こった原因は？ ええ〜と，…あ！ 書いています．急性腎皮質壊死の原因として胎盤早期剝離，流産などの産科関連，敗血症，播種性血管内凝固症候群（DIC），外傷，薬剤などと書かれています[1]．ということは…」

●**放射線科医B**：「そう，急性腎皮質壊死，periportal edemaとも敗血症で説明がつくよね」

研修医A：「いやいや，いつもながら勉強になります．ありがとうございます．さて，帰って指導医に説明します」

—— と言って去ろうとした瞬間 ——

●**放射線科医B**：「ちょっと，待てえ！」

研修医A：「な，何でしょう旦那．いやB先生」

●**放射線科医B**：「時代劇と違うんやから，そのボケやめろ．それよりもっと大事なこと忘れてない？」

研修医A：「えっ?!」

●**放射線科医B**：「今回，何のために造影CTを撮影したん？」

研修医A：「えっ，熱源精査ですよ…．あっ，そうだ！」

●**放射線科医B**：「このCTの中に熱源がどっかに隠れているのでは？」

研修医A：「でも，さっきひと通り見て急性腎皮質壊死，periportal edema，それと子宮筋腫で，それ以外にはこれといった所見は見当たりませんが…」

●**放射線科医B**：「例えば筋腫が犯人だったりして？」

研修医A：「いや～，先生が以前，子宮筋腫のレクチャーをしてくださって，筋腫は多彩な画像を呈し，硝子化変性，脂肪変性，粘液変性，水腫様変性，嚢胞変性や赤色変性…，特に今回は造影効果が乏しいので粘液変性，水腫様変性，嚢胞変性あるいは赤色変性した筋腫でもいいと思うのですが…」

●放射線科医B：「ほ～，おぬし，なかなかいけるね．でも，あの時のレクチャーで触れなかったが，造影効果が乏しい筋腫がもうひとつあるんだよ」

研修医A：「それは？」

●放射線科医B：「それは筋腫に感染が起こって膿瘍を形成するpyomyoma，いわゆる化膿性子宮筋腫だよ．この造影CTで筋腫の周りの子宮筋層がぼんやりと造影効果が悪いのは周囲への炎症波及を示しているのでは（図2）…．この方，MRI撮った？」

研修医A：「他院のMRI（図3）だったらあります」

●放射線科医B：「よしそれを見ようか」

── モニターの画像を見ながら ──

●放射線科医B：「あっ，あった．これも興味深い画像だね．T2強調像（図3-A）を見ると，さっき言っていた変性筋腫というより，何か液体の中に残存した筋腫の一部が浮いているように見えるよね．またこの筋腫の周りにはT1強調像（図3-B）で高信号，T2強調像（図3-A）で低信号のrimが見えるでしょ．これって脳膿瘍の被膜に似ているよね．さて，拡散強調像は撮ってある？……どうも撮ってなさそうだね」

研修医A：「なるほど，膿瘍だったら拡散が低下してピカピカに光るってことですね」

●放射線科医B：「でもね，ピットフォールがあって，脳膿瘍でも検査前から抗生剤が入っていると，おそらく膿の粘稠度が低下して，思ったより高信号にならないことがあるんだよ．これは以前僕が経験したpyomyomaのMRI（図4）．ね，辺縁は光っているけど，内部はほとんど光ってないでしょ」

研修医A：「なるほど，放射線科の先生って，全身を見ながら，あらゆる知識を駆使して診断されてい

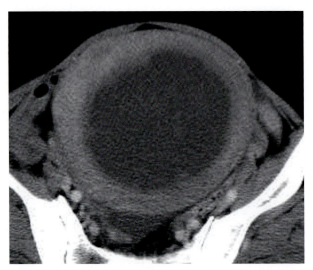

図2　造影CT

A　T2強調矢状断像
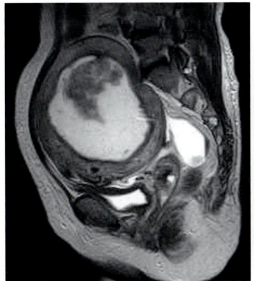

B　T1強調矢状断像
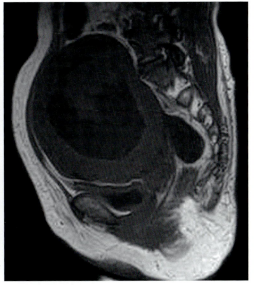

図3　骨盤MRI

るんですね．大至急，救急と婦人科の先生に伝えます」
- ●放射線科医B：「あっ，そうだ！ 手術するにしても経皮的膿瘍ドレナージが必要と思うから，その点も上の先生と相談しといて．いつでもこっちはOKだから」

── それから2日が経過して ──
- 研修医A：「B先生，いつもすみません．例の患者さん，やっぱり抗生剤の点滴だけではよくならず，DICも併発してきました．腎機能も悪くなって，持続的血液濾過透析（CHDF）を導入する予定です．最終的に子宮摘出は行う予定ですが，その前に全身状態を回復させるために経皮的膿瘍ドレナージを行ってほしいのですが」
- ●放射線科医B：「よーし，わかった！ 早く患者さんを透視室に降ろして！」
- 研修医A：「はい．今から病棟に連絡します．ありがとうございます」

── 検査室での超音波ガイド下経皮的膿瘍ドレナージ ──
- ●放射線科医B：「さて，膿瘍ドレナージは清潔操作だから術着に着替えて…」
- 研修医A：「あっ，はい」
- ●放射線科医B：「この前，超音波検査の操作を教えたよね．さあ，プローベを持って観察してみて」
- 研修医A：「はい．肝臓は腫大なく，エコー輝度も正常で，胆嚢も腫大なく，胆管の拡張は認めません…」
- ●放射線科医B：「そうだ，いくら子宮に病変があるとわかっていても，上腹部にも病変が隠れている可能性があるので，上腹部からひと通り観察して，最後に病変部分を詳しく観察する．なかなかコツをおさえているな」
- 研修医A：「ありがとうございます．あっ先生，pyomyomaはこれですか？ CTやMRIで見るより辺縁が不整で，内部のエコー輝度も不均一で，やはり膿が疑われます（図5）」

参考症例

A　T2強調矢状断像

B　拡散強調矢状断再構成像

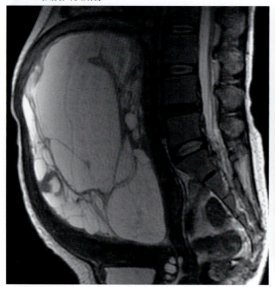 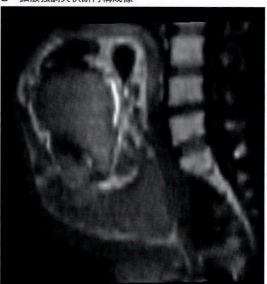

図4　pyomyoma（化膿性子宮筋腫）のMRI
（大阪医科大学症例）

- **放射線科医B**：「おっ，そうだね，エコーの腕，上達したな」
- **研修医A**：「先生のご指導の賜物です」
- **放射線科医B**：「お前が言うな．そしたら今度は穿刺をしようか．看護師さん，穿刺針とガイドワイヤー，ドレナージチューブ一式出して．局所麻酔は終わったから，もう一度エコーで子宮を見て．そうそう，その綺麗な断面で，患者さんに息止めをさせて，エコーで針の先端を見ながら穿刺するんだよ．慎重にね」
- **研修医A**：「はい．断面はここでいいですよね．はい，そこで息を止めてください」
- **放射線科医B**：「そうそう，プローベを左手でしっかり固定して，右手で針を持って，ゆっくり針先をエコーで確認しながら…，もうちょっと，もうちょっと…，OK（図6）．はい，息を楽にして．次はゆっくり内筒を抜いて…，OK．外筒に10 ccのシリンジを付けて，少し陰圧をかけて膿が引けるか確認してごらん」
- **研修医A**：「はい．……なんか，黄色い液体が引けてきました」
- **放射線科医B**：「やはり膿に間違いないな．よしバトンタッチ！　ガイドワイヤーを外筒に挿入して，それに沿ってドレナージチューブをしっかり入れて，ガイドワイヤーを抜いて，はい終了！」
- **研修医A**：「後は僕がチューブを固定しておきます」
- **放射線科医B**：「サンキュー，固定した後，膿を10 ccほど抜いて滅菌スピッツに入れて，検査室に持って行っておいて」
- **研修医A**：「了解です」

―― その後，塗沫にてグラム陰性桿菌が多量に検出された．排膿後に全身状態は改善した ――

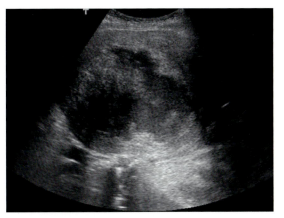

図5 腹部超音波検査（下腹部縦走査）

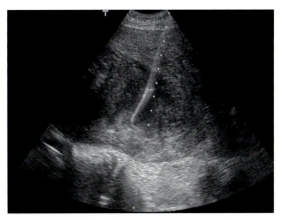

図6 超音波ガイド下経皮的膿瘍ドレナージ

―― それから2週間が経って ――

研修医 A：「B先生，お疲れ様です．この前の患者さん，ドレナージ後から全身状態が回復し，子宮・両側付属器摘手術も安全に実施され，術後合併症もなく，先日元気よく退院されました．先生によろしくお伝え下さいと言われました．本当にありがとうございました」

●放射線科医 B：「お安いご用だよ．それより，また厄介な症例を持ってきたんやろ？」

研修医 A：「いやいや…，先生，今お時間よろしいでしょうか？」

●放射線科医 B：「何や，改まって」

研修医 A：「いつも先生には大変お世話になっております．先生の読影にはいつも驚かされるばかりで，またエコーから血管造影などの手技も先生と一緒にさせていただいて放射線科は本当におもしろいと実感しました．そこで，あの…」

●放射線科医 B：「何や，気持ち悪いな．そんなに褒めても何も出てこえへんぞ」

研修医 A：「いや，実は後期研修が終わったら，放射線科に進みたいと思うんです！」

●放射線科医 B：「ひゅー．本当か！むちゃくちゃ嬉しいな，大歓迎‼ 明日からでも時間があればちょくちょく顔を出しなよ．読影，手技のノウハウを少しずつ教えてあげるから」

研修医 A：「本当ですか．ありがとうございます！」

●放射線科医 B：「そうか，今晩，祝杯に飲みにでも行こうか．いや〜嬉しいな．今晩は大津だけに乙（おつ）な夜になりそうやな」

研修医 A：「え，ここでそんなチープなダジャレ…」

●放射線科医 B：「まあ，そんな固いことを言わずに，…わははは…」

最終診断：化膿性子宮筋腫（pyomyoma）による敗血症 → 腎内細動脈の一過性の攣縮など → 虚血に鋭敏な腎皮質の選択的壊死（急性腎皮質壊死）

……つづく

文献

1) Kawashima A, Sandler CM, Ernst RD, et al: CT evaluation of renovascular disease. RadioGraphics 20: 1321-1340, 2000.

診断名目次 Contents of diagnosis

第1章 画像診断トレーニング
1. 基礎編

基礎 01	うっ血壊死を合併した卵巣広汎性浮腫	13
基礎 02	①副甲状腺腺腫による副甲状腺機能亢進，それによる高カルシウム血症，②高カルシウム血症による急性膵炎	15
基礎 03	両側内膜症性嚢胞の癒着，破裂	19
基礎 04	活動性 Crohn 病	23
基礎 05	小児虐待による十二指腸壁内血腫	26
基礎 06	①十二指腸発生異所性膵，②空腸発生異所性膵の急性膵炎合併	30
基礎 07	①総胆管破裂による胆汁漏，②総胆管結石，③膵胆管合流異常	33
基礎 08	①横行結腸過長症による横行結腸軸捻転症，②慢性の捻転による巨大結腸	37
基礎 09	骨盤放線菌症（アクチノマイコーシス）	42
基礎 10	Peutz-Jeghers 症候群（PJS）の消化管ポリポーシスによる多発腸重積，子宮頸部最小偏倚腺癌（MDA）	45
基礎 11	いわゆる腸回転異常を伴う右傍十二指腸ヘルニアと，右結腸間膜の SLS 内の癒着による単純性腸閉塞	49
基礎 12	全身性エリテマトーデス（SLE）に合併したループス腸炎，膀胱炎，腹膜炎	53
基礎 13	①遊走脾の捻転（脾捻転），②脾静脈，短胃静脈の捻転，血栓化	57
基礎 14	小腸アニサキス症	60
基礎 15	EBV 感染による伝染性単核球症と著明な脾腫による脾破裂の合併	63
基礎 16	心室瘤を塞栓源とする急性上腸間膜動脈（SMA）塞栓症	67
基礎 17	①回腸由来の管外発育型消化管間質腫瘍（GIST）の捻転，②GIST の出血壊死，破裂	71
基礎 18	術後癒着性バンドによる回腸の内ヘルニア，closed loop obstruction，絞扼性腸閉塞	74
基礎 19	腎動静脈奇形（AVM, cirsoid type）	81
基礎 20	孤立性上腸間膜動脈解離（急性期）（Sakamoto らの分類：type Ⅲ）	85
基礎 21	運動後急性腎不全（ALPE）	89
基礎 22	抗凝固療法による線溶系亢進で発症した食道粘膜下血腫	93
基礎 23	特発性大網出血（受診当日は血腫による圧迫で一時的に止血されたと考える）	95
基礎 24	胃穹窿部発生消化管間質腫瘍（GIST）の十二指腸球部脱出（Ball valve 症候群）	99
基礎 25	爪楊枝による大腸穿孔	102
基礎 26	①経尿道的膀胱腫瘍切除術（TUR-Bt）後の穿通性鋭的外傷による膀胱破裂，②尿道カテーテルによる医原性膀胱内 air の腹腔内流入，③偽性腎不全	105
基礎 27	虫垂をヘルニア内容とする大腿ヘルニア（de Garengeot ヘルニア）	110
基礎 28	胆嚢捻転症による胆嚢の出血性壊死	114
基礎 29	間膜軸性胃軸捻転症	117
基礎 30	大動脈解離（Stanford B 型）による上腸間膜動脈解離，右腎動脈解離	121
基礎 31	HELLP 症候群による肝被膜下血腫	125
基礎 32	嫌気性菌による気腫性胆嚢炎の穿孔	129

基礎 33	Winslow 孔ヘルニアによる絞扼性腸閉塞	133
基礎 34	感染性大動脈瘤	137
基礎 35	左卵管留水腫の単独捻転	141
基礎 36	真性多血症による 2 次性上腸間膜静脈（SMV）血栓症	145
基礎 37	成人発症の IgA 血管炎（Henoch-Schönlein 紫斑病）による小腸病変	151
基礎 38	①脱水による非閉塞性腸管虚血（NOMI），②可逆性の腸管虚血	155
基礎 39	孤立性腹腔動脈解離（急性期）	159
基礎 40	盲腸軸捻転	161
基礎 41	ガス産生菌による子宮留膿腫の破裂および腹腔内遊離ガス	167

2. 実践編

実践 01	術後の腹膜炎，敗血症による血管透過性亢進によって腸間膜が腫脹し，腹腔内圧（IAP）が上昇したことによる腹部コンパートメント症候群（ACS）	171
実践 02	産褥性子宮内反症（不全子宮内反症）	174
実践 03	腹部放線菌症（アクチノマイコーシス）	177
実践 04	特発性胆嚢穿孔による胆汁性腹膜炎	179
実践 05	①胃角部発生腫瘍の亜有茎性早期胃癌（高分化型管状腺癌）の十二指腸脱出：Ball valve 症候群，②十二指腸下行脚への脱出による膵液の排出阻害が起因と考えられた急性膵炎	181
実践 06	脾捻転（360°）による脾梗塞	183
実践 07	抗凝固療法による相対的線溶系亢進で発症した小腸壁内出血	185
実践 08	顆粒膜細胞腫の破裂	189
実践 09	腸管子宮内膜症（2 か所）による単純性腸閉塞	193
実践 10	ウレアーゼ産生菌による尿路感染症 [encrusted cystitis（結痂性膀胱炎）]	197
実践 11	原発性大網妊娠による腹腔内出血	201
実践 12	木串の胃穿通による肝内異物	203
実践 13	鼠径ヘルニア偽還納	205
実践 14	アメーバ性腸炎，アメーバ性肝膿瘍	208
実践 15	①排卵誘発剤による卵巣過剰刺激症候群（OHSS），あるいは多胎妊娠による黄体化過剰反応（HL），②三胎妊娠に合併した右卵管膨大部妊娠流産	211
実践 16	高安動脈炎（大動脈炎症候群）	214
実践 17	①多発性骨髄腫による高カルシウム血症，腎機能障害，②高カルシウム血症による急性膵炎	217
実践 18	①神経因性食欲不振症に伴う急性胃拡張，②胃穿孔，③急性胃拡張による腹部大動脈の圧排・狭小化，およびそれによる広汎な腹部骨盤臓器の虚血・壊死	222
実践 19	①管腔内十二指腸憩室による腸重積，②不完全な輪状膵，③十二指腸前総胆管，十二指腸前肝動脈，④完全型腸回転異常，⑤下大静脈奇静脈結合，⑥膵体尾部欠損症，⑦脾臓の胎児期分葉遺残	227
実践 20	乳癌（浸潤性小葉癌）の結腸転移（スキルス型転移）および後腹膜進展	231
実践 21	子宮筋腫の茎捻転	236
実践 22	左卵巣由来粘液性嚢胞腺腫の 180°捻転	239

実践 23	ランソプラゾールによる collagenous colitis（膠原線維性大腸炎）	244
実践 24	虫垂重積症，急性虫垂炎で発症した虫垂カルチノイド（管状カルチノイド）	247
実践 25	分節性動脈中膜融解（SAM）	251
実践 26	Cronkhite-Canada 症候群（CCS）の消化管ポリポーシスによる多発腸重積	257
実践 27	子宮広間膜裂孔ヘルニア（Fenestra type）	260
実践 28	Meckel 憩室から連続する mesodiverticular band（腸間膜憩室ヒモ）による内ヘルニア	263
実践 29	S 状結腸間膜ヘルニア	267
実践 30	翻転した Meckel 憩室による腸重積	270
実践 31	偽還納による内膀胱上窩ヘルニア	276
実践 32	噛み砕かずに服用したホスレノール®錠	279
実践 33	サバによるヒスタミン中毒	283
実践 34	大網裂孔ヘルニア（gastrocolic type）	287

第2章　プロセス

症例 1	糖尿病性ケトアシドーシス（DKA）に関連した腹部大動脈の血栓性閉塞による遠位結腸の動脈性虚血性大腸炎	294
症例 2	pyelovenous backflow による右腎静脈・下大静脈内血栓形成	302
症例 3	回腸遠位部の炎症性狭窄による閉塞性イレウス，かつての小網（肝胃間膜）をヘルニア門とする小腸全体の非絞扼性内ヘルニア	308
症例 4	小腸間膜捻転による小腸間膜の乳糜うっ滞，乳糜腹水，PCI による腹腔内遊離ガス	315
症例 5	腹部アンギーナによる急性十二指腸粘膜病変（AGDML）ほか	323
症例 6	症例 6-1：薬剤性肝障害（胆汁うっ滞型）	334
	症例 6-2：薬剤性肝障害（混合型）	338
症例 7	①術後癒着と内視鏡検査による浮腫・炎症に起因する小腸単純性イレウス，②僧帽弁形成術後の血管内溶血を背景とする十二指腸憩室内結石の小腸への落石	345

第3章　ディスカッション

ディスカッション 1	T 細胞リンパ腫による好酸球増多症	354
ディスカッション 2	抗甲状腺薬による薬剤性無顆粒球症，脾腫．それに G-CSF 投与によってさらに脾臓が増大し，脾破裂が生じた	359
ディスカッション 3	産後卵巣出血によって生じたと思われる卵巣動脈瘤（仮性動脈瘤）	363
ディスカッション 4	右卵巣成熟嚢胞性奇形腫の間欠的な捻転	369
ディスカッション 5	総腸骨動静脈瘻によって生じた高拍出性心不全	374
ディスカッション 6	ラプンツェル症候群（胃から小腸まで及ぶ毛髪胃石）に合併した腸重積	378
ディスカッション 7	化膿性子宮筋腫による敗血症→腎内細動脈の一過性の攣縮など→虚血に鋭敏な腎皮質の選択的壊死（急性腎皮質壊死）	385

索引 INDEX

色太字は症例提示の初ページ,
太字は参考症例掲載ページを示す.

欧字

A

abdominal compartment syndrome：ACS
　（腹部コンパートメント症候群）…… **171**, 172, 173
acute gastroduodenal mucosal lesion：AGDML
　（急性胃十二指腸粘膜病変）………… **323**, 326, 333
acute renal failure with severe loin pain and patchy renal ischemia after anaerobic exercise：ALPE（運動後急性腎不全）………………… **89**, 91
arteriovenous malformation：AVM（動静脈奇形）
　……………………………………………… **81**, 83
auto amputation（自然離断）……………………… 373

B

Ball valve 症候群 ………………… **99**, 100, **181**, 182
balloon-occluded histoacryl glue embolization：
　B-glue（バルーン閉塞下ヒストアクリル塞栓術）
　………………………………………………… 83, 84
base excess ………………………………………… 80

C

caliber change …………………………………… 346
central lucent sign ……………………………… 147
closed loop …………………………………… 207, 265
closed loop obstruction ………………………… **74**, 76
collagenous colitis（膠原線維性大腸炎）…… **244**, 246
comb sign ………………………………………… 25
Crohn 病 …………………………………………… 23, 24
Cronkhite-Canada 症候群（CCS）…… 46, **257**, 259
CT hypoperfusion complex …………………… 220
CT hypotension complex ……………………… 220

D

de Garengeot ヘルニア ………………… **110**, 111
diabetic ketoacidosis：DKA（糖尿病性ケトアシドーシス）……………………………………… **294**, 301
dirty fat sign …………………………………… 25, 78
double contour sign …………………………… 281
dystrophic calcication（異栄養性石灰化）………… 373

E・F・G

encrusted cystitis（結痂性膀胱炎）………… **197**, 198
Epstein-Barr virus（EBV）感染 …………… **63**, 64
fat stranding ……………………………………… 25
fibrofatty proliferation …………………………… 25
gastrointesitinal stromal tumor：GIST（消化管間質腫瘍）……………………… **71**, 72, 73, **99**, 100
granulocyte-colony stimulating factor：G-CSF
　（顆粒球コロニー刺激因子）………………… 357, 361

H

Heinrich 分類 ……………………………………… 32
HELLP 症候群 ………………………………… **125**, 127
Henoch-Schönlein 紫斑病… **151**, 152, **153**, **154**, 186
hyperattenuating crescent sign ……………… 375
hyperreactio luteinalis：HL（黄体化過剰反応）
　……………………………………………… **211**, 213
hypovolemic shock（循環血液量減少性ショック）
　…………………………………………………… 192

I

IgA 血管炎 ………………… **151**, 152, **153**, **154**, 186
impending rupture（切迫破裂）………………… 375
intersigmoid hernia（S 状結腸間膜窩ヘルニア）
　……………………………………………… **267**, 269
intraductal papillary mucinous neoplasm：IPMN
　……………………………………………… 325, **332**
intramesosigmoid hernia（S 状結腸間膜内ヘルニア）
　…………………………………………………… 269
IVC フィルター…………………………………… 305

K・L

kissing ovary ……………………………………… 20
Littre ヘルニア ……………………………… 274, 275
lupus enteritis………………………………… **320**

M

malignant target sign ……………… 232, 233, **234**
malperfusion（灌流障害）………………………… 122
massive ovarian edema（卵巣広汎性浮腫）… **13**, 14
Meckel 憩室 ………… **263**, 265, 266, **270**, 273, 274
　−内結石 ………………………………………… 384

mesocaval shunt（腸間膜静脈－下大静脈短絡） … **200**
mesodiverticular band（腸間膜憩室ヒモ）… **263**, 265
minimal deviation adenocarcinoma：MDA
 （子宮頸部最小偏倚腺癌） …………………… **45**, 47

N・O

non-occlusive mesenteric ischemia：NOMI
 （非閉塞性腸管虚血） ………………… **155**, 157
ovarian hyperstimulation syndrome：OHSS
 （卵巣過剰刺激症候群） ……………… **211**, 213

P

periportal collar …………………………… 335, 385
periportal edema ………………………………… 385
Peutz-Jeghers 症候群（PJS） ……………… **45**, 47
pneumatosis cystoides intestinalis：PCI
 ……………………………………… **315**, 318, 319
polyarteritis nodosa：PAN（結節性多発動脈炎）
 ……………………………………………… 254, **256**
porto-systemic shunt：PSS（門脈大循環短絡症）
 ……………………………………………………… 200
pseudolipoma ……………………………………… 273
pyelovenous backflow ………… **302**, 306, **307**
pyomyoma（化膿性子宮筋腫）… **386**, 388, **390**, 391

R

Richter ヘルニア ………………………… 274, 275
rim sign or pseudocapsule sign ………… 59, 184

S

sac-like space：SLS ……………………… **49**, 51
segmental arterial mediolysis：SAM（分節性動脈
 中膜融解）………………… **251**, 252, **254**
sentinel clot sign ………………………………… 364
seromucinous borderline tumor ………… **22**
Shock index ……………………………………… 192
small bowel feces sign ………………………… 378
systemic lupus erythematosus：SLE（全身性
 エリテマトーデス）………… **53**, 55, 186
 －様症状 ……………………………………… 361
S 状結腸間膜窩ヘルニア（intersigmoid hernia）
 …………………………………………… **267**, 269
S 状結腸間膜内ヘルニア（intramesosigmoid hernia）
 ……………………………………………………… 269

S 状結腸間膜裂孔ヘルニア（transmesosigmoid
 hernia）…………………………………………… 269
S 状結腸子宮内膜症…………………………… **196**
S 状結腸軸捻転………………………………… 40
 －（間膜軸性） ……………………………… 40
 －（臓器軸性） ……………………………… 41

T

target 状濃染 ……………………… 55, 61, 152, 232
transmesosigmoid hernia（S 状結腸間膜裂孔
 ヘルニア）…………………………………… 269
twisted pedicle（捻転茎）…………………… 241
T 細胞リンパ腫……………………………… **354**, 358

U・V・W

ulcer-like projection：ULP（潰瘍様突出像）
 …………………………………… 86, 88, 138, 160
venous engorgement ………………………… 78, 147
vitelline artery（卵黄動脈）……………… 266, 274
Waldeyer 窩…………………………………………… 51
Winslow 孔ヘルニア ……………… **133**, 134, 290

かな

あ行

アクチノマイコーシス ………… 42, 44, **177**, 178
アニオンギャップ…………………………………… 80
アニサキス症……………… 60, 61, **62**, 284, **322**
アメーバ性肝膿瘍…………………………… **208**, 209
アメーバ性腸炎……………………………… **208**, 209
アルカリ電池……………………………………… 281
異栄養性石灰化（dystrophic calcication）………… 373
胃拡張
 急性－ ……………………………… **222**, 225
 健常人の食後の－ ………………………… **226**
胃軸捻転症
 間膜軸性－ ………………………… **117**, 119
 臓器軸性－ …………………………………… **120**
異所性膵
 胃発生－ ……………………………………… **32**
 空腸発生－ ………………………… **30**, 31
 十二指腸発生－ …………………… **30**, 31
異所性妊娠………………………………………… 202

胃石 379, 383
胃穿孔 **222**, 225
異物誤飲 104
右傍十二指腸ヘルニア **49**, 51
ウレアーゼ産生菌 **197**, 198
運動後急性腎不全（acute renal failure with severe loin pain and patchy renal ischemia after anaerobic exercise：ALPE） **89**, 91
横行結腸過長症 **37**, 39
横行結腸軸捻転症 **37**, 39
黄体化過剰反応（hyperreactio luteinalis：HL） **211**, 213

か行

潰瘍様突出像（ulcer-like projection：ULP） 86, 88, 138, 160
外鼠径ヘルニア 112, 278
拡大右半結腸切除術 **308**, 313
化膿性子宮筋腫（pyomyoma） **386**, 388, **390**, 391
顆粒球コロニー刺激因子（granulocyte-colony stimulating factor：G-CSF） 357, 361
顆粒膜細胞腫 191
　－の破裂 **189**, 191
肝胃間膜 313
管腔内十二指腸憩室 **227**, 230
感染性大動脈瘤 **137**, 138, **140**
感染性腸炎 245
肝内異物 **203**, 204
肝被膜下血腫 **125**, 127
灌流障害（malperfusion） 122
偽還納 **205**, 207, **276**, 277, 278
木串の誤飲 204
気腫性胆囊炎 **129**, 130, **131**
偽性腎不全 **105**, 107
偽胆石症 136
偽膜性大腸炎 245
急性胃十二指腸粘膜病変（acute gastroduodenal mucosal lesion：AGDML） **323**, 326, 333
急性腎皮質壊死 **386**, 387, 391
急性膵炎 **15**, 16, **181**, 182, **217**, 219, **332**
急性虫垂炎 **247**, 249
莢膜細胞腫の茎捻転 **242**

虚血性大腸炎 245, 296
結痂性膀胱炎（encrusted cystitis） **197**, 198
血管内溶血 348
結節性多発動脈炎（polyarteritis nodosa：PAN） 254, **256**
血栓性閉塞 297
高アンモニア血症 198
高カルシウム血症 15, 16, **217**, 219
抗凝固療法 **93**, 94, **185**, 186, 187
膠原線維性大腸炎（collagenous colitis） **244**, 246
抗甲状腺薬 361, 362
好酸球性食道炎 284, **286**
好酸球増多症 354, 358
高拍出性心不全 375, 377
絞扼性腸閉塞 **74**, 76, **133**, 134
　－（可逆性腸管虚血） **78**
　－（腸管壊死） **79**
骨髄線維症 65
骨盤漏斗靭帯（卵巣提索） 370
固有卵巣索（卵巣固有靭帯） 370
孤立性腹腔動脈解離 **159**, 160

さ行

臍腸管（卵黄腸管） 266
産後卵巣出血 **363**, 368
子宮筋腫の茎捻転 **236**, **238**
子宮頸部最小偏倚腺癌（minimal deviation adenocarcinoma：MDA） **45**, 47
子宮広間膜裂孔ヘルニア **260**, 262
子宮内反症 **174**, 175, 176
子宮留膿腫 **167**, 168, **170**
自然離断（auto amputation） 373
十二指腸憩室 **345**, 346, 347, 351
　－内結石 384
十二指腸壁内血腫 **26**, 28
循環血液量減少性ショック（hypovolemic shock） 192
消化管間質腫瘍（gastrointesitinal stromal tumor：GIST） 73
　胃穹窿部発生－ **99**, 100
　回腸由来の管外発育型－の捻転 **71**, 72
消化管ポリポーシス **45**, 47, **257**, 259

小腸イレウス　　　　　　　　**320**, **321**, **345**, 351
小腸間膜捻転　　　　　　　　　　　　　**315**, 319
小腸壁内出血　　　　　　　　　　**185**, 186, 187
上腸間膜静脈（superior mesenteric vein：SMV）血栓症
　　2次性—　　　　　　　　　　　**145**, 146, **149**
　　特発性—　　　　　　　　　　　　　　　　**148**
上腸間膜動脈（superior mesenteric arter：SMA）
　　塞栓症　　　　　　　　　　　　**67**, 68, **70**
上腸間膜動脈解離　　　　　　　**85**, 86, **121**, 123
小児虐待　　　　　　　　　　　　　　　　　　29
　　—による十二指腸壁内血腫　　　　　　**26**, 28
食道粘膜下血腫　　　　　　　　　　　　　**93**, 94
神経因性食欲不振症　　　　　　　　　　**222**, 225
浸潤性小葉癌　　　　　　　　**231**, 233, **234**, 235
腎動静脈瘻を伴った仮性動脈瘤　　　　　　　　**84**
腎動脈解離　　　　　　　　　　　　　　**121**, 123
水腎症　　　　　　　　　　　　　　　　　　302
スキルス型転移　　　　　　　　**231**, 233, **234**
スキルス癌　　　　　　　　　　　　　233, **234**
成熟嚢胞性奇形腫の茎捻転　　　　　　　　　**243**
切迫破裂（impending rupture）　　　　　　　375
全身性エリテマトーデス（systemic lupus
　　erythematosus：SLE）　　　　　　**53**, 55, 186
総胆管嚢腫の破裂　　　　　　　　　　　　　**36**
総胆管破裂　　　　　　　　　　　　　　**33**, 35
総腸骨動静脈瘻　　　　　　　　　　　**375**, 377

た行

代謝性アシドーシス　　　　　　　　　　　　80
大腿ヘルニア　　　　　　　　　　**110**, 111, 112
大動脈炎症候群　　　　　　　　　　　　**214**, 216
大動脈解離　　　　　　　　　　　**121**, 123, **124**
大網出血　　　　　　　　　　　　　　　　　97
　　特発性—　　　　　　　　　　　**95**, 97, **98**
大網妊娠　　　　　　　　　　　　　　　**201**, 202
大網裂孔ヘルニア　　　　　　　**287**, 289, 290, **291**
高安動脈炎　　　　　　　　　　　　　　**214**, 216
多胎妊娠　　　　　　　　　　　　　　　**211**, 213
多発性骨髄腫　　　　　　　　　　　　　**217**, 219
胆管炎　　　　　　　　　　　　　　　　　　337
胆汁性腹膜炎　　　　　　　　　　　　　**179**, 180
単純性小腸イレウス　　　　　　　**345**, 347, 351

単純性腸閉塞　　　　　　　**49**, 51, 193, **195**, 345
胆道結石　　　　　　　　　　　　　　　　　35
胆囊結石　　　　　　　　　　　　　　　　　383
胆囊十二指腸瘻　　　　　　　　　　　　　　383
胆囊穿孔　　　　　　　　　　　　　　　　　180
　　特発性—　　　　　　　　　　　　　**179**, 180
胆囊捻転症　　　　　　　　　　　**114**, 115, **116**
虫垂カルチノイド　　　　　　　　　　　**247**, 249
虫垂腫瘍　　　　　　　　　　　　　　　　　250
虫垂重積　　　　　　　　　　　　**247**, 249, 250
腸回転異常　　　　　　　　　　　　**49**, 51, 227
腸管アニサキス症　　　　　　　　　　　　　322
腸管壊死　　　　　　　　　　　　　　　77, 80
腸管子宮内膜症　　　　　　　　　　　　193, 195
腸管壁内気腫　　　　　　　　　　　　　　　147
腸管壁内血腫　　　　　　　　　　　　　　　**29**
腸間膜憩室ヒモ（mesodiverticular band）　**263**, 265
腸間膜静脈−下大静脈短絡（mesocaval shunt）　**200**
腸重積
　　管腔内十二指腸憩室による—　　　　**227**, 230
　　多発—　　　　　　　　　　　　　**257**, 259
　　翻転したMeckel憩室による—　　　　**270**, 273
　　ラプンツェル症候群に合併した—　　**379**, 382
腸石　　　　　　　　　　　　　　　　　　　383
爪楊枝による大腸穿孔　　　　　　　　　**102**, 103
爪楊枝の誤飲　　　　　　　　　　　　　　　**104**
低エストロゲン状態　　　　　　　　　　　　195
伝染性単核症　　　　　　　　　　　　　**63**, 64
糖尿病性ケトアシドーシス（diabetic ketoacidosis：
　　DKA）　　　　　　　　　　　　　　**294**, 301
動静脈奇形（arteriovenous malformation：AVM）
　　　　　　　　　　　　　　　　　　　81, 83
動脈血ガス分析　　　　　　　　　　　　　　80
動脈性虚血性大腸炎　　　　　　　　　　　　294
特発性腸間膜静脈硬化症　　　　　　　　　　188

な行

内鼠径ヘルニア　　　　　　　　　　　　112, 278
内ヘルニア　　　　　　**74**, 76, **263**, 265, 269, 290
内膀胱上窩ヘルニア　　　　　　　　**276**, 277, 278
内膜症性嚢胞の破裂　　　　　　　　**19**, 21, **22**
乳頭炎　　　　　　　　　　　　　　　　　　337

乳糜うっ滞	**315**, 319
乳糜腹水	**315**, 318, 319
尿管ステント	305
尿管損傷	302
捻転茎（twisted pedicle）	241

は行

バルーン閉塞下ヒストアクリル塞栓術（balloon-occluded histoacryl glue embolization：B-glue）	83, 84
非外傷性脾破裂	65
非絞扼性内ヘルニア	**308**, 314
ヒスタミン中毒	**283**, 285
脾捻転	**57**, 58, **183**, 184
ーによる胃静脈瘤	59
脾破裂	63, 64, 65, **359**, 362
非閉塞性腸管虚血（non-occlusive mesenteric ischemia：NOMI）	**155**, 157
可逆性腸管虚血を来したー	**158**
腸管壊死を来したー	**158**
腹腔内遊離ガス	106, 130, 167, 168, **315**, 319
腹腔妊娠	202
副甲状腺腺腫	15, 16
腹水	132
腹部アンギーナ	**323**, 326, 333
腹部コンパートメント症候群（abdominal compartment syndrome：ACS）	**171**, 172, 173
腹部鈍的外傷	29
腹部内臓動脈瘤	254
腹膜炎	**53**, 55
プロピルチオウラシル	361
分節性動脈中膜融解（segmental arterial mediolysis：SAM）	**251**, 252, **254**
閉塞性イレウス	**308**, 314
膀胱炎	**53**, 55
膀胱上窩ヘルニア	278
膀胱破裂	**105**, 107, **108**
外傷性ー	**109**
放線菌症	42, 44, **177**, **178**
ホスレノール®錠	**279**, 280, **281**, **282**

ま行

ミオグロビン尿性急性腎不全	91
盲腸軸捻転	**161**, 163
毛髪胃石	**379**, 382
門脈ガス	147
門脈大循環短絡症（porto-systemic shunt：PSS）	200

や行

薬剤性肝障害	
ー（混合型）	**338**, 342
ー（胆汁うっ滞型）	**334**, 337
薬剤性無顆粒球症	**359**, 362
遊走脾	**57**, 58
輸入脚内結石	384

ら行

落下結石	346
ラプンツェル症候群	**379**, 382
卵黄腸管（臍腸管）	266
卵黄動脈（vitelline artery）	266, 274
卵管単独捻転	**141**, 143, 144
卵管膨大部妊娠	**211**, 213
卵巣過剰刺激症候群（ovarian hyperstimulation syndrome：OHSS）	**211**, 213
卵巣広汎性浮腫（massive ovarian edema）	13, 14
卵巣固有靱帯（固有卵巣索）	370
卵巣腫瘍の茎捻転	241
卵巣成熟嚢胞奇形腫	
ーの auto amputation（自然離断）	**373**
ーの捻転	**369**, 373
卵巣提索（骨盤漏斗靱帯）	370
ランソプラゾール	246
リチウム電池	281
ー誤嚥	**282**
ループス腸炎	**53**, 55
ループス膀胱炎	56

大津画像カンファレンス
疾患・病態にせまる画像診断 腹部救急疾患

2016年9月30日 第1版第1刷発行

監　修	小林 久人（こばやし ひさと）
編　著	松木 充（まつき みつる），市場 文功（いちば のりあつ）
発行人	影山博之
編集人	向井直人
（企画編集）	栗田由香里，原田顕子
発行所	株式会社 学研メディカル秀潤社 〒141-8414 東京都品川区西五反田 2-11-8
発売元	株式会社 学研プラス 〒141-8415 東京都品川区西五反田 2-11-8
印刷・製本	株式会社 廣済堂

この本に関する各種お問い合わせ
【電話の場合】●編集内容については Tel. 03-6431-1211（編集部）
　　　　　　●在庫，不良品（落丁・乱丁）については Tel. 03-6431-1234（営業部）
【文書の場合】〒141-8418　東京都品川区西五反田 2-11-8
　　　　　　学研お客様センター
　　　　　　『大津画像カンファレンス 疾患・病態にせまる画像診断 腹部救急疾患』係

©2016 by Hisato Kobayashi, Mitsuru Matsuki, Noriatsu Ichiba　Printed in Japan.
●ショメイ：オオツガゾウカンファレンス　シッカン・ビョウタイニセマルガゾウシンダン　フクブキュウキュウシッカン

本書を代行業者等の第三者に依頼してスキャンやデジタル化することは，たとえ個人や家庭内の利用であっても，著作権法上，認められておりません．
学研メディカル秀潤社の書籍・雑誌についての新刊情報・詳細情報は，下記をご覧ください．
http://gakken-mesh.jp/

本書に記載されている内容は，出版時の最新情報に基づくとともに，臨床例をもとに正確かつ普遍化すべく，著者，編者，監修者，編集委員ならびに出版社それぞれが最善の努力をしております．しかし，本書の記載内容によりトラブルや損害，不測の事故等が生じた場合，著者，編者，監修者，編集委員ならびに出版社は，その責を負いかねます．
また，本書に記載されている医薬品や機器等の使用にあたっては，常に最新の各々の添付文書や取り扱い説明書を参照のうえ，適応や使用方法等をご確認ください．

JCOPY〈（社）出版者著作権管理機構委託出版物〉
本書の無断複写は著作権法上での例外を除き禁じられています．複写される場合は，そのつど事前に，（社）出版者著作権管理機構（電話 03-3513-6969，FAX 03-3513-6979，e-mail: info@jcopy.or.jp）の許諾を得てください．

表紙・本文デザイン	GRID
編集協力	池内美佳子，北谷みゆき，清水真希子，堀内信彦
DTP/図版作成	（有）ブルーインク，中澤慶司，東 百合子，渡部紀子